新时代发展方略党政干部参考读本

健康中国战略

政策解读与经验集萃

中国政策研究网编辑组 编

U0376597

中国言实出版社

图书在版编目（CIP）数据

健康中国战略：政策解读与经验集萃 / 中国政策研究网编辑组
编 . -- 北京 ：中国言实出版社，2019.1
（新时代发展方略党政干部参考读本）
ISBN 978-7-5171-3077-2

Ⅰ．①健… Ⅱ．①中… Ⅲ．①医疗保健制度－中国－
干部教育－学习参考资料 Ⅳ．① R199.2

中国版本图书馆 CIP 数据核字（2019）第 010828 号

出 版 人 王昕朋
总 监 制 朱艳华
责任编辑 敖　华
责任校对 张　强
出版统筹 刘　力
责任印制 佟贵兆
封面设计 薄　璐

出版发行 **中国言实出版社**
　　　　地　　址：北京市朝阳区北苑路 180 号加利大厦 5 号楼 105 室
　　　　邮　　编：100101
　　　　编辑部：北京市海淀区北太平庄路甲 1 号
　　　　邮　　编：100088
　　　　电　　话：64924853（总编室）64924716（发行部）
　　　　网　　址：www.zgyscbs.cn
　　　　E-mail：zgyscbs@263.net
经　　销 新华书店
印　　刷 北京温林源印刷有限公司
版　　次 2020 年 1 月第 1 版　　2020 年 1 月第 1 次印刷
规　　格 710 毫米 ×1000 毫米　1/16　21.75 印张
字　　数 320 千字
定　　价 49.00 元　ISBN 978-7-5171-3077-2

实施健康中国战略。人民健康是民族昌盛和国家富强的重要标志。要完善国民健康政策，为人民群众提供全方位全周期健康服务。深化医药卫生体制改革，全面建立中国特色基本医疗卫生制度、医疗保障制度和优质高效的医疗卫生服务体系，健全现代医院管理制度。加强基层医疗卫生服务体系和全科医生队伍建设。全面取消以药养医，健全药品供应保障制度。坚持预防为主，深入开展爱国卫生运动，倡导健康文明生活方式，预防控制重大疾病。实施食品安全战略，让人民吃得放心。坚持中西医并重，传承发展中医药事业。支持社会办医，发展健康产业。促进生育政策和相关经济社会政策配套衔接，加强人口发展战略研究。积极应对人口老龄化，构建养老、孝老、敬老政策体系和社会环境，推进医养结合，加快老龄事业和产业发展。

——摘自习近平在中国共产党第十九次全国代表大会上的报告

（2017 年 10 月 18 日）

目　录

第一部分　相关政策

第二部分　政策解读

第三部分　地方经验

第四部分　国际经验

第一部分
相关政策

中共中央、国务院印发
《"健康中国 2030"规划纲要》

（2016 年 10 月 25 日）

序言

健康是促进人的全面发展的必然要求，是经济社会发展的基础条件。实现国民健康长寿，是国家富强、民族振兴的重要标志，也是全国各族人民的共同愿望。

党和国家历来高度重视人民健康。新中国成立以来特别是改革开放以来，我国健康领域改革发展取得显著成就，城乡环境面貌明显改善，全民健身运动蓬勃发展，医疗卫生服务体系日益健全，人民健康水平和身体素质持续提高。2015年我国人均预期寿命已达 76.34 岁，婴儿死亡率、5 岁以下儿童死亡率、孕产妇死亡率分别下降到 8.1‰、10.7‰和 20.1/10 万，总体上优于中高收入国家平均水平，为全面建成小康社会奠定了重要基础。同时，工业化、城镇化、人口老龄化、疾病谱变化、生态环境及生活方式变化等，也给维护和促进健康带来一系列新的挑战，健康服务供给总体不足与需求不断增长之间的矛盾依然突出，健康领域发展与经济社会发展的协调性有待增强，需要从国家战略层面统筹解决关系健康的重大和长远问题。

推进健康中国建设，是全面建成小康社会、基本实现社会主义现代化的重要基础，是全面提升中华民族健康素质、实现人民健康与经济社会协调发展的国家战略，是积极参与全球健康治理、履行 2030 年可持续发展议程国际承诺的重大举措。未来 15 年，是推进健康中国建设的重要战略机遇期。经济保持中高速增长将为维护人民健康奠定坚实基础，消费结构升级将为发展健康服务创造广阔空间，科技创新将为提高健康水平提供有力支撑，各方面制度更加成熟更加定型将为健康领域可持续发展构建强大保障。

为推进健康中国建设，提高人民健康水平，根据党的十八届五中全会战略部署，制定本规划纲要。本规划纲要是推进健康中国建设的宏伟蓝图和行动纲领。全社会要增强责任感、使命感，全力推进健康中国建设，为实现中华民族伟大复兴和推动人类文明进步作出更大贡献。

第一篇　总体战略

第一章　指导思想

推进健康中国建设，必须高举中国特色社会主义伟大旗帜，全面贯彻党的十八大和十八届三中、四中、五中全会精神，以马克思列宁主义、毛泽东思想、邓小平理论、"三个代表"重要思想、科学发展观为指导，深入学习贯彻习近平总书记系列重要讲话精神，紧紧围绕统筹推进"五位一体"总体布局和协调推进"四个全面"战略布局，认真落实党中央、国务院决策部署，坚持以人民为中心的发展思想，牢固树立和贯彻落实新发展理念，坚持正确的卫生与健康工作方针，以提高人民健康水平为核心，以体制机制改革创新为动力，以普及健康生活、优化健康服务、完善健康保障、建设健康环境、发展健康产业为重点，把健康融入所有政策，加快转变健康领域发展方式，全方位、全周期维护和保障人民健康，大幅提高健康水平，显著改善健康公平，为实现"两个一百年"奋斗目标和中华民族伟大复兴的中国梦提供坚实健康基础。

主要遵循以下原则：

——健康优先。把健康摆在优先发展的战略地位，立足国情，将促进健康的理念融入公共政策制定实施的全过程，加快形成有利于健康的生活方式、生态环境和经济社会发展模式，实现健康与经济社会良性协调发展。

——改革创新。坚持政府主导，发挥市场机制作用，加快关键环节改革步伐，冲破思想观念束缚，破除利益固化藩篱，清除体制机制障碍，发挥科技创新和信息化的引领支撑作用，形成具有中国特色、促进全民健康的制度体系。

——科学发展。把握健康领域发展规律，坚持预防为主、防治结合、中西医并重，转变服务模式，构建整合型医疗卫生服务体系，推动健康服务从规模扩张的粗放型发展转变到质量效益提升的绿色集约式发展，推动中医药和西医药相互补充、协调发展，提升健康服务水平。

——公平公正。以农村和基层为重点，推动健康领域基本公共服务均等化，维护基本医疗卫生服务的公益性，逐步缩小城乡、地区、人群间基本健康服务和健康水平的差异，实现全民健康覆盖，促进社会公平。

第二章　战略主题

"共建共享、全民健康"，是建设健康中国的战略主题。核心是以人民健康为中心，坚持以基层为重点，以改革创新为动力，预防为主，中西医并重，把健康融入所有政策，人民共建共享的卫生与健康工作方针，针对生活行为方式、生产生活环境以及医疗卫生服务等健康影响因素，坚持政府主导与调动社会、个人的积极性相结合，推动人人参与、人人尽力、人人享有，落实预防为主，推行健康生活方式，减少疾病发生，强化早诊断、早治疗、早康复，实现全民健康。

共建共享是建设健康中国的基本路径。从供给侧和需求侧两端发力，统筹社会、行业和个人三个层面，形成维护和促进健康的强大合力。要促进全社会广泛参与，强化跨部门协作，深化军民融合发展，调动社会力量的积极性和创造性，加强环境治理，保障食品药品安全，预防和减少伤害，有效控制影响健康的生态和社会环境危险因素，形成多层次、多元化的社会共治格局。要推动健康服务供给侧结构性改革，卫生计生、体育等行业要主动适应人民健康需求，深化体制机制改革，优化要素配置和服务供给，补齐发展短板，推动健康产业转型升级，满足人民群众不断增长的健康需求。要强化个人健康责任，提高全民健康素养，引导形成自主自律、符合自身特点的健康生活方式，有效控制影响健康的生活行为因素，形成热爱健康、追求健康、促进健康的社会氛围。

全民健康是建设健康中国的根本目的。立足全人群和全生命周期两个着力点，提供公平可及、系统连续的健康服务，实现更高水平的全民健康。要惠及全人群，不断完善制度、扩展服务、提高质量，使全体人民享有所需要的、有质量的、可负担的预防、治疗、康复、健康促进等健康服务，突出解决好妇女儿童、老年人、残疾人、低收入人群等重点人群的健康问题。要覆盖全生命周期，针对生命不同阶段的主要健康问题及主要影响因素，确定若干优先领域，强化干预，实现从胎儿到生命终点的全程健康服务和健康保障，全面维护人民健康。

第三章　战略目标

到 2020 年，建立覆盖城乡居民的中国特色基本医疗卫生制度，健康素养水平持续提高，健康服务体系完善高效，人人享有基本医疗卫生服务和基本体育健身服务，基本形成内涵丰富、结构合理的健康产业体系，主要健康指标居于中高收入国家前列。

到 2030 年，促进全民健康的制度体系更加完善，健康领域发展更加协调，健康生活方式得到普及，健康服务质量和健康保障水平不断提高，健康产业繁荣发展，基本实现健康公平，主要健康指标进入高收入国家行列。到 2050 年，建成与社会主义现代化国家相适应的健康国家。

到 2030 年具体实现以下目标：

——人民健康水平持续提升。人民身体素质明显增强，2030 年人均预期寿命达到 79.0 岁，人均健康预期寿命显著提高。

——主要健康危险因素得到有效控制。全民健康素养大幅提高，健康生活方式得到全面普及，有利于健康的生产生活环境基本形成，食品药品安全得到有效保障，消除一批重大疾病危害。

——健康服务能力大幅提升。优质高效的整合型医疗卫生服务体系和完善的全民健身公共服务体系全面建立，健康保障体系进一步完善，健康科技创新整体实力位居世界前列，健康服务质量和水平明显提高。

——健康产业规模显著扩大。建立起体系完整、结构优化的健康产业体系，形成一批具有较强创新能力和国际竞争力的大型企业，成为国民经济支柱性产业。

——促进健康的制度体系更加完善。有利于健康的政策法律法规体系进一步健全，健康领域治理体系和治理能力基本实现现代化。

健康中国建设主要指标

领域：健康水平 指标：人均预期寿命（岁）2015年：76.34 2020年：77.3 2030年：79.0

领域：健康水平 指标：婴儿死亡率（‰） 2015年：8.1 2020年：7.5 2030年：5.0

领域：健康水平 指标：5岁以下儿童死亡率（‰）2015年：10.7 2020年：9.5 2030年：6.0

领域：健康水平 指标：孕产妇死亡率（1/10万）2015年：20.1 2020年：18.0 2030年：12.0

领域：健康水平 指标：城乡居民达到《国民体质测定标准》合格以上的人数比例（％） 2015年：89.6（2014年） 2020年：90.6 2030年：92.2

领域：健康生活 指标：居民健康素养水平（％）2015年：10 2020年：20 2030年：30

领域：健康生活 指标：经常参加体育锻炼人数（亿人）2015年：3.6（2014年）2020年：4.35 2030年：5.3

领域：健康服务与保障 指标：重大慢性病过早死亡率（％）2015年：19.1（2013年） 2020年：比2015年降低10％ 2030年：比2015年降低30％

领域：健康服务与保障 指标：每千常住人口执业（助理）医师数（人）2015年：2.2 2020年：2.5 2030年：3.0

领域：健康服务与保障 指标：个人卫生支出占卫生总费用的比重（％）2015年：29.3 2020年：28左右 2030年：25左右

领域：健康环境 指标：地级及以上城市空气质量优良天数比率（％）2015年：76.7 2020年：＞80 2030年：持续改善

领域：健康环境 指标：地表水质量达到或好于Ⅲ类水体比例（％）2015年：66 2020年：＞70 2030年：持续改善

领域：健康产业 指标：健康服务业总规模（万亿元）2015年：— 2020年：＞8 2030年：16

第二篇　普及健康生活

第四章　加强健康教育

第一节　提高全民健康素养

推进全民健康生活方式行动，强化家庭和高危个体健康生活方式指导及干预，开展健康体重、健康口腔、健康骨骼等专项行动，到2030年基本实现以县（市、区）为单位全覆盖。开发推广促进健康生活的适宜技术和用品。建立健康知识和技能核心信息发布制度，健全覆盖全国的健康素养和生活方式监测体系。建立健全健康促进与教育体系，提高健康教育服务能力，从小抓起，普及健康科学知识。加强精神文明建设，发展健康文化，移风易俗，培育良好的生活习惯。各级各类媒体加大健康科学知识宣传力度，积极建设和规范各类广播电视等健康栏目，利用新媒体拓展健康教育。

第二节　加大学校健康教育力度

将健康教育纳入国民教育体系，把健康教育作为所有教育阶段素质教育的重要内容。以中小学为重点，建立学校健康教育推进机制。构建相关学科教学与教育活动相结合、课堂教育与课外实践相结合、经常性宣传教育与集中式宣传教育相结合的健康教育模式。培养健康教育师资，将健康教育纳入体育教师职前教育和职后培训内容。

第五章　塑造自主自律的健康行为

第一节　引导合理膳食

制定实施国民营养计划，深入开展食物（农产品、食品）营养功能评价研究，全面普及膳食营养知识，发布适合不同人群特点的膳食指南，引导居民形成科学的膳食习惯，推进健康饮食文化建设。建立健全居民营养监测制度，对重点区域、重点人群实施营养干预，重点解决微量营养素缺乏、部分人群油脂等高热能食物摄入过多等问题，逐步解决居民营养不足与过剩并存问题。实施临床营养干预。加强对学校、幼儿园、养老机构等营养健康工作的指导。开展示范健康食堂和健康餐厅建设。到2030年，居民营养知识素养明显提高，营养缺乏疾病发生率显著下降，全国人均每日食盐摄入量降低 20%，超重、肥胖人口增长速度明显放缓。

第二节 开展控烟限酒

全面推进控烟履约，加大控烟力度，运用价格、税收、法律等手段提高控烟成效。深入开展控烟宣传教育。积极推进无烟环境建设，强化公共场所控烟监督执法。推进公共场所禁烟工作，逐步实现室内公共场所全面禁烟。领导干部要带头在公共场所禁烟，把党政机关建成无烟机关。强化戒烟服务。到 2030 年，15 岁以上人群吸烟率降低到 20%。加强限酒健康教育，控制酒精过度使用，减少酗酒。加强有害使用酒精监测。

第三节 促进心理健康

加强心理健康服务体系建设和规范化管理。加大全民心理健康科普宣传力度，提升心理健康素养。加强对抑郁症、焦虑症等常见精神障碍和心理行为问题的干预，加大对重点人群心理问题早期发现和及时干预力度。加强严重精神障碍患者报告登记和救治救助管理。全面推进精神障碍社区康复服务。提高突发事件心理危机的干预能力和水平。到 2030 年，常见精神障碍防治和心理行为问题识别干预水平显著提高。

第四节 减少不安全性行为和毒品危害

强化社会综合治理，以青少年、育龄妇女及流动人群为重点，开展性道德、性健康和性安全宣传教育和干预，加强对性传播高危行为人群的综合干预，减少意外妊娠和性相关疾病传播。大力普及有关毒品危害、应对措施和治疗途径等知识。加强全国戒毒医疗服务体系建设，早发现、早治疗成瘾者。加强戒毒药物维持治疗与社区戒毒、强制隔离戒毒和社区康复的衔接。建立集生理脱毒、心理康复、就业扶持、回归社会于一体的戒毒康复模式，最大限度减少毒品社会危害。

第六章 提高全民身体素质

第一节 完善全民健身公共服务体系

统筹建设全民健身公共设施，加强健身步道、骑行道、全民健身中心、体育公园、社区多功能运动场等场地设施建设。到 2030 年，基本建成县乡村三级公共体育设施网络，人均体育场地面积不低于 2.3 平方米，在城镇社区实现 15

分钟健身圈全覆盖。推行公共体育设施免费或低收费开放，确保公共体育场地设施和符合开放条件的企事业单位体育场地设施全部向社会开放。加强全民健身组织网络建设，扶持和引导基层体育社会组织发展。

第二节　广泛开展全民健身运动

继续制定实施全民健身计划，普及科学健身知识和健身方法，推动全民健身生活化。组织社会体育指导员广泛开展全民健身指导服务。实施国家体育锻炼标准，发展群众健身休闲活动，丰富和完善全民健身体系。大力发展群众喜闻乐见的运动项目，鼓励开发适合不同人群、不同地域特点的特色运动项目，扶持推广太极拳、健身气功等民族民俗民间传统运动项目。

第三节　加强体医融合和非医疗健康干预

发布体育健身活动指南，建立完善针对不同人群、不同环境、不同身体状况的运动处方库，推动形成体医结合的疾病管理与健康服务模式，发挥全民科学健身在健康促进、慢性病预防和康复等方面的积极作用。加强全民健身科技创新平台和科学健身指导服务站点建设。开展国民体质测试，完善体质健康监测体系，开发应用国民体质健康监测大数据，开展运动风险评估。

第四节　促进重点人群体育活动

制定实施青少年、妇女、老年人、职业群体及残疾人等特殊群体的体质健康干预计划。实施青少年体育活动促进计划，培育青少年体育爱好，基本实现青少年熟练掌握1项以上体育运动技能，确保学生校内每天体育活动时间不少于1小时。到2030年，学校体育场地设施与器材配置达标率达到100%，青少年学生每周参与体育活动达到中等强度3次以上，国家学生体质健康标准达标优秀率25%以上。加强科学指导，促进妇女、老年人和职业群体积极参与全民健身。实行工间健身制度，鼓励和支持新建工作场所建设适当的健身活动场地。推动残疾人康复体育和健身体育广泛开展。

第三篇　优化健康服务

第七章　强化覆盖全民的公共卫生服务

第一节　防治重大疾病

实施慢性病综合防控战略，加强国家慢性病综合防控示范区建设。强化慢性病筛查和早期发现，针对高发地区重点癌症开展早诊早治工作，推动癌症、脑卒中、冠心病等慢性病的机会性筛查。基本实现高血压、糖尿病患者管理干预全覆盖，逐步将符合条件的癌症、脑卒中等重大慢性病早诊早治适宜技术纳入诊疗常规。加强学生近视、肥胖等常见病防治。到 2030 年，实现全人群、全生命周期的慢性病健康管理，总体癌症 5 年生存率提高 15%。加强口腔卫生，12 岁儿童患龋率控制在 25% 以内。

加强重大传染病防控。完善传染病监测预警机制。继续实施扩大国家免疫规划，适龄儿童国家免疫规划疫苗接种率维持在较高水平，建立预防接种异常反应补偿保险机制。加强艾滋病检测、抗病毒治疗和随访管理，全面落实临床用血核酸检测和预防艾滋病母婴传播，疫情保持在低流行水平。建立结核病防治综合服务模式，加强耐多药肺结核筛查和监测，规范肺结核诊疗管理，全国肺结核疫情持续下降。有效应对流感、手足口病、登革热、麻疹等重点传染病疫情。继续坚持以传染源控制为主的血吸虫病综合防治策略，全国所有流行县达到消除血吸虫病标准。继续巩固全国消除疟疾成果。全国所有流行县基本控制包虫病等重点寄生虫病流行。保持控制和消除重点地方病，地方病不再成为危害人民健康的重点问题。加强突发急性传染病防治，积极防范输入性突发急性传染病，加强鼠疫等传统烈性传染病防控。强化重大动物源性传染病的源头治理。

第二节　完善计划生育服务管理

健全人口与发展的综合决策体制机制，完善有利于人口均衡发展的政策体系。改革计划生育服务管理方式，更加注重服务家庭，构建以生育支持、幼儿养育、青少年发展、老人赡养、病残照料为主题的家庭发展政策框架，引导群众负责任、有计划地生育。完善国家计划生育技术服务政策，加大再生育计划生育技术服务保障力度。全面推行知情选择，普及避孕节育和生殖健康知识。完善计划生育家庭奖励扶助制度和特别扶助制度，实行奖励扶助金标准动态调整。坚持和完善计划生育目标管理责任制，完善宣传倡导、依法管理、优质服务、政策推动、综合治理的计划生育长效工作机制。建立健全出生人口监测工作机制。继续开展出生人口性别比治理。到 2030 年，全国出生人口性别比实现自然平衡。

第三节　推进基本公共卫生服务均等化

继续实施完善国家基本公共卫生服务项目和重大公共卫生服务项目，加强疾病经济负担研究，适时调整项目经费标准，不断丰富和拓展服务内容，提高服务质量，使城乡居民享有均等化的基本公共卫生服务，做好流动人口基本公共卫生计生服务均等化工作。

第八章　提供优质高效的医疗服务

第一节　完善医疗卫生服务体系

全面建成体系完整、分工明确、功能互补、密切协作、运行高效的整合型医疗卫生服务体系。县和市域内基本医疗卫生资源按常住人口和服务半径合理布局，实现人人享有均等化的基本医疗卫生服务；省级及以上分区域统筹配置，整合推进区域医疗资源共享，基本实现优质医疗卫生资源配置均衡化，省域内人人享有均质化的危急重症、疑难病症诊疗和专科医疗服务；依托现有机构，建设一批引领国内、具有全球影响力的国家级医学中心，建设一批区域医学中心和国家临床重点专科群，推进京津冀、长江经济带等区域医疗卫生协同发展，带动医疗服务区域发展和整体水平提升。加强康复、老年病、长期护理、慢性病管理、安宁疗护等接续性医疗机构建设。实施健康扶贫工程，加大对中西部贫困地区医疗卫生机构建设支持力度，提升服务能力，保障贫困人口健康。到 2030 年，15 分钟基本医疗卫生服务圈基本形成，每千常住人口注册护士数达到 4.7 人。

第二节　创新医疗卫生服务供给模式

建立专业公共卫生机构、综合和专科医院、基层医疗卫生机构"三位一体"的重大疾病防控机制，建立信息共享、互联互通机制，推进慢性病防、治、管整体融合发展，实现医防结合。建立不同层级、不同类别、不同举办主体医疗卫生机构间目标明确、权责清晰的分工协作机制，不断完善服务网络、运行机制和激励机制，基层普遍具备居民健康守门人的能力。完善家庭医生签约服务，全面建立成熟完善的分级诊疗制度，形成基层首诊、双向转诊、上下联动、急慢分治的合理就医秩序，健全治疗—康复—长期护理服务链。引导三级公立医院逐步减少普通门诊，重点发展危急重症、疑难病症诊疗。完善医疗联合体、医院集团等多种分工协作模式，提高服务体系整体绩效。加快医疗卫生领域军民融合，积极发挥军队医疗卫生机构作用，更好为人民服务。

第三节　提升医疗服务水平和质量

建立与国际接轨、体现中国特色的医疗质量管理与控制体系，基本健全覆盖主要专业的国家、省、市三级医疗质量控制组织，推出一批国际化标准规范。建设医疗质量管理与控制信息化平台，实现全行业全方位精准、实时管理与控制，持续改进医疗质量和医疗安全，提升医疗服务同质化程度，再住院率、抗菌药物使用率等主要医疗服务质量指标达到或接近世界先进水平。全面实施临床路径管理，规范诊疗行为，优化诊疗流程，增强患者就医获得感。推进合理用药，保障临床用血安全，基本实现医疗机构检查、检验结果互认。加强医疗服务人文关怀，构建和谐医患关系。依法严厉打击涉医违法犯罪行为特别是伤害医务人员的暴力犯罪行为，保护医务人员安全。

第九章　充分发挥中医药独特优势

第一节　提高中医药服务能力

实施中医临床优势培育工程，强化中医药防治优势病种研究，加强中西医结合，提高重大疑难病、危急重症临床疗效。大力发展中医非药物疗法，使其在常见病、多发病和慢性病防治中发挥独特作用。发展中医特色康复服务。健全覆盖城乡的中医医疗保健服务体系。在乡镇卫生院和社区卫生服务中心建立中医馆、国医堂等中医综合服务区，推广适宜技术，所有基层医疗卫生机构都能够提供中医药服务。促进民族医药发展。到2030年，中医药在治未病中的主导作用、在重大疾病治疗中的协同作用、在疾病康复中的核心作用得到充分发挥。

第二节　发展中医养生保健治未病服务

实施中医治未病健康工程，将中医药优势与健康管理结合，探索融健康文化、健康管理、健康保险为一体的中医健康保障模式。鼓励社会力量举办规范的中医养生保健机构，加快养生保健服务发展。拓展中医医院服务领域，为群众提供中医健康咨询评估、干预调理、随访管理等治未病服务。鼓励中医医疗机构、中医医师为中医养生保健机构提供保健咨询和调理等技术支持。开展中医中药中国行活动，大力传播中医药知识和易于掌握的养生保健技术方法，加强中医药非物质文化遗产的保护和传承运用，实现中医药健康养生文化创造性转化、创新性发展。

第三节　推进中医药继承创新

实施中医药传承创新工程，重视中医药经典医籍研读及挖掘，全面系统继承历代各家学术理论、流派及学说，不断弘扬当代名老中医药专家学术思想和临床诊疗经验，挖掘民间诊疗技术和方药，推进中医药文化传承与发展。建立中医药传统知识保护制度，制定传统知识保护名录。融合现代科技成果，挖掘中药方剂，加强重大疑难疾病、慢性病等中医药防治技术和新药研发，不断推动中医药理论与实践发展。发展中医药健康服务，加快打造全产业链服务的跨国公司和国际知名的中国品牌，推动中医药走向世界。保护重要中药资源和生物多样性，开展中药资源普查及动态监测。建立大宗、道地和濒危药材种苗繁育基地，提供中药材市场动态监测信息，促进中药材种植业绿色发展。

第十章　加强重点人群健康服务

第一节　提高妇幼健康水平

实施母婴安全计划，倡导优生优育，继续实施住院分娩补助制度，向孕产妇免费提供生育全过程的基本医疗保健服务。加强出生缺陷综合防治，构建覆盖城乡居民，涵盖孕前、孕期、新生儿各阶段的出生缺陷防治体系。实施健康儿童计划，加强儿童早期发展，加强儿科建设，加大儿童重点疾病防治力度，扩大新生儿疾病筛查，继续开展重点地区儿童营养改善等项目。提高妇女常见病筛查率和早诊早治率。实施妇幼健康和计划生育服务保障工程，提升孕产妇和新生儿危急重症救治能力。

第二节　促进健康老龄化

推进老年医疗卫生服务体系建设，推动医疗卫生服务延伸至社区、家庭。健全医疗卫生机构与养老机构合作机制，支持养老机构开展医疗服务。推进中医药与养老融合发展，推动医养结合，为老年人提供治疗期住院、康复期护理、稳定期生活照料、安宁疗护一体化的健康和养老服务，促进慢性病全程防治管理服务同居家、社区、机构养老紧密结合。鼓励社会力量兴办医养结合机构。加强老年常见病、慢性病的健康指导和综合干预，强化老年人健康管理。推动开展老年心理健康与关怀服务，加强老年痴呆症等的有效干预。推动居家老人长期照护服务发展，全面建立经济困难的高龄、失能老人补贴制度，建立多层次长期护理保障制度。进一步完善政策，使老年人更便捷获得基本药物。

第三节　维护残疾人健康

制定实施残疾预防和残疾人康复条例。加大符合条件的低收入残疾人医疗救助力度，将符合条件的残疾人医疗康复项目按规定纳入基本医疗保险支付范围。建立残疾儿童康复救助制度，有条件的地方对残疾人基本型辅助器具给予补贴。将残疾人康复纳入基本公共服务，实施精准康复，为城乡贫困残疾人、重度残疾人提供基本康复服务。完善医疗机构无障碍设施，改善残疾人医疗服务。进一步完善康复服务体系，加强残疾人康复和托养设施建设，建立医疗机构与残疾人专业康复机构双向转诊机制，推动基层医疗卫生机构优先为残疾人提供基本医疗、公共卫生和健康管理等签约服务。制定实施国家残疾预防行动计划，增强全社会残疾预防意识，开展全人群、全生命周期残疾预防，有效控制残疾的发生和发展。加强对致残疾病及其他致残因素的防控。推动国家残疾预防综合试验区试点工作。继续开展防盲治盲和防聋治聋工作。

第四篇　完善健康保障

第十一章　健全医疗保障体系

第一节　完善全民医保体系

健全以基本医疗保障为主体、其他多种形式补充保险和商业健康保险为补充的多层次医疗保障体系。整合城乡居民基本医保制度和经办管理。健全基本医疗保险稳定可持续筹资和待遇水平调整机制，实现基金中长期精算平衡。完善医保缴费参保政策，均衡单位和个人缴费负担，合理确定政府与个人分担比例。改进职工医保个人账户，开展门诊统筹。进一步健全重特大疾病医疗保障机制，加强基本医保、城乡居民大病保险、商业健康保险与医疗救助等的有效衔接。到2030年，全民医保体系成熟定型。

第二节　健全医保管理服务体系

严格落实医疗保险基金预算管理。全面推进医保支付方式改革，积极推进按病种付费、按人头付费，积极探索按疾病诊断相关分组付费（DRGs）、按服务绩效付费，形成总额预算管理下的复合式付费方式，健全医保经办机构与医疗机构的谈判协商与风险分担机制。加快推进基本医保异地就医结算，实现跨省异地安置退休人员住院医疗费用直接结算和符合转诊规定的异地就医住院费用直接结算。全面实现医保智能监控，将医保对医疗机构的监管延伸到医务人员。逐步引入社会力量参与医保经办。加强医疗保险基础标准建设和应用。到2030年，全民医保管理服务体系完善高效。

第三节　积极发展商业健康保险

落实税收等优惠政策，鼓励企业、个人参加商业健康保险及多种形式的补充保险。丰富健康保险产品，鼓励开发与健康管理服务相关的健康保险产品。促进商业保险公司与医疗、体检、护理等机构合作，发展健康管理组织等新型组织形式。到2030年，现代商业健康保险服务业进一步发展，商业健康保险赔付支出占卫生总费用比重显著提高。

第十二章　完善药品供应保障体系

第一节　深化药品、医疗器械流通体制改革

推进药品、医疗器械流通企业向供应链上下游延伸开展服务，形成现代流通新体系。规范医药电子商务，丰富药品流通渠道和发展模式。推广应用现代物流管理与技术，健全中药材现代流通网络与追溯体系。落实医疗机构药品、耗材采购主体地位，鼓励联合采购。完善国家药品价格谈判机制。建立药品出厂价格信息可追溯机制。强化短缺药品供应保障和预警，完善药品储备制度和应急供应机制。建设遍及城乡的现代医药流通网络，提高基层和边远地区药品供应保障能力。

第二节　完善国家药物政策

巩固完善国家基本药物制度，推进特殊人群基本药物保障。完善现有免费治疗药品政策，增加艾滋病防治等特殊药物免费供给。保障儿童用药。完善罕见病用药保障政策。建立以基本药物为重点的临床综合评价体系。按照政府调控和市场调节相结合的原则，完善药品价格形成机制。强化价格、医保、采购等政策的衔接，坚持分类管理，加强对市场竞争不充分药品和高值医用耗材的价格监管，建立药品价格信息监测和信息公开制度，制定完善医保药品支付标准政策。

第五篇　建设健康环境

第十三章　深入开展爱国卫生运动

第一节　加强城乡环境卫生综合整治

持续推进城乡环境卫生整洁行动，完善城乡环境卫生基础设施和长效机制，统筹治理城乡环境卫生问题。加大农村人居环境治理力度，全面加强农村垃圾治理，实施农村生活污水治理工程，大力推广清洁能源。到2030年，努力把我国农村建设成为人居环境干净整洁、适合居民生活养老的美丽家园，实现人与自然和谐发展。实施农村饮水安全巩固提升工程，推动城镇供水设施向农村延伸，进一步提高农村集中供水率、自来水普及率、水质达标率和供水保证率，全面建立从源头到龙头的农村饮水安全保障体系。加快无害化卫生厕所建设，力争到2030年，全国农村居民基本都能用上无害化卫生厕所。实施以环境治理为主的病媒生物综合预防控制策略。深入推进国家卫生城镇创建，力争到2030年，国家卫生城市数量提高到全国城市总数的50%，有条件的省（自治区、直辖市）实现全覆盖。

第二节　建设健康城市和健康村镇

把健康城市和健康村镇建设作为推进健康中国建设的重要抓手，保障与健康相关的公共设施用地需求，完善相关公共设施体系、布局和标准，把健康融入城乡规划、建设、治理的全过程，促进城市与人民健康协调发展。针对当地居民主要健康问题，编制实施健康城市、健康村镇发展规划。广泛开展健康社区、健康村镇、健康单位、健康家庭等建设，提高社会参与度。重点加强健康学校建设，加强学生健康危害因素监测与评价，完善学校食品安全管理、传染病防控等相关政策。加强健康城市、健康村镇建设监测与评价。到2030年，建成一批健康城市、健康村镇建设的示范市和示范村镇。

第十四章 加强影响健康的环境问题治理

第一节 深入开展大气、水、土壤等污染防治

以提高环境质量为核心，推进联防联控和流域共治，实行环境质量目标考核，实施最严格的环境保护制度，切实解决影响广大人民群众健康的突出环境问题。深入推进产业园区、新城、新区等开发建设规划环评，严格建设项目环评审批，强化源头预防。深化区域大气污染联防联控，建立常态化区域协作机制。完善重度及以上污染天气的区域联合预警机制。全面实施城市空气质量达标管理，促进全国城市环境空气质量明显改善。推进饮用水水源地安全达标建设。强化地下水管理和保护，推进地下水超采区治理与污染综合防治。开展国家土壤环境质量监测网络建设，建立建设用地土壤环境质量调查评估制度，开展土壤污染治理与修复。以耕地为重点，实施农用地分类管理。全面加强农业面源污染防治，有效保护生态系统和遗传多样性。加强噪声污染防控。

第二节 实施工业污染源全面达标排放计划

全面实施工业污染源排污许可管理，推动企业开展自行监测和信息公开，建立排污台账，实现持证按证排污。加快淘汰高污染、高环境风险的工艺、设备与产品。开展工业集聚区污染专项治理。以钢铁、水泥、石化等行业为重点，推进行业达标排放改造。

第三节 建立健全环境与健康监测、调查和风险评估制度

逐步建立健全环境与健康管理制度。开展重点区域、流域、行业环境与健康调查，建立覆盖污染源监测、环境质量监测、人群暴露监测和健康效应监测的环境与健康综合监测网络及风险评估体系。实施环境与健康风险管理。划定环境

健康高风险区域，开展环境污染对人群健康影响的评价，探索建立高风险区域重点项目健康风险评估制度。建立环境健康风险沟通机制。建立统一的环境信息公开平台，全面推进环境信息公开。推进县级及以上城市空气质量监测和信息发布。

第十五章　保障食品药品安全

第一节　加强食品安全监管

完善食品安全标准体系，实现食品安全标准与国际标准基本接轨。加强食品安全风险监测评估，到 2030 年，食品安全风险监测与食源性疾病报告网络实现全覆盖。全面推行标准化、清洁化农业生产，深入开展农产品质量安全风险评估，推进农兽药残留、重金属污染综合治理，实施兽药抗菌药治理行动。加强对食品原产地指导监管，完善农产品市场准入制度。建立食用农产品全程追溯协作机制，完善统一权威的食品安全监管体制，建立职业化检查员队伍，加强检验检测能力建设，强化日常监督检查，扩大产品抽检覆盖面。加强互联网食品经营治理。加强进口食品准入管理，加大对境外源头食品安全体系检查力度，有序开展进口食品指定口岸建设。推动地方政府建设出口食品农产品质量安全示范区。推进食品安全信用体系建设，完善食品安全信息公开制度。健全从源头到消费全过程的监管格局，严守从农田到餐桌的每一道防线，让人民群众吃得安全、吃得放心。

第二节　强化药品安全监管

深化药品（医疗器械）审评审批制度改革，研究建立以临床疗效为导向的审批制度，提高药品（医疗器械）审批标准。加快创新药（医疗器械）和临床急需新药（医疗器械）的审评审批，推进仿制药质量和疗效一致性评价。完善国家药品标准体系，实施医疗器械标准提高计划，积极推进中药（材）标准国际化进程。全面加强药品监管，形成全品种、全过程的监管链条。加强医疗器械和化妆品监管。

第十六章　完善公共安全体系

第一节　强化安全生产和职业健康

加强安全生产，加快构建风险等级管控、隐患排查治理两条防线，切实降低重特大事故发生频次和危害后果。强化行业自律和监督管理职责，推动企业落实主体责任，推进职业病危害源头治理，强化矿山、危险化学品等重点行业领域安全生产监管。开展职业病危害基本情况普查，健全有针对性的健康干预措施。进一步完善职业安全卫生标准体系，建立完善重点职业病监测与职业病危害因素监测、报告和管理网络，遏制尘肺病和职业中毒高发势头。建立分级分类监管机制，对职业病危害高风险企业实施重点监管。开展重点行业领域职业病危害专项治理。强化职业病报告制度，开展用人单位职业健康促进工作，预防和控制工伤事故及职业病发生。加强全国个人辐射剂量管理和放射诊疗辐射防护。

第二节　促进道路交通安全

加强道路交通安全设施设计、规划和建设，组织实施公路安全生命防护工程，治理公路安全隐患。严格道路运输安全管理，提升企业安全自律意识，落实运输企业安全生产主体责任。强化安全运行监管能力和安全生产基础支撑。进一步加强道路交通安全治理，提高车辆安全技术标准，提高机动车驾驶人和交通参与者综合素质。到2030年，力争实现道路交通万车死亡率下降30%。

第三节　预防和减少伤害

建立伤害综合监测体系，开发重点伤害干预技术指南和标准。加强儿童和老年人伤害预防和干预，减少儿童交通伤害、溺水和老年人意外跌落，提高儿童玩具和用品安全标准。预防和减少自杀、意外中毒。建立消费品质量安全事故强制报告制度，建立产品伤害监测体系，强化重点领域质量安全监管，减少消费品安全伤害。

第四节　提高突发事件应急能力

加强全民安全意识教育。建立健全城乡公共消防设施建设和维护管理责任机制，到2030年，城乡公共消防设施基本实现全覆盖。提高防灾减灾和应急能力。完善突发事件卫生应急体系，提高早期预防、及时发现、快速反应和有效处置能力。建立包括军队医疗卫生机构在内的海陆空立体化的紧急医学救援体系，提升突发事件紧急医学救援能力。到2030年，建立起覆盖全国、较为完善的紧急医学救援网络，突发事件卫生应急处置能力和紧急医学救援能力达到发达国家水平。进一步健全医疗急救体系，提高救治效率。到2030年，力争将道路交通事故死伤比基本降低到中等发达国家水平。

第五节 健全口岸公共卫生体系

建立全球传染病疫情信息智能监测预警、口岸精准检疫的口岸传染病预防控制体系和种类齐全的现代口岸核生化有害因子防控体系，建立基于源头防控、境内外联防联控的口岸突发公共卫生事件应对机制，健全口岸病媒生物及各类重大传染病监测控制机制，主动预防、控制和应对境外突发公共卫生事件。持续巩固和提升口岸核心能力，创建国际卫生机场（港口）。完善国际旅行与健康信息网络，提供及时有效的国际旅行健康指导，建成国际一流的国际旅行健康服务体系，保障出入境人员健康安全。

提高动植物疫情疫病防控能力，加强进境动植物检疫风险评估准入管理，强化外来动植物疫情疫病和有害生物查验截获、检测鉴定、除害处理、监测防控规范化建设，健全对购买和携带人员、单位的问责追究体系，防控国际动植物疫情疫病及有害生物跨境传播。健全国门生物安全查验机制，有效防范物种资源丧失和外来物种入侵。

第六篇 发展健康产业

第十七章 优化多元办医格局

进一步优化政策环境，优先支持社会力量举办非营利性医疗机构，推进和实现非营利性民营医院与公立医院同等待遇。鼓励医师利用业余时间、退休医师到基层医疗卫生机构执业或开设工作室。个体诊所设置不受规划布局限制。破除社会力量进入医疗领域的不合理限制和隐性壁垒。逐步扩大外资兴办医疗机构的范围。加大政府购买服务的力度，支持保险业投资、设立医疗机构，推动非公立医疗机构向高水平、规模化方向发展，鼓励发展专业性医院管理集团。加强政府监管、行业自律与社会监督，促进非公立医疗机构规范发展。

第十八章 发展健康服务新业态

积极促进健康与养老、旅游、互联网、健身休闲、食品融合，催生健康新产业、新业态、新模式。发展基于互联网的健康服务，鼓励发展健康体检、咨询等健康服务，促进个性化健康管理服务发展，培育一批有特色的健康管理服务产业，探索推进可穿戴设备、智能健康电子产品和健康医疗移动应用服务等发展。规范发展母婴照料服务。培育健康文化产业和体育医疗康复产业。制定健康医疗旅游行业标准、规范，打造具有国际竞争力的健康医疗旅游目的地。大力发展中医药健康旅游。打造一批知名品牌和良性循环的健康服务产业集群，扶持一大批中小微企业配套发展。

引导发展专业的医学检验中心、医疗影像中心、病理诊断中心和血液透析中心等。支持发展第三方医疗服务评价、健康管理服务评价，以及健康市场调查和咨询服务。鼓励社会力量提供食品药品检测服务。完善科技中介体系，大力发展专业化、市场化医药科技成果转化服务。

第十九章 积极发展健身休闲运动产业

进一步优化市场环境，培育多元主体，引导社会力量参与健身休闲设施建设运营。推动体育项目协会改革和体育场馆资源所有权、经营权分离改革，加快开放体育资源，创新健身休闲运动项目推广普及方式，进一步健全政府购买体育公共服务的体制机制，打造健身休闲综合服务体。鼓励发展多种形式的体育健身俱乐部，丰富业余体育赛事，积极培育冰雪、山地、水上、汽摩、航空、极限、马术等具有消费引领特征的时尚休闲运动项目，打造具有区域特色的健身休闲示范区、健身休闲产业带。

第二十章 促进医药产业发展

第一节 加强医药技术创新

完善政产学研用协同创新体系，推动医药创新和转型升级。加强专利药、中药新药、新型制剂、高端医疗器械等创新能力建设，推动治疗重大疾病的专利到期药物实现仿制上市。大力发展生物药、化学药新品种、优质中药、高性能医疗器械、新型辅料包材和制药设备，推动重大药物产业化，加快医疗器械转型升级，提高具有自主知识产权的医学诊疗设备、医用材料的国际竞争力。加快发展康复辅助器具产业，增强自主创新能力。健全质量标准体系，提升质量控制技术，实施绿色和智能改造升级，到2030年，药品、医疗器械质量标准全面与国际接轨。

第二节　提升产业发展水平

发展专业医药园区，支持组建产业联盟或联合体，构建创新驱动、绿色低碳、智能高效的先进制造体系，提高产业集中度，增强中高端产品供给能力。大力发展医疗健康服务贸易，推动医药企业走出去和国际产业合作，提高国际竞争力。到 2030 年，具有自主知识产权新药和诊疗装备国际市场份额大幅提高，高端医疗设备市场国产化率大幅提高，实现医药工业中高速发展和向中高端迈进，跨入世界制药强国行列。推进医药流通行业转型升级，减少流通环节，提高流通市场集中度，形成一批跨国大型药品流通企业。

第七篇　健全支撑与保障

第二十一章　深化体制机制改革

第一节　把健康融入所有政策

加强各部门各行业的沟通协作，形成促进健康的合力。全面建立健康影响评价评估制度，系统评估各项经济社会发展规划和政策、重大工程项目对健康的影响，健全监督机制。畅通公众参与渠道，加强社会监督。

第二节　全面深化医药卫生体制改革

加快建立更加成熟定型的基本医疗卫生制度，维护公共医疗卫生的公益性，有效控制医药费用不合理增长，不断解决群众看病就医问题。推进政事分开、管办分开，理顺公立医疗卫生机构与政府的关系，建立现代公立医院管理制度。清晰划分中央和地方以及地方各级政府医药卫生管理事权，实施属地化和全行业管理。推进军队医院参加城市公立医院改革、纳入国家分级诊疗体系工作。健全卫生计生全行业综合监管体系。

第三节　完善健康筹资机制

健全政府健康领域相关投入机制，调整优化财政支出结构，加大健康领域投入力度，科学合理界定中央政府和地方政府支出责任，履行政府保障基本健康服务需求的责任。中央财政在安排相关转移支付时对经济欠发达地区予以倾斜，提高资金使用效益。建立结果导向的健康投入机制，开展健康投入绩效监测和评价。充分调动社会组织、企业等的积极性，形成多元筹资格局。鼓励金融等机构创新产品和服务，完善扶持措施。大力发展慈善事业，鼓励社会和个人捐赠与互助。

第四节　加快转变政府职能

进一步推进健康相关领域简政放权、放管结合、优化服务。继续深化药品、医疗机构等审批改革，规范医疗机构设置审批行为。推进健康相关部门依法行政，推进政务公开和信息公开。加强卫生计生、体育、食品药品等健康领域监管创新，加快构建事中和事后监管体系，全面推开"双随机、一公开"机制建设。推进综合监管，加强行业自律和诚信建设，鼓励行业协会商会发展，充分发挥社会力量在监管中的作用，促进公平竞争，推动健康相关行业科学发展，简化健康领域公共服务流程，优化政府服务，提高服务效率。

第二十二章　加强健康人力资源建设

第一节　加强健康人才培养培训

加强医教协同，建立完善医学人才培养供需平衡机制。改革医学教育制度，加快建成适应行业特点的院校教育、毕业后教育、继续教育三阶段有机衔接的医学人才培养培训体系。完善医学教育质量保障机制，建立与国际医学教育实质等效的医学专业认证制度。以全科医生为重点，加强基层人才队伍建设。完善住院医师与专科医师培养培训制度，建立公共卫生与临床医学复合型高层次人才培养机制。强化面向全员的继续医学教育制度。加大基层和偏远地区扶持力度。加强全科、儿科、产科、精神科、病理、护理、助产、康复、心理健康等急需紧缺专业人才培养培训。加强药师和中医药健康服务、卫生应急、卫生信息化复合人才队伍建设。加强高层次人才队伍建设，引进和培养一批具有国际领先水平的学科带头人。推进卫生管理人员专业化、职业化。调整优化适应健康服务产业发展的医学教育专业结构，加大养老护理员、康复治疗师、心理咨询师等健康人才培养培训力度。支持建立以国家健康医疗开放大学为基础、中国健康医疗教育慕课联盟为支撑的健康教育培训云平台，便捷医务人员终身教育。加强社会体育指导员队伍建设，到2030年，实现每千人拥有社会体育指导员2.3名。

第二节　创新人才使用评价激励机制

落实医疗卫生机构用人自主权，全面推行聘用制，形成能进能出的灵活用人机制。落实基层医务人员工资政策。创新医务人员使用、流动与服务提供模式，积极探索医师自由执业、医师个体与医疗机构签约服务或组建医生集团。建立符合医疗卫生行业特点的人事薪酬制度。对接国际通行模式，进一步优化和完善护理、助产、医疗辅助服务、医疗卫生技术等方面人员评价标准。创新人才评价机制，不将论文、外语、科研等作为基层卫生人才职称评审的硬性要求，健全符合全科医生岗位特点的人才评价机制。

第二十三章　推动健康科技创新

第一节　构建国家医学科技创新体系

大力加强国家临床医学研究中心和协同创新网络建设，进一步强化实验室、工程中心等科研基地能力建设，依托现有机构推进中医药临床研究基地和科研机构能力建设，完善医学研究科研基地布局。加强资源整合和数据交汇，统筹布局国家生物医学大数据、生物样本资源、实验动物资源等资源平台，建设心脑血管、肿瘤、老年病等临床医学数据示范中心。实施中国医学科学院医学与健康科技创新工程。加快生物医药和大健康产业基地建设，培育健康产业高新技术企业，打造一批医学研究和健康产业创新中心，促进医研企结合，推进医疗机构、科研院所、高等学校和企业等创新主体高效协同。加强医药成果转化推广平台建设，促进医学成果转化推广。建立更好的医学创新激励机制和以应用为导向的成果评价机制，进一步健全科研基地、生物安全、技术评估、医学研究标准与规范、医学伦理与科研诚信、知识产权等保障机制，加强科卫协同、军民融合、省部合作，有效提升基础前沿、关键共性、社会公益和战略高科技的研究水平。

第二节　推进医学科技进步

启动实施脑科学与类脑研究、健康保障等重大科技项目和重大工程，推进国家科技重大专项、国家重点研发计划重点专项等科技计划。发展组学技术、干细胞与再生医学、新型疫苗、生物治疗等医学前沿技术，加强慢病防控、精准医学、智慧医疗等关键技术突破，重点部署创新药物开发、医疗器械国产化、中医药现代化等任务，显著增强重大疾病防治和健康产业发展的科技支撑能力。力争到 2030 年，科技论文影响力和三方专利总量进入国际前列，进一步提高科技创新对医药工业增长贡献率和成果转化率。

第二十四章 建设健康信息化服务体系

第一节 完善人口健康信息服务体系建设

全面建成统一权威、互联互通的人口健康信息平台，规范和推动"互联网 + 健康医疗"服务，创新互联网健康医疗服务模式，持续推进覆盖全生命周期的预防、治疗、康复和自主健康管理一体化的国民健康信息服务。实施健康中国云服务计划，全面建立远程医疗应用体系，发展智慧健康医疗便民惠民服务。建立人口健康信息化标准体系和安全保护机制。做好公民入伍前与退伍后个人电子健康档案军地之间接续共享。到 2030 年，实现国家省市县四级人口健康信息平台互通共享、规范应用，人人拥有规范化的电子健康档案和功能完备的健康卡，远程医疗覆盖省市县乡四级医疗卫生机构，全面实现人口健康信息规范管理和使用，满足个性化服务和精准化医疗的需求。

第二节 推进健康医疗大数据应用

加强健康医疗大数据应用体系建设，推进基于区域人口健康信息平台的医疗健康大数据开放共享、深度挖掘和广泛应用。消除数据壁垒，建立跨部门跨领域密切配合、统一归口的健康医疗数据共享机制，实现公共卫生、计划生育、医疗服务、医疗保障、药品供应、综合管理等应用信息系统数据采集、集成共享和业务协同。建立和完善全国健康医疗数据资源目录体系，全面深化健康医疗大数据在行业治理、临床和科研、公共卫生、教育培训等领域的应用，培育健康医疗大数据应用新业态。加强健康医疗大数据相关法规和标准体系建设，强化国家、区域人口健康信息工程技术能力，制定分级分类分域的数据应用政策规范，推进网络可信体系建设，注重内容安全、数据安全和技术安全，加强健康医疗数据安全保障和患者隐私保护。加强互联网健康服务监管。

第二十五章 加强健康法治建设

推动颁布并实施基本医疗卫生法、中医药法，修订实施药品管理法，加强重点领域法律法规的立法和修订工作，完善部门规章和地方政府规章，健全健康领域标准规范和指南体系。强化政府在医疗卫生、食品、药品、环境、体育等健康领域的监管职责，建立政府监管、行业自律和社会监督相结合的监督管理体制。加强健康领域监督执法体系和能力建设。

第二十六章　加强国际交流合作

实施中国全球卫生战略，全方位积极推进人口健康领域的国际合作。以双边合作机制为基础，创新合作模式，加强人文交流，促进我国和"一带一路"沿线国家卫生合作。加强南南合作，落实中非公共卫生合作计划，继续向发展中国家派遣医疗队员，重点加强包括妇幼保健在内的医疗援助，重点支持疾病预防控制体系建设。加强中医药国际交流与合作。充分利用国家高层战略对话机制，将卫生纳入大国外交议程。积极参与全球卫生治理，在相关国际标准、规范、指南等的研究、谈判与制定中发挥影响，提升健康领域国际影响力和制度性话语权。

第八篇　强化组织实施

第二十七章　加强组织领导

完善健康中国建设推进协调机制，统筹协调推进健康中国建设全局性工作，审议重大项目、重大政策、重大工程、重大问题和重要工作安排，加强战略谋划，指导部门、地方开展工作。

各地区各部门要将健康中国建设纳入重要议事日程，健全领导体制和工作机制，将健康中国建设列入经济社会发展规划，将主要健康指标纳入各级党委和政府考核指标，完善考核机制和问责制度，做好相关任务的实施落实工作。注重发挥工会、共青团、妇联、残联等群团组织以及其他社会组织的作用，充分发挥民主党派、工商联和无党派人士作用，最大限度凝聚全社会共识和力量。

第二十八章　营造良好社会氛围

大力宣传党和国家关于维护促进人民健康的重大战略思想和方针政策，宣传推进健康中国建设的重大意义、总体战略、目标任务和重大举措。加强正面宣传、舆论监督、科学引导和典型报道，增强社会对健康中国建设的普遍认知，形成全社会关心支持健康中国建设的良好社会氛围。

第二十九章　做好实施监测

　　制定实施五年规划等政策文件，对本规划纲要各项政策和措施进行细化完善，明确各个阶段所要实施的重大工程、重大项目和重大政策。建立常态化、经常化的督查考核机制，强化激励和问责。建立健全监测评价机制，制定规划纲要任务部门分工方案和监测评估方案，并对实施进度和效果进行年度监测和评估，适时对目标任务进行必要调整。充分尊重人民群众的首创精神，对各地在实施规划纲要中好的做法和有效经验，要及时总结，积极推广。

（新华社 2016 年 10 月 25 日）

中共中央 、国务院
关于深化改革加强食品安全工作的意见
（2019 年 5 月 9 日）

食品安全关系人民群众身体健康和生命安全，关系中华民族未来。党的十九大报告明确提出实施食品安全战略，让人民吃得放心。这是党中央着眼党和国家事业全局，对食品安全工作作出的重大部署，是决胜全面建成小康社会、全面建设社会主义现代化国家的重大任务。现就深化改革加强食品安全工作提出如下意见。

一、深刻认识食品安全面临的形势

党的十八大以来，以习近平同志为核心的党中央坚持以人民为中心的发展思想，从党和国家事业发展全局、实现中华民族伟大复兴中国梦的战略高度，把食品安全工作放在"五位一体"总体布局和"四个全面"战略布局中统筹谋划部署，在体制机制、法律法规、产业规划、监督管理等方面采取了一系列重大举措。各地区各部门认真贯彻党中央、国务院决策部署，食品产业快速发展，安全标准体系逐步健全，检验检测能力不断提高，全过程监管体系基本建立，重大食品安全风险得到控制，人民群众饮食安全得到保障，食品安全形势不断好转。

但是，我国食品安全工作仍面临不少困难和挑战，形势依然复杂严峻。微生物和重金属污染、农药兽药残留超标、添加剂使用不规范、制假售假等问题时有发生，环境污染对食品安全的影响逐渐显现；违法成本低，维权成本高，法制不够健全，一些生产经营者唯利是图、主体责任意识不强；新业态、新资源潜在风险增多，国际贸易带来的食品安全问题加深；食品安全标准与最严谨标准要求尚有一定差距，风险监测评估预警等基础工作薄弱，基层监管力量和技术手段跟不上；一些地方对食品安全重视不够，责任落实不到位，安全与发展的矛盾仍然突出。这些问题影响到人民群众的获得感、幸福感、安全感，成为全面建成小康社会、全面建设社会主义现代化国家的明显短板。

人民日益增长的美好生活需要对加强食品安全工作提出了新的更高要求；推进国家治理体系和治理能力现代化，推动高质量发展，实施健康中国战略和乡村振兴战略，为解决食品安全问题提供了前所未有的历史机遇。必须深化改革创新，用最严谨的标准、最严格的监管、最严厉的处罚、最严肃的问责，进一步加强食品安全工作，确保人民群众"舌尖上的安全"。

二、总体要求

（一）指导思想。以习近平新时代中国特色社会主义思想为指导，全面贯彻党的十九大和十九届二中、三中全会精神，坚持和加强党的全面领导，坚持以人民为中心的发展思想，紧紧围绕统筹推进"五位一体"总体布局和协调推进"四个全面"战略布局，坚持稳中求进工作总基调，坚持新发展理念，遵循"四个最严"要求，建立食品安全现代化治理体系，提高从农田到餐桌全过程监管能力，提升食品全链条质量安全保障水平，增强广大人民群众的获得感、幸福感、安全感，为实现"两个一百年"奋斗目标和中华民族伟大复兴的中国梦奠定坚实基础。

（二）基本原则

——坚持安全第一。把保障人民群众食品安全放在首位，坚守安全底线，正确处理安全与发展的关系，促一方发展，保一方安全。

——坚持问题导向。以维护和促进公众健康为目标，从解决人民群众普遍关心的突出问题入手，标本兼治、综合施策，不断增强人民群众的安全感和满意度。

——坚持预防为主。牢固树立风险防范意识，强化风险监测、风险评估和供应链管理，提高风险发现与处置能力。坚持"产"出来和"管"出来两手抓，落实生产经营者主体责任，最大限度消除不安全风险。

——坚持依法监管。强化法治理念，健全法规制度、标准体系，重典治乱，加大检查执法力度，依法从严惩处违法犯罪行为，严把从农田到餐桌的每一道防线。

——坚持改革创新。深化监管体制机制改革，创新监管理念、监管方式，堵塞漏洞、补齐短板，推进食品安全领域国家治理体系和治理能力现代化。

——坚持共治共享。生产经营者自觉履行主体责任，政府部门依法加强监管，公众积极参与社会监督，形成各方各尽其责、齐抓共管、合力共治的工作格局。

（三）总体目标

到 2020 年，基于风险分析和供应链管理的食品安全监管体系初步建立。农产品和食品抽检量达到 4 批次 / 千人，主要农产品质量安全监测总体合格率稳定在 97% 以上，食品抽检合格率稳定在 98% 以上，区域性、系统性重大食品安全风险基本得到控制，公众对食品安全的安全感、满意度进一步提高，食品安全整体水平与全面建成小康社会目标基本相适应。

到 2035 年，基本实现食品安全领域国家治理体系和治理能力现代化。食品安全标准水平进入世界前列，产地环境污染得到有效治理，生产经营者责任意识、诚信意识和食品质量安全管理水平明显提高，经济利益驱动型食品安全违法犯罪明显减少。食品安全风险管控能力达到国际先进水平，从农田到餐桌全过程监管体系运行有效，食品安全状况实现根本好转，人民群众吃得健康、吃得放心。

三、建立最严谨的标准

（四）加快制修订标准。立足国情、对接国际，加快制修订农药残留、兽药残留、重金属、食品污染物、致病性微生物等食品安全通用标准，到 2020 年农药兽药残留限量指标达到 1 万项，基本与国际食品法典标准接轨。加快制修订产业发展和监管急需的食品安全基础标准、产品标准、配套检验方法标准。完善食品添加剂、食品相关产品等标准制定。及时修订完善食品标签等标准。

（五）创新标准工作机制。借鉴和转化国际食品安全标准，简化优化食品安全国家标准制修订流程，加快制修订进度。完善食品中有害物质的临时限量值制定机制。建立企业标准公开承诺制度，完善配套管理制度，鼓励企业制定实施严于国家标准或地方标准的企业标准。支持各方参与食品安全国家标准制修订，积极参与国际食品法典标准制定，积极参与国际新兴危害因素的评估分析与管理决策。

（六）强化标准实施。加大食品安全标准解释、宣传贯彻和培训力度，督促食品生产经营者准确理解和应用食品安全标准，维护食品安全标准的强制性。对食品安全标准的使用进行跟踪评价，充分发挥食品安全标准保障食品安全、促进产业发展的基础作用。

四、实施最严格的监管

（七）严把产地环境安全关。实施耕地土壤环境治理保护重大工程。强化土壤污染管控和修复，开展重点地区涉重金属行业污染土壤风险排查和整治。强化大气污染治理，加大重点行业挥发性有机物治理力度。加强流域水污染防治工作。

（八）严把农业投入品生产使用关。严格执行农药兽药、饲料添加剂等农业投入品生产和使用规定，严禁使用国家明令禁止的农业投入品，严格落实定点经营和实名购买制度。将高毒农药禁用范围逐步扩大到所有食用农产品。落实农业生产经营记录制度、农业投入品使用记录制度，指导农户严格执行农药安全间隔期、兽药休药期有关规定，防范农药兽药残留超标。

（九）严把粮食收储质量安全关。做好粮食收购企业资格审核管理，督促企业严格落实出入厂（库）和库存质量检验制度，积极探索建立质量追溯制度，加强烘干、存储和检验监测能力建设，为农户提供粮食烘干存储服务，防止发霉变质受损。健全超标粮食收购处置长效机制，推进无害化处理和资源合理化利用，严禁不符合食品安全标准的粮食流入口粮市场和食品生产企业。

（十）严把食品加工质量安全关。实行生产企业食品安全风险分级管理，在日常监督检查全覆盖基础上，对一般风险企业实施按比例"双随机"抽查，对高风险企业实施重点检查，对问题线索企业实施飞行检查，督促企业生产过程持续合规。加强保健食品等特殊食品监管。将体系检查从婴幼儿配方乳粉逐步扩大到高风险大宗消费食品，着力解决生产过程不合规、非法添加、超范围超限量使用食品添加剂等问题。

（十一）严把流通销售质量安全关。建立覆盖基地贮藏、物流配送、市场批发、销售终端全链条的冷链配送系统，严格执行全过程温控标准和规范，落实食品运输在途监管责任，鼓励使用温控标签，防止食物脱冷变质。督促企业严格执行进货查验记录制度和保质期标识等规定，严查临期、过期食品翻新销售。严格执行畜禽屠宰检验检疫制度。加强食品集中交易市场监管，强化农产品产地准出和市场准入衔接。

（十二）严把餐饮服务质量安全关。全面落实餐饮服务食品安全操作规范，严格执行进货查验、加工操作、清洗消毒、人员管理等规定。集体用餐单位要建立稳定的食材供应渠道和追溯记录，保证购进原料符合食品安全标准。严格落实网络订餐平台责任，保证线上线下餐饮同标同质，保证一次性餐具制品质量安全，所有提供网上订餐服务的餐饮单位必须有实体店经营资格。

五、实行最严厉的处罚

（十三）完善法律法规。研究修订食品安全法及其配套法规制度，修订完善刑法中危害食品安全犯罪和刑罚规定，加快修订农产品质量安全法，研究制定粮食安全保障法，推动农产品追溯入法。加快完善办理危害食品安全刑事案件的司法解释，推动危害食品安全的制假售假行为"直接入刑"。推动建立食品安全司法鉴定制度，明确证据衔接规则、涉案食品检验认定与处置协作配合机制、检验认定时限和费用等有关规定。加快完善食品安全民事纠纷案件司法解释，依法严肃追究故意违法者的民事赔偿责任。

（十四）严厉打击违法犯罪。落实"处罚到人"要求，综合运用各种法律手段，对违法企业及其法定代表人、实际控制人、主要负责人等直接负责的主管人员和其他直接责任人员进行严厉处罚，大幅提高违法成本，实行食品行业从业禁止、终身禁业，对再犯从严从重进行处罚。严厉打击刑事犯罪，对情节严重、影响恶劣的危害食品安全刑事案件依法从重判罚。加强行政执法与刑事司法衔接，行政执法机关发现涉嫌犯罪、依法需要追究刑事责任的，依据行刑衔接有关规定及时移送公安机关，同时抄送检察机关；发现涉嫌职务犯罪线索的，及时移送监察机关。积极完善食品安全民事和行政公益诉讼，做好与民事和行政诉讼的衔接与配合，探索建立食品安全民事公益诉讼惩罚性赔偿制度。

（十五）加强基层综合执法。深化综合执法改革，加强基层综合执法队伍和能力建设，确保有足够资源履行食品安全监管职责。县级市场监管部门及其在乡镇（街道）的派出机构，要以食品安全为首要职责，执法力量向一线岗位倾斜，完善工作流程，提高执法效率。农业综合执法要把保障农产品质量安全作为重点任务。加强执法力量和装备配备，确保执法监管工作落实到位。公安、农业农村、市场监管等部门要落实重大案件联合督办制度，按照国家有关规定，对贡献突出的单位和个人进行表彰奖励。

（十六）强化信用联合惩戒。推进食品工业企业诚信体系建设。建立全国统一的食品生产经营企业信用档案，纳入全国信用信息共享平台和国家企业信用信息公示系统。实行食品生产经营企业信用分级分类管理。进一步完善食品安全严重失信者名单认定机制，加大对失信人员联合惩戒力度。

六、坚持最严肃的问责

（十七）明确监管事权。各省、自治区、直辖市政府要结合实际，依法依规制定食品安全监管事权清单，压实各职能部门在食品安全工作中的行业管理责任。对产品风险高、影响区域广的生产企业监督检查，对重大复杂案件查处和跨区域执法，原则上由省级监管部门负责组织和协调，市县两级监管部门配合，也可实行委托监管、指定监管、派驻监管等制度，确保监管到位。市县两级原则上承担辖区内直接面向市场主体、直接面向消费者的食品生产经营监管和执法事项，保护消费者合法权益。上级监管部门要加强对下级监管部门的监督管理。

（十八）加强评议考核。完善对地方党委和政府食品安全工作评议考核制度，将食品安全工作考核结果作为党政领导班子和领导干部综合考核评价的重要内容，作为干部奖惩和使用、调整的重要参考。对考核达不到要求的，约谈地方党政主要负责人，并督促限期整改。

（十九）严格责任追究。依照监管事权清单，尽职照单免责、失职照单问责。对贯彻落实党中央、国务院有关食品安全工作决策部署不力、履行职责不力、给国家和人民利益造成严重损害的，依规依纪依法追究相关领导责任。对监管工作中失职失责、不作为、乱作为、慢作为、假作为的，依规依纪依法追究相关人员责任；涉嫌犯罪的，依法追究刑事责任。对参与、包庇、放纵危害食品安全违法犯罪行为、弄虚作假、干扰责任调查，帮助伪造、隐匿、毁灭证据的，依法从重追究法律责任。

七、落实生产经营者主体责任

（二十）落实质量安全管理责任。生产经营者是食品安全第一责任人，要结合实际设立食品质量安全管理岗位，配备专业技术人员，严格执行法律法规、标准规范等要求，确保生产经营过程持续合规，确保产品符合食品安全标准。食品质量安全管理岗位人员的法规知识抽查考核合格率要达到90%以上。风险高的大型食品企业要率先建立和实施危害分析和关键控制点体系。保健食品生产经营者要严格落实质量安全主体责任，加强全面质量管理，规范生产行为，确保产品功能声称真实。

（二十一）加强生产经营过程控制。食品生产经营者应当依法对食品安全责任落实情况、食品安全状况进行自查评价。对生产经营条件不符合食品安全要求的，要立即采取整改措施；发现存在食品安全风险的，应当立即停止生产经营活动，并及时报告属地监管部门。要主动监测其上市产品质量安全状况，对存在隐患的，要及时采取风险控制措施。食品生产企业自查报告率要达到90%以上。

（二十二）建立食品安全追溯体系。食用农产品生产经营主体和食品生产企业对其产品追溯负责，依法建立食品安全追溯体系，确保记录真实完整，确保产品来源可查、去向可追。国家建立统一的食用农产品追溯平台，建立食用农产品和食品安全追溯标准和规范，完善全程追溯协作机制。加强全程追溯的示范推广，逐步实现企业信息化追溯体系与政府部门监管平台、重要产品追溯管理平台对接，接受政府监督，互通互享信息。

（二十三）积极投保食品安全责任保险。因食品安全问题造成损害的，食品生产经营者要依法承担赔偿责任。推进肉蛋奶和白酒生产企业、集体用餐单位、农村集体聚餐、大宗食品配送单位、中央厨房和配餐单位主动购买食品安全责任保险，有条件的中小企业要积极投保食品安全责任保险，发挥保险的他律作用和风险分担机制。

八、推动食品产业高质量发展

（二十四）改革许可认证制度。坚持"放管服"相结合，减少制度性交易成本。推进农产品认证制度改革，加快建立食用农产品合格证制度。深化食品生产经营许可改革，优化许可程序，实现全程电子化。推进保健食品注册与备案双轨运行，探索对食品添加剂经营实行备案管理。制定完善食品新业态、新模式监管制度。利用现有相关信息系统，实现全国范围内食品生产经营许可信息可查询。

（二十五）实施质量兴农计划。以乡村振兴战略为引领，以优质安全、绿色发展为目标，推动农业由增产导向转向提质导向。全面推行良好农业规范。创建农业标准化示范区。实施农业品牌提升行动。培育新型农业生产服务主体，推广面向适度规模经营主体特别是小农户的病虫害统防统治专业化服务，逐步减少自行使用农药兽药的农户。

（二十六）推动食品产业转型升级。调整优化食品产业布局，鼓励企业获得认证认可，实施增品种、提品质、创品牌行动。引导食品企业延伸产业链条，建立优质原料生产基地及配套设施，加强与电商平台深度融合，打造有影响力的百年品牌。大力发展专业化、规模化冷链物流企业，保障生鲜食品流通环节质量安全。

（二十七）加大科技支撑力度。将食品安全纳入国家科技计划，加强食品安全领域的科技创新，引导食品企业加大科研投入，完善科技成果转化应用机制。建设一批国际一流的食品安全技术支撑机构和重点实验室，加快引进培养高层次人才和高水平创新团队，重点突破"卡脖子"关键技术。依托国家级专业技术机构，开展基础科学和前沿科学研究，提高食品安全风险发现和防范能力。

九、提高食品安全风险管理能力

（二十八）加强协调配合。完善统一领导、分工负责、分级管理的食品安全监管体制，地方各级党委和政府对本地区食品安全工作负总责。相关职能部门要各司其职、齐抓共管，健全工作协调联动机制，加强跨地区协作配合，发现问题迅速处置，并及时通报上游查明原因、下游控制危害。在城市社区和农村建立专兼职食品安全信息员（协管员）队伍，充分发挥群众监督作用。

（二十九）提高监管队伍专业化水平。强化培训和考核，依托现有资源加强职业化检查队伍建设，提高检查人员专业技能，及时发现和处置风险隐患。完善专业院校课程设置，加强食品学科建设和人才培养。加大公安机关打击食品安全犯罪专业力量、专业装备建设力度。

（三十）加强技术支撑能力建设。推进国家级、省级食品安全专业技术机构能力建设，提升食品安全标准、监测、评估、监管、应急等工作水平。根据标准分类加快建设 7 个食品安全风险评估与标准研制重点实验室。健全以国家级检验机构为龙头，省级检验机构为骨干，市县两级检验机构为基础的食品和农产品质量安全检验检测体系，打造国际一流的国家检验检测平台，落实各级食品和农产品检验机构能力和装备配备标准。严格检验机构资质认定管理、跟踪评价和能力验证，发展社会检验力量。

（三十一）推进"互联网＋食品"监管。建立基于大数据分析的食品安全信息平台，推进大数据、云计算、物联网、人工智能、区块链等技术在食品安全监管领域的应用，实施智慧监管，逐步实现食品安全违法犯罪线索网上排查汇聚和案件网上移送、网上受理、网上监督，提升监管工作信息化水平。

（三十二）完善问题导向的抽检监测机制。国家、省、市、县抽检事权四级统筹、各有侧重、不重不漏，统一制定计划、统一组织实施、统一数据报送、统一结果利用，力争抽检样品覆盖到所有农产品和食品企业、品种、项目，到 2020 年达到 4 批次 / 千人。逐步将监督抽检、风险监测与评价性抽检分离，提高监管的靶向性。完善抽检监测信息通报机制，依法及时公开抽检信息，加强不合格产品的核查处置，控制产品风险。

（三十三）强化突发事件应急处置。修订国家食品安全事故应急预案，完善事故调查、处置、报告、信息发布工作程序。完善食品安全事件预警监测、组织指挥、应急保障、信息报告制度和工作体系，提升应急响应、现场处置、医疗救治能力。加强舆情监测，建立重大舆情收集、分析研判和快速响应机制。

十、推进食品安全社会共治

（三十四）加强风险交流。主动发布权威信息，及时开展风险解读，鼓励研究机构、高校、协会、媒体等参与食品安全风险交流，科学解疑释惑。鼓励企业通过新闻媒体、网络平台等方式直接回应消费者咨询。建立谣言抓取、识别、分析、处置智能化平台，依法坚决打击造谣传谣、欺诈和虚假宣传行为。

（三十五）强化普法和科普宣传。落实"谁执法谁普法"普法责任制，对各类从事食品生产经营活动的单位和个人，持续加强食品安全法律法规、国家标准、科学知识的宣传教育。在中小学开展食品安全与营养教育，有条件的主流媒体可开办食品安全栏目，持续开展"食品安全宣传周"和食品安全进农村、进校园、进企业、进社区等宣传活动，提升公众食品安全素养，改变不洁饮食习俗，避免误采误食，防止发生食源性疾病。普及健康知识，倡导合理膳食，开展营养均衡配餐示范推广，提倡"减盐、减油、减糖"。

（三十六）鼓励社会监督。依法公开行政监管和处罚的标准、依据、结果，接受社会监督。支持行业协会建立行规行约和奖惩机制，强化行业自律。鼓励新闻媒体准确客观报道食品安全问题，有序开展食品安全舆论监督。

（三十七）完善投诉举报机制。畅通投诉举报渠道，落实举报奖励制度。鼓励企业内部知情人举报食品研发、生产、销售等环节中的违法犯罪行为，经查证属实的，按照有关规定给予奖励。加强对举报人的保护，对打击报复举报人的，要依法严肃查处。对恶意举报非法牟利的行为，要依法严厉打击。

十一、开展食品安全放心工程建设攻坚行动

围绕人民群众普遍关心的突出问题，开展食品安全放心工程建设攻坚行动，用 5 年左右时间，以点带面治理"餐桌污染"，力争取得明显成效。

（三十八）实施风险评估和标准制定专项行动。系统开展食物消费量调查、总膳食研究、毒理学研究等基础性工作，完善风险评估基础数据库。加强食源性疾病、食品中有害物质、环境污染物、食品相关产品等风险监测，系统开展食品中主要危害因素的风险评估，建立更加适用于我国居民的健康指导值。按照最严

谨要求和现阶段实际，制定实施计划，加快推进内外销食品标准互补和协调，促进国民健康公平。

（三十九）实施农药兽药使用减量和产地环境净化行动。开展高毒高风险农药淘汰工作，5 年内分期分批淘汰现存的 10 种高毒农药。实施化肥农药减量增效行动、水产养殖用药减量行动、兽药抗菌药治理行动，遏制农药兽药残留超标问题。加强耕地土壤环境类别划分和重金属污染区耕地风险管控与修复，重度污染区域要加快退出食用农产品种植。

（四十）实施国产婴幼儿配方乳粉提升行动。在婴幼儿配方乳粉生产企业全面实施良好生产规范、危害分析和关键控制点体系，自查报告率要达到 100%。完善企业批批全检的检验制度，健全安全生产规范体系检查常态化机制。禁止使用进口大包装婴幼儿配方乳粉到境内分装，规范标识标注。支持婴幼儿配方乳粉企业兼并重组，建设自有自控奶源基地，严格奶牛养殖饲料、兽药管理。促进奶源基地实行专业化、规模化、智能化生产，提高原料奶质量。发挥骨干企业引领作用，加大产品研发力度，培育优质品牌。力争 3 年内显著提升国产婴幼儿配方乳粉的品质、竞争力和美誉度。

（四十一）实施校园食品安全守护行动。严格落实学校食品安全校长（园长）负责制，保证校园食品安全，防范发生群体性食源性疾病事件。全面推行"明厨亮灶"，实行大宗食品公开招标、集中定点采购，建立学校相关负责人陪餐制度，鼓励家长参与监督。对学校食堂、学生集体用餐配送单位、校园周边餐饮门店及食品销售单位实行全覆盖监督检查。落实好农村义务教育学生营养改善计划，保证学生营养餐质量。

（四十二）实施农村假冒伪劣食品治理行动。以农村地区、城乡结合部为主战场，全面清理食品生产经营主体资格，严厉打击制售"三无"食品、假冒食品、劣质食品、过期食品等违法违规行为，坚决取缔"黑工厂"、"黑窝点"和"黑作坊"，实现风险隐患排查整治常态化。用 2—3 年时间，建立规范的农村食品流通供应体系，净化农村消费市场，提高农村食品安全保障水平。

（四十三）实施餐饮质量安全提升行动。推广"明厨亮灶"、餐饮安全风险分级管理，支持餐饮服务企业发展连锁经营和中央厨房，提升餐饮行业标准化水平，规范快餐、团餐等大众餐饮服务。鼓励餐饮外卖对配送食品进行封签，使用环保可降解的容器包装。大力推进餐厨废弃物资源化利用和无害化处理，防范"地沟油"流入餐桌。开展餐饮门店"厕所革命"，改善就餐环境卫生。

（四十四）实施保健食品行业专项清理整治行动。全面开展严厉打击保健食品欺诈和虚假宣传、虚假广告等违法犯罪行为。广泛开展以老年人识骗、防骗为主要内容的宣传教育活动。加大联合执法力度，大力整治保健食品市场经营秩序，严厉查处各种非法销售保健食品行为，打击传销。完善保健食品标准和标签标识管理。做好消费者维权服务工作。

（四十五）实施"优质粮食工程"行动。完善粮食质量安全检验监测体系，健全为农户提供专业化社会化粮食产后烘干储存销售服务体系。开展"中国好粮油"行动，提高绿色优质安全粮油产品供给水平。

（四十六）实施进口食品"国门守护"行动。将进口食品的境外生产经营企业、国内进口企业等纳入海关信用管理体系，实施差别化监管，开展科学有效的进口食品监督抽检和风险监控，完善企业信用管理、风险预警、产品追溯和快速反应机制，落实跨境电商零售进口监管政策，严防输入型食品安全风险。建立多双边国际合作信息通报机制、跨境检查执法协作机制，共同防控食品安全风险。严厉打击食品走私行为。

（四十七）实施"双安双创"示范引领行动。发挥地方党委和政府积极性，持续开展食品安全示范城市创建和农产品质量安全县创建活动，总结推广经验，落实属地管理责任和生产经营者主体责任。

十二、加强组织领导

（四十八）落实党政同责。地方各级党委和政府要把食品安全作为一项重大政治任务来抓。落实《地方党政领导干部食品安全责任制规定》，明确党委和政府主要负责人为第一责任人，自觉履行组织领导和督促落实食品安全属地管理责任，确保不发生重大食品安全事件。强化各级食品安全委员会及其办公室统筹协调作用，及时研究部署食品安全工作，协调解决跨部门跨地区重大问题。各有关部门要按照管行业必须管安全的要求，对主管领域的食品安全工作承担管理责任。各级农业农村、海关、市场监管等部门要压实监管责任，加强全链条、全流程监管。各地区各有关部门每年12月底前要向党中央、国务院报告食品安全工作情况。

（四十九）加大投入保障。健全食品和农产品质量安全财政投入保障机制，将食品和农产品质量安全工作所需经费列入同级财政预算，保障必要的监管执法条件。企业要加大食品质量安全管理方面的投入，鼓励社会资本进入食品安全专业化服务领域，构建多元化投入保障机制。

（五十）激励干部担当。加强监管队伍思想政治建设，增强"四个意识"，坚定"四个自信"，做到"两个维护"，忠实履行监管职责，敢于同危害食品安全的不法行为作斗争。各级党委和政府要关心爱护一线监管执法干部，建立健全容错纠错机制，为敢于担当作为的干部撑腰鼓劲。对在食品安全工作中作出突出贡献的单位和个人，按照国家有关规定给予表彰奖励，激励广大监管干部为党和人民干事创业、建功立业。

（五十一）强化组织实施。各地区各有关部门要根据本意见提出的改革任务和工作要求，结合实际认真研究制定具体措施，明确时间表、路线图、责任人，确保各项改革举措落实到位。国务院食品安全委员会办公室要会同有关部门建立协调机制，加强沟通会商，研究解决实施中遇到的问题。要严格督查督办，将实施情况纳入对地方政府食品安全工作督查考评内容，确保各项任务落实到位。

（新华社北京2019年5月20日电）

国务院关于进一步加强新时期
爱国卫生工作的意见

（2014 年 12 月 23 日）

国发〔2014〕66 号

各省、自治区、直辖市人民政府，国务院各部委、各直属机构：

党的十八大明确提出，开展爱国卫生运动，促进人民身心健康。党的十八届三中、四中全会作出全面深化改革、全面推进依法治国的重大战略部署，对深化医药卫生体制改革、创新社会治理、促进人的全面发展提出明确要求。国务院强调把爱国卫生工作深入持久地开展下去，进一步提高群众的健康意识和健康水平。为贯彻落实党的十八大、十八届三中、四中全会精神和国务院决策部署，进一步加强新时期爱国卫生工作，不断改善城乡环境，提高人民健康水平，推动经济社会协调发展，现提出以下意见：

一、深刻认识新时期爱国卫生工作的重要意义

爱国卫生运动是党和政府把群众路线运用于卫生防病工作的伟大创举和成功实践，是中国特色社会主义事业的重要组成部分。长期以来，在党和政府的坚强领导下，爱国卫生工作始终以解决人民群众生产生活中的突出卫生问题为主要内容，将我国的政治优势、组织优势、文化优势转化为不断增进人民群众健康福祉的具体行动，有力推动了全民族文明卫生素质的提高，不断满足了人民群众日益增长的身心健康需求，赢得了广大群众和国际社会的高度评价。

随着我国经济社会快速发展，爱国卫生工作面临一些新情况、新问题。一是健康影响因素日益复杂。我国地区、城乡之间发展不平衡，一些地方卫生基础

设施不健全、环境卫生脏乱差的问题仍然比较突出。同时，随着工业化进程加快，环境污染日益严重，食品、饮水安全问题时有发生，群众生产生活方式发生了很大变化，影响健康的因素日益增多。二是城市卫生管理面临严峻挑战。随着城镇化快速发展，大中城市人口过快增加、交通堵塞、公共服务不足、居民精神压力大等威胁健康的"城市病"逐渐凸显，城市卫生综合管理和服务能力难以适应发展需要，寓健康于所有公共政策的社会大卫生工作格局尚未形成。三是群众健康素养有待提升。随着生活水平显著提升，人民群众对身心健康有了更高期待，但权威、科学、准确的健康知识获取途径尚不通畅，健康教育的针对性和有效性不强，吸烟、过量饮酒、缺乏运动、膳食不合理等不健康生活方式较为普遍。四是爱国卫生工作方式亟需改进。随着社会结构变动和利益格局调整，人们的价值观念、行为方式发生巨大变化，给传统爱国卫生工作方式带来很大挑战。与新时期的要求相比，爱国卫生工作还存在法制化水平不高、协调功能不充分、群众工作方法有待创新、基层能力弱化等薄弱环节。

做好新时期的爱国卫生工作，是坚持以人为本、解决当前影响人民群众健康突出问题的有效途径，是改善环境、加强生态文明建设的重要内容，是建设健康中国、全面建成小康社会的必然要求。各地区、各部门要进一步提高对爱国卫生工作重要性的认识，继承和发扬爱国卫生运动优良传统，适应新形势新任务，不断丰富工作内涵，完善工作机制，创新工作方法，以改革创新的精神切实加强新时期爱国卫生工作。

二、新时期爱国卫生工作的指导思想和总体目标

（一）指导思想。以邓小平理论、"三个代表"重要思想、科学发展观为指导，深入贯彻落实党的十八大和十八届三中、四中全会精神，结合深化医药卫生体制改革，坚持政府领导、部门协作、群众动手、社会参与、依法治理、科学指导，全面推进改革创新，充分发挥群众运动的优势，着力治理影响群众健康的危害因素，不断改善城乡环境，切实维护人民群众健康权益，为经济社会协调发展提供有力保障。

（二）总体目标。通过广泛开展爱国卫生运动，城乡环境卫生条件明显改善，影响健康的主要环境危害因素得到有效治理；人民群众文明卫生素质显著提升，健康生活方式广泛普及；有利于健康的社会环境和政策环境进一步改善，重点传染病、慢性病、地方病和精神疾病等公共卫生问题防控干预取得明显成效，城乡居民健康水平明显提高。

三、努力创造促进健康的良好环境

（一）深入开展城乡环境卫生整洁行动。结合社会主义新农村建设、美丽乡村建设、改善农村人居环境和农村社区建设试点工作，以农村垃圾污水处理和城市环境卫生薄弱地段整治为重点，持续深入开展整洁行动，统筹治理城乡环境卫生问题。推行县域城乡生活垃圾和污水统筹治理，实施统一规划、统一建设、统一管理、统一运行，有条件的地方推进城镇垃圾污水处理设施和服务向农村延伸，不断提高对生活垃圾和污水进行处理的行政村比例。推行垃圾分类收集处理和资源回收利用，逐步实现垃圾处理减量化、资源化、无害化。防治畜禽养殖污染，推进畜禽粪污综合治理利用，加强病死畜禽无害化收集处理，规范农药包装物、农膜等废弃物处置，大力推广秸秆综合利用，严禁秸秆随意焚烧。严格活禽市场准入，监督规范活禽经营市场秩序，逐步推行"禽类定点屠宰、白条禽上市"制度。开展生态清洁型小流域治理，改善农村河道水环境。以雾霾频发地区为重点，坚持源头管控，狠抓细颗粒物和可吸入颗粒物综合治理。制订或修订村规民约，落实清扫保洁制度，组织开展义务劳动，清理乱堆乱放，拆除违章建筑，疏浚坑塘河道，营造清洁有序、健康宜居的生产生活环境。

（二）切实保障饮用水安全。建立从水源地保护、自来水生产到安全供水的全程监管体系，强化水质检测监测，确保饮用水安全。加强饮用水水源保护和管理，开展饮用水水源地规范化建设，实施水源保护区污染综合整治。加快全国城镇供水设施改造和建设，加强农村特别是重点寄生虫病流行区和地方病病区饮水安全工程建设，建立健全供水设施维护的长效机制，进一步提高供水水质。在有条件的地方，优先采取城镇供水管网向农村延伸或建设跨村、跨乡镇连片集中供水工程等方式，大力发展规模化集中供水，统筹解决农村学校的饮水安全问题。加强饮用水卫生监测能力建设，抓紧建立覆盖城乡的饮用水卫生监测网络，逐步实现地市级地区具备《生活饮用水卫生标准》（GB 5749-2006）规定的全部 106 项水质指标检测能力，县级地区具备水质常规指标的检测能力。

（三）加快农村改厕步伐。坚持因地制宜、集中连片、整村推进，加快农村无害化卫生厕所建设进程，力争到 2020 年东部地区和有条件的中西部地区基本完成农村户厕无害化建设改造，有效预防控制肠道传染病、寄生虫病的发生流行。农村新建住房和保障性安居工程等项目要配套建设无害化卫生厕所，中小学校、乡镇卫生院、社区综合服务中心、集贸市场、乡镇政府机关等公共场所和旅游景点、铁路公路沿线要建设无害化卫生公厕。加强改厕后续服务和管理，教育和引导农民使用卫生厕所，建立卫生厕所建、管、用并重的长效管理机制。加强改厕适宜技术研究，在有条件的农村地区推广粪便统一收集、集中处理的"四格式生态厕所"等新技术。发挥财政资金的引导作用，合理整合项目资源，有效调动社会力量参与，形成多方投入的改厕筹资模式。

（四）科学预防控制病媒生物。建立健全病媒生物监测网络，定期开展监测调查，有针对性地组织开展"除四害"活动。实施以环境治理为主的综合预防控制策略，清除病媒生物孳生地，防止登革热、流行性出血热等病媒生物传播疾病的发生流行。加强边境口岸病媒生物监测与预防控制，最大限度防止病媒生物跨境传播。加强病媒生物预防控制药物、器械和技术研究，完善管理规范和技术标准，提高预防控制效果，减少环境污染。病媒生物预防控制使用的药物、器械必须符合国家的相关规定，严禁使用违禁药物。推进病媒生物预防控制服务市场化发展，规范服务行为。

四、全面提高群众文明卫生素质

（一）加强健康教育和健康促进。培育和践行社会主义核心价值观，大力开展讲卫生、树新风、除陋习活动，摒弃乱扔、乱吐、乱贴、乱行等不文明行为，提高群众文明卫生意识，营造社会和谐、精神文明的社会新风尚。加大新闻媒体无偿开展卫生防病知识公益宣传力度，将健康教育纳入国民教育体系，结合各类健康主题日，组织开展经常性宣传教育活动。创新健康教育的方式和载体，充分利用互联网、移动客户端等新媒体传播健康知识，提高健康教育的针对性、精准性和实效性。加强健康教育的内容建设，组织发布科学防病知识，及时监测纠正虚假错误信息，坚决取缔虚假药品等广告、打击不实和牟利性误导宣传行为。继续实施健康中国行、全民健康素养促进行动、全民健康生活方式行动、全民健康科技行动等活动，打造一批健康教育的品牌活动。医疗卫生机构在提供诊疗服务时要积极开展健康教育，推动重点人群改变不良生活习惯，形成健康生活方式。

（二）推进全民健身活动。建设健康步道、健康主题公园等支持性环境，改善城乡居民运动健身条件，提高公共体育设施的开放率和利用率，形成覆盖城乡比较健全的全民健身公共服务体系。加强青少年体育工作，着力提高青少年体质，在政策、措施上加大对青少年体质健康的扶持力度，学生在校期间每天至少参加1小时的体育锻炼活动。加强职工体育，推动机关、企事业单位落实工间操制度，建立职工健身团队，开展符合单位特点的健身和竞赛活动。加强全民健身科学研究，推广体质监测和科学健身方法，指导个人根据体质和健康状况开展适合的健身活动，提高群众科学健身水平。开展形式多样的社区健身活动，建立激励机制，引导和鼓励群众经常、持久地参加健身活动。发挥中医治未病优势，大力推广和规范传统养生健身活动。

（三）落实控烟各项措施。积极开展控烟宣传教育，研究改进烟盒健康警语和标识，提高公众对烟草危害的正确认识，促进形成不吸烟、不敬烟、不劝烟的社会风气。各级领导干部要主动发挥带头表率作用，模范遵守公共场所禁烟规定。严格落实不向未成年人售烟的有关法律规定，将青少年作为吸烟预防干预的重点人群，努力减少新增吸烟人群。开展戒烟咨询热线和戒烟门诊等服务，提高戒烟干预能力。认真履行《烟草控制框架公约》，全面推行公共场所禁烟，创建无烟医疗卫生机构、无烟学校、无烟单位，努力建设无烟环境。

五、积极推进社会卫生综合治理

（一）深入推进卫生城镇创建。将卫生城镇创建作为提高城镇卫生管理水平的有效载体，推动形成卫生计生、城建、环保、交通、农业、工商、食品药品监管等部门齐抓共管、全社会广泛参与的工作格局，加快卫生基础设施建设，健全卫生管理长效机制，有效破解城镇卫生管理难题。各地要根据实际情况，制定科学合理的创建目标和实施方案，量力而行开展创建工作，提高卫生城镇创建质量，避免"形象工程"等问题。加强对卫生城镇创建的技术指导和监督管理，改进评价标准和办法，完善退出机制，对卫生城镇实行动态管理。发挥卫生城镇创建的典型示范作用，带动城乡人居环境质量的整体提升。争取到2020年，国家卫生城市数量提高到全国城市总数的40%，国家卫生乡镇（县城）数量提高到全国乡镇（县城）总数的5%。

（二）探索开展健康城市建设。结合推进新型城镇化建设，鼓励和支持开展健康城市建设，努力打造卫生城镇升级版，促进城市建设与人的健康协调发展。根据城市发展实际，编制健康城市发展规划，围绕营造健康环境、构建健康社会、培育健康人群等重点，将健康政策相关内容纳入城市规划、市政建设、道路交通、社会保障等各项公共政策并保障落实。紧密结合深化医改，不断优化健康服务，大力推进基本公共卫生服务均等化，促进卫生服务模式从疾病管理向健康管理转变。推动健康城市理念进社区、进学校、进企业、进机关、进营院，提高社会参与程度。借鉴国际经验，建立适合我国国情的健康城市建设指标和评价体系，组织第三方专业机构开展建设效果评价，研究推广健康城市建设的有效模式。

六、提高爱国卫生工作水平

（一）积极发挥爱国卫生运动在疾病防控中的统筹协调作用。在传染病、地方病、慢性病、精神疾病等疾病防控工作中，要充分发挥各级爱国卫生运动委员会的组织协调作用，推动相关部门各负其责、协作配合，共同落实传染源管理、危险因素控制、防病知识普及、社会心理支持等综合防控措施。落实预防为主的方针，根据疾病流行规律和研判情况，发挥爱国卫生工作的独特优势，及早动员部署，调动各方力量，从源头上控制疾病的发生与传播。坚持群防群控，发挥乡镇（街道）、城乡社区、机关、企事业单位等基层爱国卫生机构队伍的群众工作优势，强化专业防控和群众参与的协作配合，形成共同防治疾病、促进健康的工作格局。协调做好突发公共卫生事件处置、重大疫情防控、大型活动卫生防疫保障等工作。在重大自然灾害应对中组织开展环境和饮用水消毒、食品安全保障、病媒生物预防控制和垃圾粪便收集处理等工作，确保大灾之后无大疫。

（二）提高爱国卫生工作依法科学治理水平。深入开展政策研究，注重经验总结，提炼工作规律，形成可推广的爱国卫生理论成果。适应新的形势需要，研究推进爱国卫生相关立法工作，将实践证明行之有效的经验和好的做法及时上升为法律，进一步完善法律法规制度和标准体系。贯彻实施传染病防治法等法律法规，切实采取措施将各项法律制度落到实处，提高依法行政、依法治理水平。加强爱国卫生相关法律法规普法教育，推动领导干部、工作人员和广大群众自觉守法。加强信息化建设，推进爱国卫生相关基础数据在部门间信息共享，强化信息资源开发利用。开展国际交流与合作，学习借鉴健康管理、健康促进等方面的先进理念和技术，推介我国爱国卫生运动取得的成绩。

（三）改革创新动员群众的方式方法。建立政府和市场有机结合的机制，通过政府转移职能和购买服务等方式，鼓励和吸引社会力量参与环境整治、改水改厕、病媒生物预防控制、健康教育等工作。改进爱国卫生活动形式和内容，动员单位、社会组织和个人通过捐赠、创办服务机构、提供志愿服务、参加义务劳动等方式，参与爱国卫生公益活动。探索推广居民健康自我管理小组、病友互助小组、健身小组、社区健康讲堂等有效形式，发挥群众组织在自我教育、自我管理、自我服务等方面的积极作用，为广大群众开展自我健康管理搭建平台、提供便利。大力宣传典型事迹和先进经验，按照国家有关规定对作出突出贡献的单位和个人予以表彰奖励，营造良好社会氛围。坚持开展爱国卫生月活动，每年确定一个主题，推动解决1—2个社会关注、群众关心的突出卫生问题。

（四）加强组织领导。各级人民政府要将爱国卫生工作作为一项重要民生工程，纳入经济社会发展规划，列入政府重要议事日程，定期研究解决爱国卫生工作中的重大问题。各级爱国卫生运动委员会要研究制订爱国卫生工作规划，每年召开会议，制订年度工作计划，研究部署重要工作任务。各成员单位要加强部门联动，按照职责分工落实年度工作计划和重点工作任务，形成推进工作的整体合力。各地要加强爱国卫生运动委员会建设，健全爱国卫生组织体系，特别要加强基层工作能力建设，确保事有人干、责有人负。中央财政继续通过现行专项转移支付方式给予必要支持。加强人员培训和队伍建设，推进目标管理和责任制考核，不断提高工作水平。

全国爱国卫生运动委员会办公室要会同有关部门加强督导检查，掌握工作进展，定期交流信息，督促各项工作落到实处。对工作突出、成效明显的，要给予表扬；对工作不力的，要及时督促整改。各地要加强对爱国卫生工作的考核，考核结果作为综合考核评价领导班子和有关领导干部的重要依据。要畅通监督渠道，主动接受社会和公众监督，认真梳理、整改群众反映的问题，不断提高群众对爱国卫生工作的满意度。

国务院

2014 年 12 月 23 日

（国务院 2015 年 1 月 13 日）

国务院关于整合城乡居民基本医疗保险制度的意见

（2016年1月3日）

国发〔2016〕3号

各省、自治区、直辖市人民政府，国务院各部委、各直属机构：

整合城镇居民基本医疗保险（以下简称城镇居民医保）和新型农村合作医疗（以下简称新农合）两项制度，建立统一的城乡居民基本医疗保险（以下简称城乡居民医保）制度，是推进医药卫生体制改革、实现城乡居民公平享有基本医疗保险权益、促进社会公平正义、增进人民福祉的重大举措，对促进城乡经济社会协调发展、全面建成小康社会具有重要意义。在总结城镇居民医保和新农合运行情况以及地方探索实践经验的基础上，现就整合建立城乡居民医保制度提出如下意见。

一、总体要求与基本原则

（一）总体要求

以邓小平理论、"三个代表"重要思想、科学发展观为指导，认真贯彻党的十八大、十八届二中、三中、四中、五中全会和习近平总书记系列重要讲话精神，落实党中央、国务院关于深化医药卫生体制改革的要求，按照全覆盖、保基本、多层次、可持续的方针，加强统筹协调与顶层设计，遵循先易后难、循序渐进的原则，从完善政策入手，推进城镇居民医保和新农合制度整合，逐步在全国范围内建立起统一的城乡居民医保制度，推动保障更加公平、管理服务更加规范、医疗资源利用更加有效，促进全民医保体系持续健康发展。

（二）基本原则

1.统筹规划、协调发展。要把城乡居民医保制度整合纳入全民医保体系发展和深化医改全局，统筹安排，合理规划，突出医保、医疗、医药三医联动，加强基本医保、大病保险、医疗救助、疾病应急救助、商业健康保险等衔接，强化制度的系统性、整体性、协同性。

2.立足基本、保障公平。要准确定位，科学设计，立足经济社会发展水平、城乡居民负担和基金承受能力，充分考虑并逐步缩小城乡差距、地区差异，保障城乡居民公平享有基本医保待遇，实现城乡居民医保制度可持续发展。

3.因地制宜、有序推进。要结合实际，全面分析研判，周密制订实施方案，加强整合前后的衔接，确保工作顺畅接续、有序过渡，确保群众基本医保待遇不受影响，确保医保基金安全和制度运行平稳。

4.创新机制、提升效能。要坚持管办分开，落实政府责任，完善管理运行机制，深入推进支付方式改革，提升医保资金使用效率和经办管理服务效能。充分发挥市场机制作用，调动社会力量参与基本医保经办服务。

二、整合基本制度政策

（一）统一覆盖范围

城乡居民医保制度覆盖范围包括现有城镇居民医保和新农合所有应参保（合）人员，即覆盖除职工基本医疗保险应参保人员以外的其他所有城乡居民。农民工和灵活就业人员依法参加职工基本医疗保险，有困难的可按照当地规定参加城乡居民医保。各地要完善参保方式，促进应保尽保，避免重复参保。

（二）统一筹资政策

坚持多渠道筹资，继续实行个人缴费与政府补助相结合为主的筹资方式，鼓励集体、单位或其他社会经济组织给予扶持或资助。各地要统筹考虑城乡居民医保与大病保险保障需求，按照基金收支平衡的原则，合理确定城乡统一的筹资标准。现有城镇居民医保和新农合个人缴费标准差距较大的地区，可采取差别缴费的办法，利用2—3年时间逐步过渡。整合后的实际人均筹资和个人缴费不得低于现有水平。

完善筹资动态调整机制。在精算平衡的基础上，逐步建立与经济社会发展水平、各方承受能力相适应的稳定筹资机制。逐步建立个人缴费标准与城乡居民人均可支配收入相衔接的机制。合理划分政府与个人的筹资责任，在提高政府补助标准的同时，适当提高个人缴费比重。

（三）统一保障待遇

遵循保障适度、收支平衡的原则，均衡城乡保障待遇，逐步统一保障范围和支付标准，为参保人员提供公平的基本医疗保障。妥善处理整合前的特殊保障政策，做好过渡与衔接。

城乡居民医保基金主要用于支付参保人员发生的住院和门诊医药费用。稳定住院保障水平，政策范围内住院费用支付比例保持在 75% 左右。进一步完善门诊统筹，逐步提高门诊保障水平。逐步缩小政策范围内支付比例与实际支付比例间的差距。

（四）统一医保目录

统一城乡居民医保药品目录和医疗服务项目目录，明确药品和医疗服务支付范围。各省（区、市）要按照国家基本医保用药管理和基本药物制度有关规定，遵循临床必需、安全有效、价格合理、技术适宜、基金可承受的原则，在现有城镇居民医保和新农合目录的基础上，适当考虑参保人员需求变化进行调整，有增有减、有控有扩，做到种类基本齐全、结构总体合理。完善医保目录管理办法，实行分级管理、动态调整。

（五）统一定点管理

统一城乡居民医保定点机构管理办法，强化定点服务协议管理，建立健全考核评价机制和动态的准入退出机制。对非公立医疗机构与公立医疗机构实行同等的定点管理政策。原则上由统筹地区管理机构负责定点机构的准入、退出和监管，省级管理机构负责制订定点机构的准入原则和管理办法，并重点加强对统筹区域外的省、市级定点医疗机构的指导与监督。

（六）统一基金管理

城乡居民医保执行国家统一的基金财务制度、会计制度和基金预决算管理制度。城乡居民医保基金纳入财政专户，实行"收支两条线"管理。基金独立核算、专户管理，任何单位和个人不得挤占挪用。

结合基金预算管理全面推进付费总额控制。基金使用遵循以收定支、收支平衡、略有结余的原则，确保应支付费用及时足额拨付，合理控制基金当年结余率和累计结余率。建立健全基金运行风险预警机制，防范基金风险，提高使用效率。

强化基金内部审计和外部监督，坚持基金收支运行情况信息公开和参保人员就医结算信息公示制度，加强社会监督、民主监督和舆论监督。

三、理顺管理体制

（一）整合经办机构

鼓励有条件的地区理顺医保管理体制，统一基本医保行政管理职能。充分利用现有城镇居民医保、新农合经办资源，整合城乡居民医保经办机构、人员和信息系统，规范经办流程，提供一体化的经办服务。完善经办机构内外部监督制约机制，加强培训和绩效考核。

（二）创新经办管理

完善管理运行机制，改进服务手段和管理办法，优化经办流程，提高管理效率和服务水平。鼓励有条件的地区创新经办服务模式，推进管办分开，引入竞争机制，在确保基金安全和有效监管的前提下，以政府购买服务的方式委托具有资质的商业保险机构等社会力量参与基本医保的经办服务，激发经办活力。

四、提升服务效能

（一）提高统筹层次

城乡居民医保制度原则上实行市（地）级统筹，各地要围绕统一待遇政策、基金管理、信息系统和就医结算等重点，稳步推进市（地）级统筹。做好医保关系转移接续和异地就医结算服务。根据统筹地区内各县（市、区）的经济发展和医疗服务水平，加强基金的分级管理，充分调动县级政府、经办管理机构基金管理的积极性和主动性。鼓励有条件的地区实行省级统筹。

（二）完善信息系统

整合现有信息系统，支撑城乡居民医保制度运行和功能拓展。推动城乡居民医保信息系统与定点机构信息系统、医疗救助信息系统的业务协同和信息共享，做好城乡居民医保信息系统与参与经办服务的商业保险机构信息系统必要的信息交换和数据共享。强化信息安全和患者信息隐私保护。

（三）完善支付方式

系统推进按人头付费、按病种付费、按床日付费、总额预付等多种付费方式相结合的复合支付方式改革，建立健全医保经办机构与医疗机构及药品供应商的谈判协商机制和风险分担机制，推动形成合理的医保支付标准，引导定点医疗机构规范服务行为，控制医疗费用不合理增长。

通过支持参保居民与基层医疗机构及全科医师开展签约服务、制定差别化的支付政策等措施，推进分级诊疗制度建设，逐步形成基层首诊、双向转诊、急慢分治、上下联动的就医新秩序。

（四）加强医疗服务监管

完善城乡居民医保服务监管办法，充分运用协议管理，强化对医疗服务的监控作用。各级医保经办机构要利用信息化手段，推进医保智能审核和实时监控，促进合理诊疗、合理用药。卫生计生行政部门要加强医疗服务监管，规范医疗服务行为。

五、精心组织实施，确保整合工作平稳推进

（一）加强组织领导

整合城乡居民医保制度是深化医改的一项重点任务，关系城乡居民切身利益，涉及面广、政策性强。各地各有关部门要按照全面深化改革的战略布局要求，充分认识这项工作的重要意义，加强领导，精心组织，确保整合工作平稳有序推进。各省级医改领导小组要加强统筹协调，及时研究解决整合过程中的问题。

（二）明确工作进度和责任分工

各省（区、市）要于 2016 年 6 月底前对整合城乡居民医保工作作出规划和部署，明确时间表、路线图，健全工作推进和考核评价机制，严格落实责任制，确保各项政策措施落实到位。各统筹地区要于 2016 年 12 月底前出台具体实施方案。综合医改试点省要将整合城乡居民医保作为重点改革内容，加强与医改其他工作的统筹协调，加快推进。

各地人力资源社会保障、卫生计生部门要完善相关政策措施，加强城乡居民医保制度整合前后的衔接；财政部门要完善基金财务会计制度，会同相关部门做好基金监管工作；保险监管部门要加强对参与经办服务的商业保险机构的从业资格审查、服务质量和市场行为监管；发展改革部门要将城乡居民医保制度整合纳入国民经济和社会发展规划；编制管理部门要在经办资源和管理体制整合工作中发挥职能作用；医改办要协调相关部门做好跟踪评价、经验总结和推广工作。

（三）做好宣传工作

要加强正面宣传和舆论引导，及时准确解读政策，宣传各地经验亮点，妥善回应公众关切，合理引导社会预期，努力营造城乡居民医保制度整合的良好氛围。

国务院

2016 年 1 月 3 日

（中国政府网 2016 年 1 月 12 日）

国务院关于印发全民健身计划
（2016—2020 年）的通知
（2016 年 6 月 15 日）

各省、自治区、直辖市人民政府，国务院各部委、各直属机构：

现将《全民健身计划（2016—2020 年）》印发给你们，请认真贯彻执行。

国务院

2016 年 6 月 15 日

全民健身计划
（2016—2020 年）

　　全民健康是国家综合实力的重要体现，是经济社会发展进步的重要标志。全民健身是实现全民健康的重要途径和手段，是全体人民增强体魄、幸福生活的基础保障。实施全民健身计划是国家的重要发展战略。在党中央、国务院正确领导下，过去五年，经过各地各有关部门和社会各界的共同努力，覆盖城乡、比较健全的全民健身公共服务体系基本形成，为提供更加完备公共体育服务、建设体育强国奠定坚实基础。今后五年，面对人民群众日益增长的体育健身需求、全面建成小康社会的目标要求、推动健康中国建设的机遇挑战，需要更加准确把握新时期全民健身发展内涵的深刻变化，不断开拓发展新境界，使其成为健康中国建设的有力支撑和全面建成小康社会的国家名片。为实施全民健身国家战略，提高全民族的身体素质和健康水平，制定本计划。

一、总体要求

　　（一）指导思想。全面贯彻党的十八大和十八届三中、四中、五中全会精神，紧紧围绕"四个全面"战略布局和党中央、国务院决策部署，牢固树立和贯彻落实创新、协调、绿色、开放、共享的发展理念，以增强人民体质、提高健康水平为根本目标，以满足人民群众日益增长的多元化体育健身需求为出发点和落脚点，坚持以人为本、改革创新、依法治体、确保基本、多元互促、注重实效的工作原则，通过立体构建、整合推进、动态实施，统筹建设全民健身公共服务体系和产业链、生态圈，提升全民健身现代治理能力，为全面建成小康社会贡献力量，为实现中华民族伟大复兴的中国梦奠定坚实基础。

（二）发展目标。到 2020 年，群众体育健身意识普遍增强，参加体育锻炼的人数明显增加，每周参加 1 次及以上体育锻炼的人数达到 7 亿，经常参加体育锻炼的人数达到 4.35 亿，群众身体素质稳步增强。全民健身的教育、经济和社会等功能充分发挥，与各项社会事业互促发展的局面基本形成，体育消费总规模达到 1.5 万亿元，全民健身成为促进体育产业发展、拉动内需和形成新的经济增长点的动力源。支撑国家发展目标、与全面建成小康社会相适应的全民健身公共服务体系日趋完善，政府主导、部门协同、全社会共同参与的全民健身事业发展格局更加明晰。

二、主要任务

（三）弘扬体育文化，促进人的全面发展。普及健身知识，宣传健身效果，弘扬健康新理念，把身心健康作为个人全面发展和适应社会的重要能力，树立以参与体育健身、拥有强健体魄为荣的个人发展理念，营造良好舆论氛围，通过体育健身提高个人的团队协作能力。引导发挥体育健身对形成健康文明生活方式的作用，树立人人爱锻炼、会锻炼、勤锻炼、重规则、讲诚信、争贡献、乐分享的良好社会风尚。

将体育文化融入体育健身的全周期和全过程，以举办体育赛事活动为抓手，大力宣传运动项目文化，弘扬奥林匹克精神和中华体育精神，挖掘传承传统体育文化，发挥区域特色文化遗产的作用。树立全民健身榜样，讲述全民健身故事，传播社会正能量，发挥体育文化在践行社会主义核心价值观、弘扬中华民族传统美德、传承人类优秀文明成果和提升国家软实力等方面的独特价值和作用。

（四）开展全民健身活动，提供丰富多彩的活动供给。因时因地因需开展群众身边的健身活动，分层分类引导运动项目发展，丰富和完善全民健身活动体系。大力发展健身跑、健步走、骑行、登山、徒步、游泳、球类、广场舞等群众喜闻乐见的运动项目，积极培育帆船、击剑、赛车、马术、极限运动、航空等具有消费引领特征的时尚休闲运动项目，扶持推广武术、太极拳、健身气功等民族民俗民间传统和乡村农味农趣运动项目，鼓励开发适合不同人群、不同地域和不同行业特点的特色运动项目。

激发市场活力，为社会力量举办全民健身活动创造便利条件，发挥网络等新兴活动组织渠道的作用，完善业余体育竞赛体系。鼓励举办不同层次和类型的全民健身运动会，设立残疾人组别，促进健全人与残疾人体育运动融合开展。支持各地、各行业结合地域文化、农耕文化、旅游休闲等资源，打造具有区域特色、行业特点、影响力大、可持续性强的品牌赛事活动。推动各级各类体育赛事的成果惠及更多群众，促进竞技体育与群众体育全面协调发展。重视发挥健身骨干在开展全民健身活动中的作用，引导、服务、规范全民健身活动健康发展。

（五）推进体育社会组织改革，激发全民健身活力。按照社会组织改革发展的总体要求，加快推动体育社会组织成为政社分开、权责明确、依法自治的现代社会组织，引导体育社会组织向独立法人组织转变，推动其社会化、法治化、高效化发展，提高体育社会组织承接全民健身服务的能力和质量。

积极发挥全国性体育社会组织在开展全民健身活动、提供专业指导服务等方面的龙头示范作用。加强各级体育总会作为枢纽型体育社会组织的建设，带动各级各类单项、行业和人群体育组织开展全民健身活动。加强对基层文化体育组织的指导服务，重点培育发展在基层开展体育活动的城乡社区服务类社会组织，鼓励基层文化体育组织依法依规进行登记。推进体育社会组织品牌化发展并在社区建设中发挥作用，形成架构清晰、类型多样、服务多元、竞争有序的现代体育社会组织发展新局面。

（六）统筹建设全民健身场地设施，方便群众就近就便健身。按照配置均衡、规模适当、方便实用、安全合理的原则，科学规划和统筹建设全民健身场地设施。推动公共体育设施建设，着力构建县（市、区）、乡镇（街道）、行政村（社区）三级群众身边的全民健身设施网络和城市社区15分钟健身圈，人均体育场地面积达到1.8平方米，改善各类公共体育设施的无障碍条件。

有效扩大增量资源，重点建设一批便民利民的中小型体育场馆，建设县级体育场、全民健身中心、社区多功能运动场等场地设施，结合基层综合性文化服务中心、农村社区综合服务设施建设及区域特点，继续实施农民体育健身工程，实现行政村健身设施全覆盖。新建居住区和社区要严格落实按"室内人均建筑面积不低于 0.1 平方米或室外人均用地不低于 0.3 平方米"标准配建全民健身设施的要求，确保与住宅区主体工程同步设计、同步施工、同步验收、同步投入使用，不得挪用或侵占。老城区与已建成居住区无全民健身场地设施或现有场地设施未达到规划建设指标要求的，要因地制宜配建全民健身场地设施。充分利用旧厂房、仓库、老旧商业设施、农村"四荒"（荒山、荒沟、荒丘、荒滩）和空闲地等闲置资源，改造建设为全民健身场地设施，合理做好城乡空间的二次利用，推广多功能、季节性、可移动、可拆卸、绿色环保的健身设施。利用社会资金，结合国家主体功能区、风景名胜区、国家公园、旅游景区和新农村的规划与建设，合理利用景区、郊野公园、城市公园、公共绿地、广场及城市空置场所建设休闲健身场地设施。

进一步盘活存量资源，做好已建全民健身场地设施的使用、管理和提档升级，鼓励社会力量参与现有场地设施的管理运营。完善大型体育场馆免费或低收费开放政策，研究制定相关政策鼓励中小型体育场馆免费或低收费开放。确保公共体育场地设施和符合开放条件的企事业单位、学校体育场地设施向社会开放。

（七）发挥全民健身多元功能，形成服务大局、互促共进的发展格局。结合"健康中国 2030"等总体发展战略，以及科技、教育、文化、卫生、养老、助残等事业发展，统筹谋划全民健身重大项目工程，发挥全民健身在促进素质教育、文化繁荣、社会包容、民生改善、民族团结、健身消费和大众创业、万众创新等方面的积极作用。

充分发挥全民健身对发展体育产业的推动作用，扩大与全民健身相关的体育健身休闲活动、体育竞赛表演活动、体育场馆服务、体育培训与教育、体育用品及相关产品制造和销售等体育产业规模，使健身服务业在体育产业中所占比重不断提高。鼓励发展健身信息聚合、智能健身硬件、健身在线培训教育等全民健身新业态。充分利用"互联网＋"等技术开拓全民健身产品制造领域和消费市场，使体育消费在居民消费支出中所占比重不断提高。

（八）拓展国际大众体育交流，引领全民健身开放发展。坚持"请进来、走出去"，拓展全民健身理论、项目、人才、设备等国际交流渠道，推动全民健身向更高层次发展。

搭建全民健身国际交流平台，加强国际间互动交流。传播和推广全民健身发展过程中的中国理念、中国故事、中国人物、中国标准、中国产品，发出中国声音，提升国际影响力，有效发挥全民健身在推广中国文化、提升国家形象和增强国家软实力等方面的独特作用。

（九）强化全民健身发展重点，着力推动基本公共体育服务均等化和重点人群、项目发展。依法保障基本公共体育服务，推动基本公共体育服务向农村延伸，以乡镇、农村社区为重点促进基本公共体育服务均等化。坚持普惠性、保基本、兜底线、可持续、因地制宜的原则，重点扶持革命老区、民族地区、边疆地区、贫困地区发展全民健身事业。

将青少年作为实施全民健身计划的重点人群，大力普及青少年体育活动，提高青少年身体素质。加强学校体育教育，将提高青少年的体育素养和养成健康行为方式作为学校教育的重要内容，保证学生在校的体育场地和锻炼时间，把学生体质健康水平纳入工作考核体系，加强学校体育工作绩效评估和行政问责。全面实施青少年体育活动促进计划，积极发挥"青少年阳光体育大会"等青少年体育品牌活动的示范引领作用，使青少年提升身体素质、掌握运动技能、培养锻炼兴趣，形成终身体育健身的良好习惯。推进老年宜居环境建设，统筹规划建设公益性老年健身体育设施，加强社区养老服务设施与社区体育设施的功能衔接，提高使用率，支持社区利用公共服务设施和社会场所组织开展适合老年人的体育健身活动，为老年人健身提供科学指导。进一步加大对国家全民健身助残工程的支持力度，采取优惠政策，推动残疾人康复体育和健身体育广泛开展。开展职工、农民、妇女、幼儿体育，推动将外来务工人员公共体育服务纳入属地供给体系。加大对社区矫正人员等特殊人群的全民健身服务供给，使其享受更多社会关爱，在融入社会方面增加获得感和满足感。

加快发展足球运动和冰雪运动。着力加大足球场地供给，把建设足球场地纳入城镇化和新农村建设总体规划，因地制宜鼓励社会力量建设小型、多样化的足球场地。广泛开展校园足球活动，抓紧完善常态化、纵横贯通的大学、高中、初中、小学四级足球竞赛体系。积极倡导和组织行业、社区、企业、部队、残疾人、中老年、五人制、沙滩足球等形式多样的民间足球活动，举办多层级足球赛事，不断扩大足球人口规模，促进足球运动蓬勃发展。大力推广普及冰雪运动，利用筹备和举办北京 2022 年冬奥会和冬残奥会的契机，实施群众冬季运动推广普及计划。支持各地建设和改建多功能冰场和雪场，引导社会力量进入冰雪运动领域，推进冰雪运动进景区、进商场、进社区、进学校，扶持花样滑冰、冰球、高山滑雪等具有一定群众基础的冰雪健身休闲项目，打造品牌冰雪运动俱乐部、冰雪运动院校和一系列观赏性强、群众参与度高的品牌赛事活动。积极培育冰雪设备和运动装备产业，推动其发展壮大。鼓励各地依托当地自然人文资源开展形式多样的冰雪运动，实现 3 亿人参与冰雪运动，使冰雪运动的群众基础更加坚实。

三、保障措施

（十）完善全民健身工作机制。通过强化政府主导、部门协同、全社会共同参与的全民健身组织架构，推动各项工作顺利开展。政府要按照科学统筹、合理布局的原则，做好宏观管理、政策制定、资源整合分配、工作监督评估和协调跨部门联动；各有关部门要将全民健身工作与现有政策、目标、任务相对接，按照职责分工制定工作规划、落实工作任务；智库可为有关全民健身的重要工作、重大项目提供咨询服务，并在顶层设计和工作落实中发挥作用；社会组织可在日常体育健身活动的引导、培训、组织和体育赛事活动的承办等方面发挥作用，积极参与全民健身公共服务体系建设。以健康为主题，整合基层宣传、卫生计生、文化、教育、民政、养老、残联、旅游等部门相关工作，在街道、乡镇层面探索建设健康促进服务中心。

（十一）加大资金投入与保障。建立多元化资金筹集机制，优化投融资引导政策，推动落实财税等各项优惠政策。县级以上地方人民政府应当将全民健身工作相关经费纳入财政预算，并随着国民经济的发展逐步增加对全民健身的投入。安排一定比例的彩票公益金等财政资金，通过设立体育场地设施建设专项投资基金和政府购买服务等方式，鼓励社会力量投资建设体育场地设施，支持群众健身消费。依据政府购买服务总体要求和有关规定，制定政府购买全民健身公共服务的目录、办法及实施细则，加大对基层健身组织和健身赛事活动等的购买比重。完善中央转移支付方式，鼓励和引导地方政府加大对全民健身的财政投入。落实好公益性捐赠税前扣除政策，引导公众对全民健身事业进行捐赠。社会力量通过公益性社会组织或县级以上人民政府及其部门用于全民健身事业的公益性捐赠，符合税法规定的部分，可在计算企业所得税和个人所得税时依法从其应纳税所得额中扣除。

（十二）建立全民健身评价体系。制定全民健身相关规范和评价标准，建立政府、社会、专家等多方力量共同组成的工作平台，采用多层级、多主体、多方位的方式对全民健身发展水平进行立体评估，注重发挥各类媒体的监督作用。把全民健身评价指标纳入精神文明建设以及全国文明城市、文明村镇、文明单位、文明家庭和文明校园创建的内容，将全民健身公共服务相关内容纳入国家基本公共服务和现代公共文化服务体系。进一步明确全民健身发展的核心指标、评价标准和测评方法，为衡量各地全民健身发展水平提供科学依据。出台全国全民健身公共服务体系建设指导标准，鼓励各地结合实际制定全民健身公共服务体系建设地方标准，推进全民健身基本公共服务均等化、标准化。鼓励各地依托特色资源，积极创建体育特色城市、体育生活化街道（乡镇）和体育生活化社区（村）。继续完善全民健身统计制度，做好体育场地普查、国民体质监测以及全民健身活动状况调查数据分析，结合卫生计生部门的营养与慢性病状况调查等，推进全民健身科学决策。

（十三）创新全民健身激励机制。搭建更加适应时代发展需求的全民健身激励平台，拓展激励范围，有效调动城乡基层单位和个人的积极性，发挥典型示范带动作用。推行《国家体育锻炼标准》，颁发体育锻炼标准证书、证章，有条件的地方可通过试行向特定人群或在特定时段发放体育健身消费券等方式，建立多渠道、市场化的全民健身激励机制。鼓励对体育组织、体育场馆、全民健身品牌赛事和活动等的名称、标志等无形资产的开发和运用，引导开发科技含量高、拥有自主知识产权的全民健身产品，提高产品附加值。对支持和参与全民健身、在实施全民健身计划中作出突出贡献的组织机构和个人进行表彰。

（十四）强化全民健身科技创新。制定并实施运动促进健康科技行动计划，推广"运动是良医"等理念，提高全民健身方法和手段的科技含量。开展国民体质测试，开发应用国民体质健康监测大数据，研究制定并推广普及健身指导方案、运动处方库和中国人体育健身活动指南，开展运动风险评估，大力开展科学健身指导，提高群众的科学健身意识、素养和能力水平。推动移动互联网、云计算、大数据、物联网等现代信息技术手段与全民健身相结合，建设全民健身管理资源库、服务资源库和公共服务信息平台，使全民健身服务更加便捷、高效、精准。利用大数据技术及时分析经常参加体育锻炼人数、体育设施利用率，进行运动健身效果综合评价，提高全民健身指导水平和全民健身设施监管效率。推进全民健身场地设施创新，促进全民健身场地设施升级换代，为群众提供更加便利、科学、安全、灵活、无障碍的健身场地设施。积极支持体育用品制造业创新发展，采用新技术、新材料、新工艺，提高产品科技含量，增加产品品种，提升体育用品的质量水平和品牌影响力。鼓励企业参与全民健身科技创新平台和科学健身指导平台建设，加强全民健身科学研究和科学健身指导。

（十五）加强全民健身人才队伍建设。树立新型全民健身人才观，发挥人才在推动全民健身中的基础性、先导性作用，努力培养适应全民健身发展需要的组织、管理、研究、健康指导、志愿服务、宣传推广等方面的人才队伍。创新全民健身人才培养模式，加大对民间健身领军示范人物的发掘和扶持力度，重视对基层管理人员和工作人员中榜样人物的培育。将全民健身人才培养与综治、教育、人力资源社会保障、农业、文化、卫生计生、工会、残联等部门和单位的人才教育培训相衔接，畅通各类人才培养渠道。加强竞技体育与全民健身人才队伍的互联互通，形成全民健身与学校体育、竞技体育后备人才培养工作的良性互动局面，为各类体育人才培养和发挥作用创造条件。发挥互联网等科技手段在人才培训中的作用，加大对社会化体育健身培训机构的扶持力度。

（十六）完善法律政策保障。推动在《中华人民共和国体育法》修订过程中进一步完善全民健身的相关内容，依法保障公民的体育健身权利。推动加快地方全民健身立法，加强全民健身与精神文明、社区服务、公共文化、健康、卫生、旅游、科技、养老、助残等相关制度建设的统筹协调，完善健身消费政策，将加快全民健身相关产业与消费发展纳入体育产业和其他相关产业政策体系。建立健全全民健身执法机制和执法体系，做好全民健身中的纠纷预防与化解工作，利用社会资源提供多样化的全民健身法律服务。完善规划与土地政策，将体育场地设施用地纳入城乡规划、土地利用总体规划和年度用地计划，合理安排体育用地。鼓励保险机构创新开发与全民健身相关的保险产品，为举办和参与全民健身活动提供全面风险保障。

四、组织实施

（十七）加强组织领导与协调。各地要加强对全民健身事业的组织领导，建立完善实施全民健身计划的组织领导协调机制，确保全民健身国家战略深入推进。要把全民健身公共服务体系建设摆在重要位置，纳入当地国民经济和社会发展规划及基本公共服务发展规划，把相关重点工作纳入政府年度民生实事加以推进和考核，构建功能完善的综合性基层公共服务载体。

（十八）严格过程监管与绩效评估。县级以上地方人民政府要制定本地《全民健身实施计划（2016—2020 年）》，做好任务分工和监督检查，并在 2020 年对《全民健身实施计划（2016—2020 年）》实施情况进行全面评估。建立全民健身公共服务绩效评估指标体系，定期开展第三方评估和社会满意度调查，对重点目标、重大项目的实施进度和全民健身实施计划推进情况进行专项评估，形成包括媒体在内的多方监督机制。

（新华社北京 2016 年 6 月 23 日电）

国务院关于印发国民营养计划
（2017—2030 年）的通知
（2017 年 6 月 30 日）

各省、自治区、直辖市人民政府，国务院各部委、各直属机构：

现将《国民营养计划（2017—2030 年）》印发给你们，请认真贯彻执行。

国务院

2017 年 6 月 30 日

国民营养计划
（2017—2030 年）

营养是人类维持生命、生长发育和健康的重要物质基础，国民营养事关国民素质提高和经济社会发展。近年来，我国人民生活水平不断提高，营养供给能力显著增强，国民营养健康状况明显改善。但仍面临居民营养不足与过剩并存、营养相关疾病多发、营养健康生活方式尚未普及等问题，成为影响国民健康的重要因素。为贯彻落实《"健康中国 2030"规划纲要》，提高国民营养健康水平，制定本计划。

一、总体要求

（一）指导思想。全面贯彻党的十八大和十八届三中、四中、五中、六中全会精神，深入贯彻习近平总书记系列重要讲话精神和治国理政新理念新思想新战略，紧紧围绕统筹推进"五位一体"总体布局和协调推进"四个全面"战略布局，认真落实党中央、国务院决策部署，牢固树立和贯彻落实新发展理念，坚持以人民健康为中心，以普及营养健康知识、优化营养健康服务、完善营养健康制度、建设营养健康环境、发展营养健康产业为重点，立足现状，着眼长远，关注国民生命全周期、健康全过程的营养健康，将营养融入所有健康政策，不断满足人民群众营养健康需求，提高全民健康水平，为建设健康中国奠定坚实基础。

（二）基本原则

坚持政府引导。注重统筹规划、整合资源、完善制度、健全体系，充分发挥市场在配置营养资源和提供服务中的作用，营造全社会共同参与国民营养健康工作的政策环境。

坚持科学发展。探索把握营养健康发展规律，充分发挥科技引领作用，加强适宜技术的研发和应用，提高国民营养健康素养，提升营养工作科学化水平。

坚持创新融合。以改革创新驱动营养型农业、食品加工业和餐饮业转型升级，丰富营养健康产品供给，促进营养健康与产业发展融合。

坚持共建共享。充分发挥营养相关专业学术团体、行业协会等社会组织，以及企业、个人在实施国民营养计划中的重要作用，推动社会各方良性互动、有序参与、各尽其责，使人人享有健康福祉。

（三）主要目标

到 2020 年，营养法规标准体系基本完善；营养工作制度基本健全，省、市、县营养工作体系逐步完善，基层营养工作得到加强；食物营养健康产业快速发展，传统食养服务日益丰富；营养健康信息化水平逐步提升；重点人群营养不良状况明显改善，吃动平衡的健康生活方式进一步普及，居民营养健康素养得到明显提高。实现以下目标：

——降低人群贫血率。5 岁以下儿童贫血率控制在 12% 以下；孕妇贫血率下降至 15% 以下；老年人群贫血率下降至 10% 以下；贫困地区人群贫血率控制在 10% 以下。

——孕妇叶酸缺乏率控制在 5% 以下；0—6 个月婴儿纯母乳喂养率达到 50% 以上；5 岁以下儿童生长迟缓率控制在 7% 以下。

——农村中小学生的生长迟缓率保持在 5% 以下，缩小城乡学生身高差别；学生肥胖率上升趋势减缓。

——提高住院病人营养筛查率和营养不良住院病人的营养治疗比例。

——居民营养健康知识知晓率在现有基础上提高 10%。

到 2030 年，营养法规标准体系更加健全，营养工作体系更加完善，食物营养健康产业持续健康发展，传统食养服务更加丰富，"互联网＋营养健康"的智能化应用普遍推广，居民营养健康素养进一步提高，营养健康状况显著改善。实现以下目标：

——进一步降低重点人群贫血率。5 岁以下儿童贫血率和孕妇贫血率控制在

10% 以下。

——5 岁以下儿童生长迟缓率下降至 5% 以下；0—6 个月婴儿纯母乳喂养率在 2020 年的基础上提高 10%。

——进一步缩小城乡学生身高差别；学生肥胖率上升趋势得到有效控制。

——进一步提高住院病人营养筛查率和营养不良住院病人的营养治疗比例。

——居民营养健康知识知晓率在 2020 年的基础上继续提高 10%。

——全国人均每日食盐摄入量降低 20%，居民超重、肥胖的增长速度明显放缓。

二、完善实施策略

（一）完善营养法规政策标准体系

推动营养立法和政策研究。开展营养相关立法的研究工作，进一步健全营养法规体系。研究制定临床营养管理、营养监测管理等规章制度。制定完善营养健康相关政策。研究建立各级营养健康指导委员会，加强营养健康法规、政策、标准等的技术咨询和指导。

完善标准体系。加强标准制定的基础研究和措施保障，提高标准制修订能力。科学、及时制定以食品安全为基础的营养健康标准。制修订中国居民膳食营养素参考摄入量、膳食调查方法、人群营养不良风险筛查、糖尿病人膳食指导、人群营养调查工作规范等行业标准。研究制定老年人群营养食品通则、餐饮食品营养标识等标准，加快修订预包装食品营养标签通则、食品营养强化剂使用标准、婴儿配方食品等重要食品安全国家标准。

（二）加强营养能力建设

加强营养科研能力建设。加快研究制定基于我国人群资料的膳食营养素参考摄入量，改变依赖国外人群研究结果的现状，优先研究铁、碘等重要营养素需要量。研究完善食物、人群营养监测与评估的技术与方法。研究制定营养相关疾病的防控技术及策略。开展营养与健康、营养与社会发展的经济学研究。加强国家级营养与健康科研机构建设，以国家级和省级营养专业机构为基础，建立 3—

5 个区域性营养创新平台和 20—30 个省部级营养专项重点实验室。

加强营养人才培养。强化营养人才的专业教育和高层次人才培养，推进对医院、妇幼保健机构、基层医疗卫生机构的临床医生、集中供餐单位配餐人员等的营养培训。开展营养师、营养配餐员等人才培养工作，推动有条件的学校、幼儿园、养老机构等场所配备或聘请营养师。充分利用社会资源，开展营养教育培训。

（三）强化营养和食品安全监测与评估

定期开展人群营养状况监测。定期开展具有全国代表性的人群营养健康状况、食物消费状况监测，收集人群食物消费量、营养素摄入量、体格测量、实验室检测等信息。针对区域特点，根据需要逐步扩大监测地区和监测人群。

加强食物成分监测工作。拓展食物成分监测内容，定期开展监测，收集营养成分、功能成分、与特殊疾病相关成分、有害成分等数据。持续更新、完善国家食物成分数据库。建立实验室参比体系，强化质量控制。

开展综合评价与评估工作。抢救历史调查资料，及时收集、系统整理各类监测数据，建立数据库。开展人群营养健康状况评价、食物营养价值评价。开展膳食营养素摄入、污染物等有害物质暴露的风险—受益评估，为制定科学膳食指导提供依据。

强化碘营养监测与碘缺乏病防治。持续开展人群尿碘、水碘、盐碘监测以及重点食物中的碘调查，逐步扩大覆盖地区和人群，建立中国居民碘营养状况数据库。研究制定人群碘营养状况科学评价技术与指标。制定差异化碘干预措施，实施精准补碘。

（四）发展食物营养健康产业

加大力度推进营养型优质食用农产品生产。编制食用农产品营养品质提升指导意见，提升优质农产品的营养水平，将"三品一标"（无公害农产品、绿色食品、有机农产品和农产品地理标志）在同类农产品中总体占比提高至 80% 以上。创立营养型农产品推广体系，促进优质食用农产品的营养升级扩版，推动广大贫困地区安全、营养的农产品走出去。研究与建设持续滚动的全国农产品营养品质数据库及食物营养供需平衡决策支持系统。

规范指导满足不同需求的食物营养健康产业发展。开发利用我国丰富的特色农产品资源，针对不同人群的健康需求，着力发展保健食品、营养强化食品、双蛋白食物等新型营养健康食品。加强产业指导，规范市场秩序，科学引导消费，促进生产、消费、营养、健康协调发展。

开展健康烹饪模式与营养均衡配餐的示范推广。加强对传统烹饪方式的营养化改造，研发健康烹饪模式。结合人群营养需求与区域食物资源特点，开展系统的营养均衡配餐研究。创建国家食物营养教育示范基地，开展示范健康食堂和健康餐厅建设，推广健康烹饪模式与营养均衡配餐。

强化营养主食、双蛋白工程等重大项目实施力度。继续推进马铃薯主食产品研发与消费引导，以传统大众型、地域特色型、休闲及功能型产品为重点，开展营养主食的示范引导。以优质动物、植物蛋白为主要营养基料，加大力度创新基础研究与加工技术工艺，开展双蛋白工程重点产品的转化推广。

加快食品加工营养化转型。优先研究加工食品中油、盐、糖用量及其与健康的相关性，适时出台加工食品中油、盐、糖的控制措施。提出食品加工工艺营养化改造路径，集成降低营养损耗和避免有毒有害物质产生的技术体系。研究不同贮运条件对食物营养物质等的影响，控制食物贮运过程中的营养损失。

（五）大力发展传统食养服务

加强传统食养指导。发挥中医药特色优势，制定符合我国现状的居民食养指南，引导养成符合我国不同地区饮食特点的食养习惯。通过多种形式促进传统食养知识传播，推动传统食养与现代营养学、体育健身等有效融合。开展针对老年人、儿童、孕产妇及慢性病人群的食养指导，提升居民食养素养。实施中医药治未病健康工程，进一步完善适合国民健康需求的食养制度体系。

开展传统养生食材监测评价。建立传统养生食材监测和评价制度，开展食材中功效成分、污染物的监测及安全性评价，进一步完善我国既是食品又是中药材的物品名单。深入调研，筛选一批具有一定使用历史和实证依据的传统食材和配伍，对其养生作用进行实证研究。建设养生食材数据库和信息化共享平台。

推进传统食养产品的研发以及产业升级换代。将现代食品加工工业与传统食养产品、配方等相结合，推动产品、配方标准化，推进产业规模化，形成一批社会价值和经济价值较大的食养产品。建立覆盖全国养生食材主要产区的资源监测网络，掌握资源动态变化，为研发、生产、消费提供及时的信息服务。

（六）加强营养健康基础数据共享利用

大力推动营养健康数据互通共享。依托现有信息平台，加强营养与健康信息化建设，完善食物成分与人群健康监测信息系统。构建信息共享与交换机制，推动互联互通与数据共享。协同共享环境、农业、食品药品、医疗、教育、体育等信息数据资源，建设跨行业集成、跨地域共享、跨业务应用的基础数据平台。建立营养健康数据标准体系和电子认证服务体系，切实提高信息安全能力。积极推动"互联网+营养健康"服务和促进大数据应用试点示范，带动以营养健康为导向的信息技术产业发展。

全面深化数据分析和智能应用。建立营养健康数据资源目录体系，制定分级授权、分类应用、安全审查的管理规范，促进数据资源的开放共享，强化数据资源在多领域的创新应用。推动多领域数据综合分析与挖掘，开展数据分析应用场景研究，构建关联分析、趋势预测、科学预警、决策支持模型，推动整合型大数据驱动的服务体系，支持业务集成、跨部门协同、社会服务和科学决策，实现政府精准管理和高效服务。

大力开展信息惠民服务。发展汇聚营养、运动和健康信息的可穿戴设备、移动终端（APP），推动"互联网+"、大数据前沿技术与营养健康融合发展，开发个性化、差异化的营养健康电子化产品，如营养计算器，膳食营养、运动健康指导移动应用等，提供方便可及的健康信息技术产品和服务。

（七）普及营养健康知识

提升营养健康科普信息供给和传播能力。围绕国民营养、食品安全科普宣教需求，结合地方食物资源和饮食习惯，结合传统食养理念，编写适合于不同地区、不同人群的居民膳食指南等营养、食品安全科普宣传资料，使科普工作更好落地。创新科普信息的表达形式，拓展传播渠道，建立免费共享的国家营养、食品安全科普平台。采用多种传播方式和渠道，定向、精准地将科普信息传播到目标人群。加强营养、食品安全科普队伍建设。发挥媒体的积极作用，坚决反对伪科学，依法打击和处置各种形式的谣言，及时发现和纠正错误营养宣传，避免营养信息误导。

推动营养健康科普宣教活动常态化。以全民营养周、全国食品安全宣传周、"5.20"全国学生营养日、"5.15"全国碘缺乏病防治日等为契机，大力开展科普宣教活动，带动宣教活动常态化。推动将国民营养、食品安全知识知晓率纳入健康城市和健康村镇考核指标。建立营养、食品安全科普示范工作场所，如营养、食品安全科普小屋等。定期开展科普宣传的效果评价，及时指导调整宣传内容和方式，增强宣传工作的针对性和有效性。开展舆情监测，回应社会关注，合理引导舆论，为公众解疑释惑。

三、开展重大行动

（一）生命早期 1000 天营养健康行动

开展孕前和孕产期营养评价与膳食指导。推进县级以上妇幼保健机构对孕妇进行营养指导，将营养评价和膳食指导纳入我国孕前和孕期检查。开展孕产妇的营养筛查和干预，降低低出生体重儿和巨大儿出生率。建立生命早期 1000 天营养咨询平台。

实施妇幼人群营养干预计划。继续推进农村妇女补充叶酸预防神经管畸形项目，积极引导围孕期妇女加强含叶酸、铁在内的多种微量营养素补充，降低孕妇贫血率，预防儿童营养缺乏。在合理膳食基础上，推动开展孕妇营养包干预项目。

提高母乳喂养率，培养科学喂养行为。进一步完善母乳喂养保障制度，改善母乳喂养环境，在公共场所和机关、企事业单位建立母婴室。研究制定婴幼儿科学喂养策略，宣传引导合理辅食喂养。加强对婴幼儿腹泻、营养不良病例的监测预警，研究制定并实施婴幼儿食源性疾病（腹泻等）的防控策略。

提高婴幼儿食品质量与安全水平，推动产业健康发展。加强婴幼儿配方食品及辅助食品营养成分和重点污染物监测，及时修订完善婴幼儿配方食品及辅助食品标准。提高研发能力，持续提升婴幼儿配方食品和辅助食品质量。

（二）学生营养改善行动

指导学生营养就餐。鼓励地方因地制宜制定满足不同年龄段在校学生营养需求的食谱指南，引导学生科学营养就餐。制定并实施集体供餐单位营养操作规范。

学生超重、肥胖干预。开展针对学生的"运动＋营养"的体重管理和干预策略，对学生开展均衡膳食和营养宣教，增强学生体育锻炼。加强对校园及周边食物售卖的管理。加强对学生超重、肥胖情况的监测与评价，分析家庭、学校和社会等影响因素，提出有针对性的综合干预措施。

开展学生营养健康教育。推动中小学加强营养健康教育。结合不同年龄段学生的特点，开展形式多样的课内外营养健康教育活动。

（三）老年人群营养改善行动

开展老年人群营养状况监测和评价。依托国家老年医学研究机构和基层医疗卫生机构，建立健全中国老年人群营养筛查与评价制度，编制营养健康状况评价指南，研制适宜的营养筛查工具。试点开展老年人群的营养状况监测、筛查与评价工作并形成区域示范，逐步覆盖全国 80% 以上老年人群，基本掌握我国老年人群营养健康状况。

建立满足不同老年人群需求的营养改善措施，促进"健康老龄化"。依托基层医疗卫生机构，为居家养老人群提供膳食指导和咨询。出台老年人群的营养膳食供餐规范，指导医院、社区食堂、医养结合机构、养老机构营养配餐。开发适合老年人群营养健康需求的食品产品。对低体重高龄老人进行专项营养干预，逐步提高老年人群的整体健康水平。

建立老年人群营养健康管理与照护制度。逐步将老年人群营养健康状况纳入居民健康档案，实现无缝对接与有效管理。依托现有工作基础，在家庭保健服务中纳入营养工作内容。推进多部门协作机制，实现营养工作与医养结合服务内容的有效衔接。

（四）临床营养行动

建立、完善临床营养工作制度。通过试点示范，进一步全面推进临床营养工作，加强临床营养科室建设，使临床营养师和床位比例达到 1 ∶ 150，增加多学科诊疗模式，组建营养支持团队，开展营养治疗，并逐步扩大试点范围。

开展住院患者营养筛查、评价、诊断和治疗。逐步开展住院患者营养筛查工作，了解患者营养状况。建立以营养筛查—评价—诊断—治疗为基础的规范化临床营养治疗路径，依据营养阶梯治疗原则对营养不良的住院患者进行营养治疗，并定期对其效果开展评价。

推动营养相关慢性病的营养防治。制定完善高血压、糖尿病、脑卒中及癌症等慢性病的临床营养干预指南。对营养相关慢性病的住院患者开展营养评价工作，实施分类指导治疗。建立从医院、社区到家庭的营养相关慢性病患者长期营养管理模式，开展营养分级治疗。

推动特殊医学用途配方食品和治疗膳食的规范化应用。进一步研究完善特殊医学用途配方食品标准，细化产品分类，促进特殊医学用途配方食品的研发和生产。建立统一的临床治疗膳食营养标准，逐步完善治疗膳食的配方。加强医护人员相关知识培训。

（五）贫困地区营养干预行动

将营养干预纳入健康扶贫工作，因地制宜开展营养和膳食指导。试点开展各类人群营养健康状况、食物消费模式、食物中主要营养成分和污染物监测。因地制宜制定膳食营养指导方案，开展区域性的精准分类指导和宣传教育。针对改善居民营养状况和减少特定污染物摄入风险，研究农业种植养殖和居民膳食结构调整的可行性，提出解决办法和具体措施，并在有条件的地区试点先行。

实施贫困地区重点人群营养干预。继续推进实施农村义务教育学生营养改善计划和贫困地区儿童营养改善项目，逐步覆盖所有国家扶贫开发工作重点县和集中连片特困地区县。鼓励贫困地区学校结合本地资源、因地制宜开展合理配餐，并改善学生在校就餐条件。持续开展贫困地区学生营养健康状况和食品安全风险监测与评估。针对贫困地区人群营养需要，制定完善营养健康政策、标准。对营养干预产品开展监测，定期评估改善效果。

加强贫困地区食源性疾病监测与防控，减少因食源性疾病导致的营养缺乏。

加强贫困地区食源性疾病监测网络和报告系统建设，了解贫困地区主要食源性疾病病种、流行趋势、对当地居民营养和健康状况的影响，重点加强腹泻监测及溯源调查，掌握食品污染来源、传播途径。针对食源性疾病发生的关键点，制定防控策略。开展营养与健康融合知识宣传教育。

（六）吃动平衡行动

推广健康生活方式。积极推进全民健康生活方式行动，广泛开展以"三减三健"（减盐、减油、减糖，健康口腔、健康体重、健康骨骼）为重点的专项行动。推广应用《中国居民膳食指南》指导日常饮食，控制食盐摄入量，逐步量化用盐用油，同时减少隐性盐摄入。倡导平衡膳食的基本原则，坚持食物多样、谷类为主的膳食模式，推动国民健康饮食习惯的形成和巩固。宣传科学运动理念，培养运动健身习惯，加强个人体重管理，对成人超重、肥胖者进行饮食和运动干预。定期修订和发布居民膳食指南、成年人身体活动指南等。

提高运动人群营养支持能力和效果。建立运动人群营养网络信息服务平台，构建运动营养处方库，推进运动人群精准营养指导，降低运动损伤风险。及时修订运动营养食品相关国家标准和行业标准，提升运动营养食品技术研发能力，推动产业发展。

推进体医融合发展。调查糖尿病、肥胖、骨骼疾病等营养相关慢性病人群的营养状况和运动行为，构建以预防为主、防治结合的营养运动健康管理模式。研究建立营养相关慢性病运动干预路径。构建体医融合模式，发挥运动干预在营养相关慢性病预防和康复等方面的积极作用。

四、加强组织实施

（一）强化组织领导。地方各级政府要结合本地实际，强化组织保障，统筹协调，制定实施方案，细化工作措施，将国民营养计划实施情况纳入政府绩效考评，确保取得实效。各级卫生计生部门要会同有关部门明确职责分工，加强督查评估，将各项工作任务落到实处。

（二）保障经费投入。要加大对国民营养计划工作的投入力度，充分依托各方资金渠道，引导社会力量广泛参与、多元化投入，并加强资金监管。

（三）广泛宣传动员。要组织专业机构、行业学会、协会以及新闻媒体等开展多渠道、多形式的主题宣传活动，增强全社会对国民营养计划的普遍认知，争取各方支持，促进全民参与。

（四）加强国际合作。加强与国际组织和相关国家营养专业机构的交流，通过项目合作、教育培训、学术研讨等方式，提升我国在营养健康领域的国际影响力。

（新华社北京 2017 年 7 月 13 日电）

国务院办公厅关于
促进"互联网＋医疗健康"发展的意见
（2018年4月25日）

国办发〔2018〕26号

各省、自治区、直辖市人民政府，国务院各部委、各直属机构：

为深入贯彻落实习近平新时代中国特色社会主义思想和党的十九大精神，推进实施健康中国战略，提升医疗卫生现代化管理水平，优化资源配置，创新服务模式，提高服务效率，降低服务成本，满足人民群众日益增长的医疗卫生健康需求，根据《"健康中国2030"规划纲要》和《国务院关于积极推进"互联网＋"行动的指导意见》（国发〔2015〕40号），经国务院同意，现就促进"互联网＋医疗健康"发展提出以下意见。

一、健全"互联网＋医疗健康"服务体系

（一）发展"互联网＋"医疗服务

1.鼓励医疗机构应用互联网等信息技术拓展医疗服务空间和内容，构建覆盖诊前、诊中、诊后的线上线下一体化医疗服务模式。

允许依托医疗机构发展互联网医院。医疗机构可以使用互联网医院作为第二名称，在实体医院基础上，运用互联网技术提供安全适宜的医疗服务，允许在线开展部分常见病、慢性病复诊。医师掌握患者病历资料后，允许在线开具部分常见病、慢性病处方。

支持医疗卫生机构、符合条件的第三方机构搭建互联网信息平台，开展远程医疗、健康咨询、健康管理服务，促进医院、医务人员、患者之间的有效沟通。

（国家卫生健康委员会、国家发展改革委负责）

2. 医疗联合体要积极运用互联网技术，加快实现医疗资源上下贯通、信息互通共享、业务高效协同，便捷开展预约诊疗、双向转诊、远程医疗等服务，推进"基层检查、上级诊断"，推动构建有序的分级诊疗格局。

鼓励医疗联合体内上级医疗机构借助人工智能等技术手段，面向基层提供远程会诊、远程心电诊断、远程影像诊断等服务，促进医疗联合体内医疗机构间检查检验结果实时查阅、互认共享。推进远程医疗服务覆盖全国所有医疗联合体和县级医院，并逐步向社区卫生服务机构、乡镇卫生院和村卫生室延伸，提升基层医疗服务能力和效率。（国家卫生健康委员会、国家发展改革委、财政部、国家中医药局负责）

（二）创新"互联网+"公共卫生服务

1. 推动居民电子健康档案在线查询和规范使用。以高血压、糖尿病等为重点，加强老年慢性病在线服务管理。以纳入国家免疫规划的儿童为重点服务对象，整合现有预防接种信息平台，优化预防接种服务。鼓励利用可穿戴设备获取生命体征数据，为孕产妇提供健康监测与管理。加强对严重精神障碍患者的信息管理、随访评估和分类干预。（国家卫生健康委员会负责）

2. 鼓励医疗卫生机构与互联网企业合作，加强区域医疗卫生信息资源整合，探索运用人群流动、气候变化等大数据技术分析手段，预测疾病流行趋势，加强对传染病等疾病的智能监测，提高重大疾病防控和突发公共卫生事件应对能力。（国家卫生健康委员会负责）

（三）优化"互联网+"家庭医生签约服务

1. 加快家庭医生签约服务智能化信息平台建设与应用，加强上级医院对基层的技术支持，探索线上考核评价和激励机制，提高家庭医生团队服务能力，提升签约服务质量和效率，增强群众对家庭医生的信任度。（国家卫生健康委员会、国家发展改革委、财政部、国家中医药局负责）

2. 鼓励开展网上签约服务，为签约居民在线提供健康咨询、预约转诊、慢性病随访、健康管理、延伸处方等服务，推进家庭医生服务模式转变，改善群众

签约服务感受。（国家卫生健康委员会负责）

（四）完善"互联网+"药品供应保障服务

1. 对线上开具的常见病、慢性病处方，经药师审核后，医疗机构、药品经营企业可委托符合条件的第三方机构配送。探索医疗卫生机构处方信息与药品零售消费信息互联互通、实时共享，促进药品网络销售和医疗物流配送等规范发展。（国家卫生健康委员会、国家市场监督管理总局、国家药品监督管理局负责）

2. 依托全民健康信息平台，加强基于互联网的短缺药品多源信息采集和供应业务协同应用，提升基本药物目录、鼓励仿制的药品目录的遴选等能力。（国家卫生健康委员会、工业和信息化部、国家市场监督管理总局、国家药品监督管理局负责）

（五）推进"互联网+"医疗保障结算服务

1. 加快医疗保障信息系统对接整合，实现医疗保障数据与相关部门数据联通共享，逐步拓展在线支付功能，推进"一站式"结算，为参保人员提供更加便利的服务。（国家医疗保障局、人力资源社会保障部、国家卫生健康委员会等负责）

2. 继续扩大联网定点医疗机构范围，逐步将更多基层医疗机构纳入异地就医直接结算。进一步做好外出务工人员和广大"双创"人员跨省异地住院费用直接结算。（国家医疗保障局负责）

3. 大力推行医保智能审核和实时监控，将临床路径、合理用药、支付政策等规则嵌入医院信息系统，严格医疗行为和费用监管。（国家医疗保障局负责）

（六）加强"互联网+"医学教育和科普服务

1. 鼓励建立医疗健康教育培训云平台，提供多样化的医学在线课程和医学教育。构建网络化、数字化、个性化、终身化的医学教育培训体系，鼓励医疗工作者开展疑难杂症及重大疾病病例探讨交流，提升业务素质。（国家卫生健康委员会、教育部、人力资源社会保障部负责）

2. 实施"继续医学教育+适宜技术推广"行动，围绕健康扶贫需求，重点针对基层和贫困地区，通过远程教育手段，推广普及实用型适宜技术。（国家卫生健康委员会、人力资源社会保障部、国家中医药局负责）

3. 建立网络科普平台，利用互联网提供健康科普知识精准教育，普及健康生活方式，提高居民自我健康管理能力和健康素养。（国家卫生健康委员会、中国科协负责）

（七）推进"互联网+"人工智能应用服务

1. 研发基于人工智能的临床诊疗决策支持系统，开展智能医学影像识别、病理分型和多学科会诊以及多种医疗健康场景下的智能语音技术应用，提高医疗服务效率。支持中医辨证论治智能辅助系统应用，提升基层中医诊疗服务能力。开展基于人工智能技术、医疗健康智能设备的移动医疗示范，实现个人健康实时监测与评估、疾病预警、慢病筛查、主动干预。（国家发展改革委、科技部、工业和信息化部、国家卫生健康委员会、国家中医药局按职责分工负责）

2. 加强临床、科研数据整合共享和应用，支持研发医疗健康相关的人工智能技术、医用机器人、大型医疗设备、应急救援医疗设备、生物三维打印技术和可穿戴设备等。顺应工业互联网创新发展趋势，提升医疗健康设备的数字化、智能化制造水平，促进产业升级。（国家发展改革委、工业和信息化部、科技部、国家卫生健康委员会等按职责分工负责）

二、完善"互联网+医疗健康"支撑体系

（八）加快实现医疗健康信息互通共享

1. 各地区、各有关部门要协调推进统一权威、互联互通的全民健康信息平台建设，逐步实现与国家数据共享交换平台的对接联通，强化人口、公共卫生、医疗服务、医疗保障、药品供应、综合管理等数据采集，畅通部门、区域、行业之间的数据共享通道，促进全民健康信息共享应用。（国家发展改革委、工业和信息化部、公安部、人力资源社会保障部、国家卫生健康委员会、国家市场监督管理总局、国家医疗保障局、各省级人民政府负责）

2. 加快建设基础资源信息数据库，完善全员人口、电子健康档案、电子病历等数据库。大力提升医疗机构信息化应用水平，二级以上医院要健全医院信息平台功能，整合院内各类系统资源，提升医院管理效率。三级医院要在2020年

前实现院内医疗服务信息互通共享，有条件的医院要尽快实现。（国家卫生健康委员会负责）

3. 健全基于互联网、大数据技术的分级诊疗信息系统，推动各级各类医院逐步实现电子健康档案、电子病历、检验检查结果的共享，以及在不同层级医疗卫生机构间的授权使用。支持老少边穷地区基层医疗卫生机构信息化软硬件建设。（国家卫生健康委员会、国家发展改革委、财政部负责）

（九）健全"互联网+医疗健康"标准体系

1. 健全统一规范的全国医疗健康数据资源目录与标准体系。加强"互联网+医疗健康"标准的规范管理，制订医疗服务、数据安全、个人信息保护、信息共享等基础标准，全面推开病案首页书写规范、疾病分类与代码、手术操作分类与代码、医学名词术语"四统一"。（国家卫生健康委员会、国家市场监督管理总局负责）

2. 加快应用全国医院信息化建设标准和规范，强化省统筹区域平台和医院信息平台功能指引、数据标准的推广应用，统一数据接口，为信息互通共享提供支撑。（国家卫生健康委员会、国家市场监督管理总局负责）

（十）提高医院管理和便民服务水平

1. 围绕群众日益增长的需求，利用信息技术，优化服务流程，提升服务效能，提高医疗服务供给与需求匹配度。到 2020 年，二级以上医院普遍提供分时段预约诊疗、智能导医分诊、候诊提醒、检验检查结果查询、诊间结算、移动支付等线上服务。有条件的医疗卫生机构可以开展移动护理、生命体征在线监测、智能医学影像识别、家庭监测等服务。（国家卫生健康委员会、国家中医药局负责）

2. 支持医学检验机构、医疗卫生机构联合互联网企业，发展疾病预防、检验检测等医疗健康服务。推进院前急救车载监护系统与区域或医院信息平台连接，做好患者信息规范共享、远程急救指导和院内急救准备等工作，提高急救效能。推广"智慧中药房"，提高中药饮片、成方制剂等药事服务水平。（国家卫生健康委员会、工业和信息化部、国家中医药局负责）

（十一）提升医疗机构基础设施保障能力

1. 提升"互联网＋医疗健康"服务保障水平，推进医疗卫生服务体系建设，科学布局，合理配置，实施区域中心医院医疗检测设备配置保障工程，国家对中西部等地区的贫困地区予以适当支持。加快基层医疗卫生机构标准化建设，提高基层装备保障能力。（国家卫生健康委员会、国家发展改革委、财政部负责）

2. 重点支持高速宽带网络普遍覆盖城乡各级医疗机构，深入开展电信普遍服务试点，推动光纤宽带网络向农村医疗机构延伸。推动电信企业加快宽带网络演进升级步伐，部署大容量光纤宽带网络，提供高速率网络接入。完善移动宽带网络覆盖，支撑开展急救车载远程诊疗。（工业和信息化部、国家卫生健康委员会按职责分工负责）

3. 面向远程医疗、医疗信息共享等需求，鼓励电信企业向医疗机构提供优质互联网专线、虚拟专用网（VPN）等网络接入服务，推进远程医疗专网建设，保障医疗相关数据传输服务质量。支持各医疗机构选择使用高速率高可靠的网络接入服务。（工业和信息化部、国家卫生健康委员会按职责分工负责）

（十二）及时制订完善相关配套政策

1. 适应"互联网＋医疗健康"发展，进一步完善医保支付政策。逐步将符合条件的互联网诊疗服务纳入医保支付范围，建立费用分担机制，方便群众就近就医，促进优质医疗资源有效利用。健全互联网诊疗收费政策，加强使用管理，促进形成合理的利益分配机制，支持互联网医疗服务可持续发展。（国家医疗保障局负责）

2. 完善医师多点执业政策，鼓励执业医师开展"互联网＋医疗健康"服务。（国家卫生健康委员会负责）

三、加强行业监管和安全保障

（十三）强化医疗质量监管

1. 出台规范互联网诊疗行为的管理办法，明确监管底线，健全相关机构准入标准，最大限度减少准入限制，加强事中事后监管，确保医疗健康服务质量和安全。推进网络可信体系建设，加快建设全国统一标识的医疗卫生人员和医疗卫生机构可信医学数字身份、电子实名认证、数据访问控制信息系统，创新监管机制，提升监管能力。建立医疗责任分担机制，推行在线知情同意告知，防范和化解医疗风险。（国家卫生健康委员会、国家网信办、工业和信息化部、公安部负责）

2.互联网医疗健康服务平台等第三方机构应当确保提供服务人员的资质符合有关规定要求，并对所提供的服务承担责任。"互联网＋医疗健康"服务产生的数据应当全程留痕，可查询、可追溯，满足行业监管需求。（国家卫生健康委员会、国家网信办、工业和信息化部、公安部、国家市场监督管理总局负责）

（十四）保障数据信息安全

1.研究制定健康医疗大数据确权、开放、流通、交易和产权保护的法规。严格执行信息安全和健康医疗数据保密规定，建立完善个人隐私信息保护制度，严格管理患者信息、用户资料、基因数据等，对非法买卖、泄露信息行为依法依规予以惩处。（国家卫生健康委员会、国家网信办、工业和信息化部、公安部负责）

2.加强医疗卫生机构、互联网医疗健康服务平台、智能医疗设备以及关键信息基础设施、数据应用服务的信息防护，定期开展信息安全隐患排查、监测和预警。患者信息等敏感数据应当存储在境内，确需向境外提供的，应当依照有关规定进行安全评估。（国家卫生健康委员会、国家网信办、工业和信息化部负责）

各地区、各有关部门要结合工作实际，及时出台配套政策措施，确保各项部署落到实处。中西部地区、农村贫困地区、偏远边疆地区要因地制宜，积极发展"互联网＋医疗健康"，引入优质医疗资源，提高医疗健康服务的可及性。国家卫生健康委员会要会同有关部门按照任务分工，加强工作指导和督促检查，重要情况及时报告国务院。

国务院办公厅

2018年4月25日

（新华社北京2018年4月28日电）

国家发改委等关于印发
《全民健康保障工程建设规划》的通知
（2016 年 11 月 18 日）

发改社会〔2016〕2439 号

各省、自治区、直辖市及计划单列市、新疆生产建设兵团、黑龙江农垦总局发展改革委、卫生计生委和中医药局：

　　为进一步完善医疗卫生服务体系，实现人人享有基本医疗卫生服务，推动健康中国建设，根据《中华人民共和国国民经济和社会发展第十三个五年规划纲要》、《全国医疗卫生服务体系规划纲要 (2015–2020 年)》、医改工作部署以及全国卫生与健康大会精神，发展改革委会同卫生计生委、中医药局研究编制了《全民健康保障工程建设规划)。现印发给你们，请认真组织实施。

国家发展和改革委员会
国家卫生和计划生育委员会
国家中医药管理局
2016 年 11 月 18 日

全民健康保障工程建设规划

"十二五"以来，按照保基本、强基层、建机制的原则，中央和地方各级政府不断加大医疗卫生服务体系建设投入力度，公共卫生和基本医疗服务基础设施条件明显增强。但整体上看，医疗卫生服务供给与深化医药卫生体制改革相关要求和人民群众日益增长的医疗卫生服务需求仍存在较大差距，总量不足、分布不均衡等供给侧结构性问题依然突出。一是多重健康挑战叠加，公共卫生仍是薄弱环节；二是全面两孩政策实施对妇幼健康服务能力提高提出新的要求；三是县域内治疗大病能力距离实现医改任务还有一定差距；四是区域内肿瘤、心脑血管病等疑难病症诊治能力亟待提升；五是中医药传承和创新能力需要进一步提高。

为进一步完善医疗卫生服务体系，实现人人享有基本医疗卫生服务，推进健康中国建设，根据《中华人民共和国国民经济和社会发展第十三个五年规划纲要》、《中共中央、国务院关于深化医药卫生体制改革的意见》（中发〔2009〕6号）、《全国医疗卫生服务体系规划纲要（2015—2020年）》（国办发〔2015〕14号）和《中医药发展战略规划纲要（2016—2030年）》（国发〔2016〕15号），在总结"十二五"医疗卫生服务体系建设和发展经验的基础上，按照中央和地方事权划分原则，制定《全民健康保障工程建设规划》（以下简称《规划》）。

一、总体要求

（一）指导思想

全面贯彻落实党的十八大和十八届三中、四中、五中、六中全会精神，深入贯彻习近平总书记系列重要讲话精神，牢固树立和贯彻落实创新、协调、绿色、开放、共享的发展理念，以提高人民健康水平为中心，以推进医疗卫生供给侧结构性改革为主线，着力强基层、补短板、优化资源布局，着力提高基本医疗卫生服务的公平性和可及性，着力提升满足人民群众多层次、多样化健康需求的服务能力，打造健康中国。

（二）发展目标

到2020年，在中央和地方的共同努力下，全面改善医疗卫生薄弱环节基础设施条件，明显提升医疗卫生服务能力，同步推进机制改革和管理创新，优化医疗卫生资源配置，构建与国民经济和社会发展水平相适应、与居民健康需求相匹配、体系完整、分工明确、功能互补、反应及时、密切协作的医疗卫生服务体系，为实现人人享有基本医疗卫生服务和全面建成小康社会提供坚实保障。

（三）建设原则

一是统筹规划。切实落实"十三五"时期健康和卫生领域重大发展规划，统筹考虑区域内医疗卫生资源配置，推进协同整合，注重发挥医疗卫生服务体系的整体效率。合理划分中央和地方事权，中央投资根据各地经济社会发展水平、现有资源等实际情况，支持县级及以上相关机构建设；地方政府发挥组织能力强、贴近基层、获取信息便利的优势，加强基层医疗卫生机构建设。

二是问题导向。围绕健康需求和医疗卫生服务短板，针对群众最急迫、最需要解决的问题，重点加强公共卫生、基层医疗、妇幼健康服务、疑难重症诊治、中医药传承创新和人口健康信息化等建设，支持建设一批重点项目，改善预防保健和看病就医的条件。

三是协调发展。中央投资进一步加大向基层、贫困地区和公共卫生领域倾斜力度，促进医疗资源向基层和中西部地区流动，逐步缩小城乡、地区间医疗卫生资源差异，加快促进基本医疗卫生服务均等化。

四是务求实效。参照相关建设标准，在充分利用现有基础设施条件的基础上，立足地方发展实际，量力而行，确保功能适用，防止规模无序扩张，将绿色发展理念贯穿到项目建设全过程。

五是改革引领。注重服务体系建设与公立医院改革、分级诊疗制度建立等重大改革同步推进，做好增加投入与制度建设、改善基础设施与提升软件环境有机结合。

二、建设任务

全民健康保障工程包括健康扶贫、妇幼健康保障、公共卫生服务能力、疑难病症诊治能力、中医药传承和创新、人口健康信息化等工程建设。

（一）健康扶贫工程

1. 建设目标。以集中连片特殊困难地区和国家扶贫开发工作重点县为重点，全面加强县级医院业务用房建设，确保每个县（市、区）建好 1—2 所县级公立医院（含中医院），提升县域综合服务能力，力争到 2020 年，每千人口县级医疗机构床位数达到 1.8 张左右，医疗技术水平能够满足县域居民的常见病、多发病诊疗、相关专科危急重症抢救与疑难病转诊、突发事件现场医疗救援，以及常见肿瘤的规范化治疗和镇痛治疗的需要，为实现县域内就诊率达到 90% 任务目标提供设施保障。

2. 建设任务。支持县域内千人口床位数不达标、业务用房面积缺口较大（含危房改造）的县级医院建设。重点提升住院服务能力和远程医疗服务能力，新增床位要向妇产、儿科、中医、精神、老年病等领域倾斜。允许在新区建设县级医院分院，或在医疗资源短缺、覆盖人口多、距离主城区较远的地区依托中心乡镇卫生院建设县级医院分院，确保县域内优质资源覆盖到所有人群，提高整体水平和运行效率。

2017 年起，不再安排中央预算内投资支持乡镇卫生院和村卫生室项目建设，相关建设资金由地方政府负责筹集。

3. 建设标准。一是依据《综合医院建设标准》、《中医医院建设标准》，按照填平补齐的原则，支持县级医院改扩建业务用房，改善就医环境。二是县域内县级公立医院总床位数原则上按每千人口 1.8 张控制（其中，中医医院按每千人口 0.55 张控制），老少边穷地区 10 万人口以下的县原则上床位数不超过 200 张。

（二）妇幼健康保障工程

1. 建设目标。以广大妇女儿童公平享有基本医疗卫生保健为出发点，全面改善妇幼健康服务机构的基础设施条件,强化危重孕产妇救治与新生儿救治能力,提升妇幼保健服务水平。到 2020 年,力争实现省、市、县三级都有 1 所政府举办设施齐全的妇幼健康服务机构,保障全面二孩政策顺利实施。

2.建设任务。支持业务用房面积短缺的省、市(地)、县三级妇幼健康服务机构建设,重点建设围产期保健、新生儿疾病筛查、健康教育等公共卫生功能和产科、儿科、中医科等医疗功能业务用房。

3.建设标准。省、市(地)、县三级妇幼健康服务机构公共卫生业务用房面积分别按照 60 平方米 / 人、65 平方米 / 人、70 平方米 / 人计算,人指编制人数且分别不超过 160 人、90 人、70 人。设置床位的,医疗业务用房面积按照 200 床及以下、201—400 床、401 床及以上,每张床分别按 88 平方米、85 平方米、82 平方米的标准另行增加建筑面积。

(三)公共卫生服务能力提升工程

1.建设目标。坚持预防为主、关口前移,加强疾病预防控制机构基础设施建设,全面提升公共卫生服务能力。力争到 2020 年,省级疾病预防控制机构都有达到生物安全三级水平的实验室;严重威胁群众健康的职业病、传染病、地方病、结核病等得到有效防控,将各类传染病疫情维持在低流行水平;进一步完善血站服务体系,确保与经济社会发展和医疗卫生事业发展相适应;综合监督执法网络进一步完善;紧急医学救援能力得到加强。

2.建设任务。依据统一的建设标准和规范,填平补齐,改扩建业务用房,配置必要设备,全面提高服务能力。一是加强省、市(地)、县三级疾病预防控制机构业务用房建设。二是加强现有省级职业病、传染病、地方病、结核病等防治机构建设。三是支持省级血液中心、地市级中心血站改扩建业务用房、购置医学装备和采血车辆。四是支持省、市两级卫生监督机构建设。五是依托具备一定软、硬件基础的医疗卫生机构,建设 11 个卫生应急移动处置中心,配备可移动的现场急救等专业技术装备、后勤保障装备等。支持 14 个未建核辐射医疗救治基地的省份新建核辐射医疗救治基地。

3. 建设标准。各类公共卫生机构建设标准如下：

一是疾病预防控制中心按照《疾病预防控制中心建设标准》确定建设规模。

二是独立建制无床位的省级职业病、传染病、地方病、结核病等公共卫生机构参照《疾病预防控制中心建设标准》执行；有床位的参照《综合医院建设标准》确定项目建设规模。

三是血站建设面积指标参照下表执行。

血站业务用房建设面积指标参考表	
年采供血量（升）	建筑面积（平方米）
<2000	＜1600
2000-10000	1600-3000
10000-20000	3000-6000
20000-40000	6000-10000
40000-60000	10000-15000
60000-80000	15000-20000
>80000	每增加 2000 升，增加 500 平方米

四是省、市（地）级卫生监督机构规模分别按照 45 平方米 / 人、地市级 47 平方米 / 人计算，人指编制人数。鼓励地方利用疾病预防控制中心等其它公共卫生机构腾退用房进行改造建设，或与疾病预防控制中心等其它公共卫生机构合并建设，重点加强业务用房建设，不得违规建设行政办公用房。

五是国家卫生应急移动处置中心和核辐射医疗救治基地按照相关指导方案建设。

（四）疑难病症诊治能力提升工程

1. 建设目标。针对严重危害人民群众健康的肿瘤、心脑血管、呼吸系统等重点病种，完善区域内学科建制，在全国范围内遴选约 100 所特色优势突出、医疗技术水平较高、有杰出的学科带头人及合理的人才梯队、辐射带动能力较强的省部级医院支持建设，显著提升省域内相关专科综合诊治能力和技术水平。

2. 建设任务。一是改善基础设施条件，支持医院业务用房改扩建，提高医院信息化整体水平，使其与承担的医疗、教学、科研等任务相匹配。二是购置必要的医学装备，重点支持当前急需或有望取得突破性成果的学科。三是加强院内科研创新平台建设，整合医学科研优势资源，大力提高医学自主创新能力和重大科技攻关能力。

3. 遴选标准。建设项目从现有省部级医院中遴选，重点考察临床诊疗、科研水平、人才梯队等方面能力。具体遴选标准和程序另行印发。

（五）中医药传承创新工程

1. 建设目标。进一步完善中医医疗服务体系，发挥中医药防治特色优势，重点支持约90所重点中医医院（含少数中西医结合医院、民族医医院，下同）和10所左右省级中医药科研机构（含民族医药科研机构）开展传承创新能力建设，推动中医药服务资源和临床科研有机结合，中医药传承创新条件明显改善、能力显著提升、机制更加健全、成果不断涌现，促进中医药全面振兴发展。

2. 建设任务。一是中医医院重点加强临床协同研究用房、重点专科用房、中医医疗技术中心、经典病房、名老中医专家传承工作室、中药制剂室等方面建设，满足中医药传承创新发展需要，在全国范围内打造若干中医药继承和自主创新的平台；二是中医药科研机构主要按照《科研建筑工程规划面积指标》，填平补齐，重点加强实验室和研究室建设，提升研究创新能力。

3. 遴选标准。依托省市级重点中医医院和部分省级中医药科研机构开展建设，以中医特色优势突出和具有较强自主创新能力为重点，主要考察中医药特色优势、临床诊疗水平、科研成果和人才培养等方面指标，同时考虑到民族医药发展扶持政策，适当放宽对民族医医院遴选要求。具体遴选标准和程序另行印发。

（六）人口健康信息平台建设

在全国人口健康信息化总体框架下，按照《政务信息资源共享管理暂行办法》明确的政务信息资源共享要求实施建设。以省级为主体，按照区域人口健康信息平台应用功能指引，充分整合现有信息系统和数据资源，充分利用云计算、大数据等新兴信息技术，实现公共卫生、计划生育、医疗服务、医疗保障、药品管理、综合管理等六大业务应用系统的数据汇聚和业务协同。具体建设方案另行印发。

三、资金安排

（一）资金来源。《规划》建设所需投资主要由中央专项建设资金和地方财政性资金筹措解决。

1. 国家发展改革委根据国家财力状况，从 2016 年开始安排中央预算内投资支持规划相关内容建设。除中央预算内投资外，地方要发挥主体责任加大投入，加强规划组织实施。

2. 各省（区、市）年度中央投资补助切块额度，根据各地人口总数、国家建设标准、发展现状、经济发展水平等因素综合确定。最终下达额度按照实际申请情况调整。

3. 中央投资支持的项目所需配套资金由地方政府筹集解决。对于公共卫生和基层医疗卫生机构建设项目，取消贫困地区县级和西部连片特困地区地市级配套资金。未纳入中央专项资金支持范围的项目，由省级人民政府负责落实财政性资金，统筹安排建设。

（二）中央投资补助标准。国家发展改革委会同国家卫生计生委、国家中医药管理局综合考虑中央和地方事权划分原则、所在区域经济社会发展水平等情况，实行差别化补助政策，中央预算内投资原则上按照东、中、西部地区分别不超过总投资的 30%、60% 和 80% 的比例进行补助（定额补助项目除外），西藏自治区和南疆四地州、四省藏区项目建设资金全部由中央投资安排解决，享受特殊区域发展政策地区按照具体政策要求执行，所有项目中央补助投资实行最高限额控制。

最高限额和定额补助额度如下：

1. 健康扶贫工程建设项目。县级医院建设项目单个项目补助额度东部不超过 2000 万元，中部不超过 4000 万元，西部不超过 5000 万元。

2. 妇幼健康保障工程建设项目。省、市、县级机构单个项目补助额度最高分别不超过 5000 万元、2500 万元和 1200 万元。

3. 公共卫生服务能力提升工程建设项目。市、县级机构单个项目补助额度最高分别不超过 1500 万元和 600 万元。东、中西部省级疾病预防控制中心单个项目补助额度最高分别不超过 5000 万元、2 亿元，省级职业病、传染病、地方病、结核病等防治机构和血液中心分别不超过 2500 万元、5000 万元。

4. 疑难病症诊治能力提升工程建设项目。每个项目中央投资补助最高不超过 1.5 亿元。

5. 中医药传承创新工程建设项目。每个项目中央投资补助最高不超过 1 亿元。

四、保障措施

（一）保障政府投入。地方政府切实履行公立医疗卫生机构投入和保障主体责任，多渠道落实配套资金，坚决杜绝医疗卫生机构负债建设。地方政府要无偿划拨项目建设用地，减免各种建设配套费用等，降低建设成本。

（二）加强改革配套。一是加快实施分级诊疗制度，推动医疗卫生工作重心和资源下沉，在改善基层医疗卫生机构设施条件的同时，加强人才队伍建设。二是积极转变卫生服务模式，提升医疗卫生信息化水平，推动专业公共卫生机构、医院、基层医疗卫生机构之间分工协作和上下联动。三是优化医疗卫生资源布局，控制公立医院规模无序扩张，合理把控公立医院床位规模、建设标准和大型设备配置，为社会办医留出空间。

（三）严格项目管理。严格按照区域卫生规划和国家有关建设标准以及中央管理要求，合理确定项目建设规模和内容。要切实履行建设程序，落实项目法人责任制、招标投标制、工程监理制、合同管理制。严格执行相关建筑技术规范，坚持规模适宜、功能适用、装备适度、运行经济和可持续发展。要加强资金使用管理，保障中央资金专款专用，杜绝挤占、挪用和截留现象发生。

（四）纳入项目储备库。省级发展改革、卫生计生和中医药管理部门按照本规划明确的项目建设标准等相关要求，结合本地实际需求，建立项目储备库，并根据项目前期工作进展、工程建设进度、工期等情况，及时将项目储备库中符合条件的项目纳入投资项目在线审批监管平台（重大建设项目库模块）和三年滚动投资计划，实行动态管理。未列入项目储备库和三年滚动投资计划的项目不得申请年度中央预算内投资。

（五）加强全过程监管。国家发展改革委、国家卫生计生委、国家中医药管理局进一步建立健全纵横联动协同监管机制，力求实现事前规范审核、事中强化监督、事后严格考核的全过程监管，采取稽察、专项检查、在线监管等多种方式，对下达投资计划、项目落地实施、工程建设管理、计划执行进度、资金使用与拨付等重点关键环节进行重点检查，并将监督检查和年度考核结果作为后续中央预算内投资安排的重要参考。对监管检查中发现的问题，将按照有关规定及时提出整改要求和处理意见，责令限期改正；情节严重的，依法追究有关单位和人员的责任。省级有关部门履行监管主体职责，要定期组织对规划实施情况进行专项稽察，发现问题及时整改。对已完工项目，要督促项目单位及时委托第三方按照相关建设标准和规范进行验收，并定期汇总上报完工项目验收情况。

（发展改革委网站 2016 年 11 月 23 日）

国家卫生健康委员会、国家中医药管理局
关于坚持以人民健康为中心推动医疗服务高质量发展的意见

（2018 年 8 月 7 日）

国卫医发〔2018〕29 号

各省、自治区、直辖市及新疆生产建设兵团卫生计生委、中医药局：

为全面贯彻党的十九大、十九届二中、三中全会和全国卫生与健康大会精神，在习近平新时代中国特色社会主义思想指导下，坚持以人民为中心的发展理念，充分调动并发挥医务人员积极性、主动性，推动医疗服务高质量发展，保障医疗安全，2018 年 8 月国家卫生健康委员会与国家中医药管理局联合提出以下意见。

一、充分认识发挥医务人员健康中国建设主力军作用，
推动医疗服务高质量发展的重要意义

健康是人民的基本需求，是经济社会发展的基础。随着中国特色社会主义进入新时代，社会主要矛盾转化为人民日益增长的美好生活需要和不平衡不充分的发展之间的矛盾，人民的健康需求也随之发生变化。党的十九大明确提出实施健康中国战略，完善国民健康政策，为人民群众提供全方位全周期健康服务，以满足人民多层次、多元化的健康需求。医疗卫生行业具有服务对象广、工作负荷大、职业风险多、成才周期长、知识更新快的特点，提供优质高效的医疗卫生服务，一方面要依靠科技进步、理念创新，大力提升医疗技术水平，提高医疗服务效率；另一方面要深刻认识到，医务人员是医疗卫生服务和健康中国建设的主力军，是社会生产力的重要组成部分，充分调动、发挥医务人员积极性、主动性，对提高医疗服务质量和效率，保障医疗安全，建立优质高效的医疗卫生服务体系，

维护社会和谐稳定具有十分重要的意义。

二、总体要求

（一）指导思想。全面贯彻落实党的十九大精神和全国卫生与健康大会精神，深入学习贯彻习近平新时代中国特色社会主义思想，坚持以人民为中心的发展理念，以实施健康中国战略为主线，推进供给侧改革与改善人民感受同时发力，营造全社会尊医重卫的良好氛围，造就一支作风优良、技术精湛、道德高尚的医疗卫生队伍，发挥医务人员主力军作用，促进健康融入所有政策，实现人民共建共享。

（二）基本原则

——坚持以人民健康为中心。把解决人民群众最关心、最直接、反映最突出的健康问题作为出发点和落脚点，以人民群众健康需求为导向，优化医疗服务流程，完善医疗服务模式，进一步改善医疗服务，提高医疗质量，为人民群众提供连续性医疗服务。

——坚持以质量安全为底线。把健全现代医院管理制度作为推动医疗服务高质量发展的重要保障，进一步完善医疗质量管理体系，强化责任，严格监管，落实法律法规要求及医疗质量各项制度，持续改进医疗质量，确保医疗安全。

——坚持以保障权益为重点。依法依规保障医务人员各项权益，不断改善其薪酬待遇、执业环境、职业发展等，调动医务人员积极性、主动性、创造性，充分发挥医务人员健康中国建设的主力军作用，进而提供高质量的医疗服务，保障患者健康权益。

——坚持以改革发展为动力。始终把医疗服务的改革与改善相结合，形成增强人民群众看病就医获得感、调动医务人员积极性的良好氛围和持续动力，医患携手共建健康中国、共享改革发展成果。

（三）工作目标。树立以健康为中心的服务理念，加强医疗卫生服务体系和能力建设，落实各级各类医疗机构功能定位，提升医疗服务整体效率和质量，保障患者安全。依法保障医务人员合法权益，营造尊重和爱护医务人员的社会环境，健全完善调动医务人员积极性的制度机制，推动医疗机构内人力资源配比更加科学，医务人员收入合理增长，执业环境不断改善，工作负荷科学合理，人文关怀日益加强，医患关系更加和谐，医务人员满意度不断提升，人民群众获得感进一步增强，医疗服务高质量发展。

三、大力推动医疗服务高质量发展

（一）持续优化医疗服务，改善患者就医体验。落实进一步改善医疗服务行动计划，充分运用新技术、新理念，使医疗服务更加高效便捷。推广多学科联合诊疗、胸痛中心、卒中中心、创伤中心等医疗服务新模式，持续提高医疗服务质量。推进日间手术和日间医疗服务，不断提升医疗资源利用效率。大力推进"互联网＋医疗健康"，创新运用信息网络技术开展预约诊疗、缴费等，运用互联网、人工智能、可穿戴设备等新技术，建设智慧医院。推进区域内医疗机构就诊"一卡通"，实现医联体内电子健康档案和电子病历共享、检查检验结果互认，提升医疗服务连续性。拓展医疗服务新领域，将优质护理、药学服务等延伸至基层医疗卫生机构。进一步发挥医务人员作用，开展科技创新，推广适宜技术。强化人文理念，大力开展医院健康教育，加强医患沟通，推行医务社工和志愿者服务，全面提升患者满意度。

（二）落实分级诊疗制度，引导患者科学就医。以医联体建设和家庭医生签约服务为抓手，大力推进分级诊疗制度建设。统筹区域内医疗资源，网格化布局组建城市医疗集团和县域医共体，推进重大疾病和短缺医疗资源的专科联盟建设，加快建立远程医疗协作网，促进优质医疗资源下沉。推动医联体细化完善内部管理措施，形成责权利明晰、优质医疗资源上下贯通、医疗服务接续高效的机制和服务模式。完善医联体绩效考核机制和指标体系，将基层医疗卫生机构能力提升列为重点指标，逐步探索将健康结果作为考核指标，促进医联体形成管理、责任、利益、服务共同体。加强全科医生队伍建设，推进家庭医生签约服务。加强护士等其他基层卫生人员培训，提高基层医疗卫生机构医疗服务能力和质量。加强国家医学中心、区域医疗中心和省级医疗中心建设，落实各级各类医疗机构功能定位，形成分工协作机制，为患者提供疾病预防、诊断、治疗、康复、护理等连续服务，形成双向转诊、有序就医格局，提升城乡医疗服务整体效能。

（三）提升县域服务能力，方便患者就近就医。全面加强县级医院（含县级妇幼保健院）人才、技术、临床专科等能力建设，提升县级医院规范化、精细化、信息化管理水平，有效承担县域居民常见病、多发病诊疗，危急重症抢救与疑难病转诊任务，使县级医院真正成为县域医疗中心，提高农村地区医疗服务可及性，提升县域内就诊率。全面提升基层医疗卫生机构服务能力，开展乡镇卫生院和社区卫生服务中心服务能力评价，加强乡镇卫生院特色科室建设，推动基层医疗卫生机构不断提升服务水平，改进服务质量，更好地发挥居民健康"守门人"作用。切实以基层为重点，加大对基层医疗卫生机构的投入力度，改善居民就医条件，不断夯实我国医疗卫生服务体系的基础。进一步深化基层卫生综合改革，落实"两个允许"，完善绩效工资制度，激发运行活力，提高基层卫生人员的积极性。

（四）持续提升医疗质量，保障患者医疗安全。进一步完善医疗相关法律法规和医疗质量管理体系，严格依法执业，落实医疗质量管理规章制度，形成医疗质量管理的长效机制。提高不同地区、级别、类别医疗机构间医疗服务同质化程度，缩小医疗质量差异，确保各级各类医疗机构开展与其功能定位相一致的适宜技术。实施分级诊疗过程中医疗质量连续化管理，重点提升基层医疗卫生机构医疗服务质量，落实患者安全管理的各项措施。深化"放管服"改革，为社会办医发展创造良好政策环境，将社会办医统一纳入医疗质量管理体系加强监管，不断满足人民群众多样化健康服务需要，提供更高质量、更加安全的医疗服务。

四、依法保障医务人员基本权益

（一）合理安排医务人员休息休假。各医疗机构要严格落实《劳动法》《职工带薪年休假条例》《国务院关于职工工作时间的规定》等有关要求，合理设置工作岗位，科学测算医务人员工作负荷，根据测算情况合理配置医务人员，既满足医疗服务需求，又保障医务人员休息休假时间，同时确保医疗质量和医疗安全。医务人员按照规定享受带薪年休假，因工作需要不能实行的，经医务人员本人同意，按照国家有关规定，对延长工作时间、应休未休的年休假支付相应工资报酬。

（二）切实改善医务人员薪酬待遇。严格落实"允许医疗卫生机构突破现行事业单位工资调控水平，允许医疗服务收入扣除成本并按规定提取各项基金后主要用于人员奖励"要求，推动公立医院薪酬制度改革试点扩面提升深化，以增加知识价值为导向进行分配，着力体现医务人员技术劳务价值，统筹考虑编制内外人员薪酬待遇，推动公立医院编制内外人员实现同岗同薪同待遇。建立动态调整机制，稳步提高医务人员薪酬水平，调动医务人员积极性。落实风险较高、工作强度较大的特殊岗位薪酬待遇并给予适当倾斜。

（三）继续加强医务人员劳动安全卫生保护。加大对医疗机构和医务人员职业危害及劳动安全卫生防护的教育，引导医疗机构重视医务人员的劳动安全卫生保护，加强医务人员职业暴露的防护设施建设和设备配置，做好职业暴露后的应急处理。强化医务人员劳动安全自我防护的意识，通过规范医疗操作、疫苗接种、放射防护、物理隔离等方式，减少医务人员在职业环境中可能受到的危害。

（四）有效保障医务人员享有社会保险与福利。医疗机构应当按照《社会保险法》和《住房公积金管理条例》等相关规定，依法为医务人员缴纳各项社会保险费和住房公积金，落实医务人员的社会保险权益。鼓励有条件的医疗机构按照法律法规和有关规定为医务人员建立补充保险。根据医务人员承担的医疗服务风险，购买医疗责任险。

五、营造调动医务人员积极性的良好环境

（一）不断完善医疗机构民主管理制度建设。制定医院章程，健全以职工代表大会为基本形式的民主管理制度。医疗机构应当按照《工会法》有关规定，完善工会制度建设。工会依法组织医务人员参与医院的民主决策、民主管理、民主监督，充分发挥工会在医院管理者和医务人员之间的纽带作用。医院研究经营管理和发展的重大问题应当充分听取医务人员意见，调动医务人员参与医院管理的积极性。推进院务公开，落实医务人员知情权、参与权、表达权、监督权。

（二）进一步加强医务人员的人文关怀。医疗机构应当加强以关心关爱医务人员为重点的文化建设，各级负责同志应当主动深入临床一线，与医务人员交

朋友，着力改善医务人员工作环境和后勤保障条件，关注医务人员身心健康。通过提高职工餐饮质量、改善值班保障条件、开展假期子女托管、提供青年职工公寓、协助新进职工落户、定期开展职工体检等方式，解决医务人员后顾之忧，使医务人员舒心、顺心、安心地开展工作。

（三）着力创造更加安全的执业环境。医疗机构应当深入开展"平安医院建设"，做好人防、物防和技防建设。二级及以上医院应当在公安机关指导下，建立应急安保队伍，开展必要的安检工作，安装符合标准要求的监控设备。医疗机构实行住院患者探视实名登记制度，有条件的医疗机构应当配合公安机关在医疗机构内部设立警务室，确保患者与医务人员的人身安全。会同公安等部门严厉打击涉医违法犯罪活动。

（四）扎实做好医务人员的培养培训。巩固落实住院医师规范化培训制度，积极参与专科医师规范化培训制度试点，加大对毕业后医学教育的政策倾斜和投入力度，调动教学双方积极性主动性创造性，提高人才培养质量。改善相关人员培训期间的福利待遇，落实带薪休假制度。医疗机构要积极为医务人员职业发展创造有利条件，拓展职业发展空间。注重医务人员职业素养和人文关怀的教育，通过岗前培训等方式培养医务人员崇高的职业精神，增强责任感、自豪感、认同感。强化面向全员的继续医学教育制度，大力支持医务人员参加形式多样的继续教育，提高岗位胜任力，保证其接受培训期间的工资待遇。

六、加强组织领导

（一）提高思想认识，确保责任落实。各级卫生健康行政部门、中医药主管部门要充分认识调动医务人员积极性、推动医疗服务高质量发展的重要意义，统一思想，高度重视，在当地党委、政府领导下，加强部门沟通与协作，在人员编制、薪酬待遇、职称晋升、教育培训、医保支付、科研教学等方面，形成调动医务人员积极性的政策合力。要将医疗机构相关工作落实情况纳入绩效考核指标，提高医务人员满意度在院长绩效考核中的比重，以患者满意度作为评价医疗服务工作的重要标准，切实抓好督促落实。医疗机构要按照国家统一部署，结合实际情况，严格落实各项任务。各级专业学协会要充分发挥党和政府联系医务人员的桥梁纽带作用，维护医务人员权益，团结医务人员推动医疗服务高质量发展。

（二）坚持问题导向，实现医患满意。各级卫生健康行政部门、中医药主管部门和医疗机构要建立健全满意度管理制度，及时发现患者和医务人员关心、关注的焦点、热点、难点问题，积极研究，采取有针对性措施加以解决，形成持续改善的良好机制。由国家卫生健康委员会建立医院满意度监测平台，通过"互联网＋"和大数据技术，实时监测医患满意度情况，指导各地和医疗机构调整完善政策制度和手段措施，不断提高医疗服务质量和水平。

（三）持续深化医改，创造发展条件。各级卫生健康行政、中医药主管部门要将调动医务人员积极性、推动医疗服务高质量发展与深化医改同部署、同推进。通过分级诊疗制度，合理分流三级医院患者，使医务人员工作负荷更加科学合理。协调推进实施医疗服务价格改革和薪酬制度改革，充分体现医务人员技术劳务价值，体现"多劳多得、优绩优酬"，激励医务人员以饱满的热情投入到医疗服务工作中，更好地为人民群众健康服务。

（四）抓好宣传引导，营造良好氛围。各级卫生健康行政部门、中医药主管部门要充分发挥各类宣传平台优势，做好相关法律法规和政策规定解读，加大医务人员先进典型的发现和宣传力度，通过宣传提高全社会对医务人员的职业认同感。要加强健康教育，合理引导预期，提升全民健康素养。结合"中国医师节""国际护士节"等重要节庆，组织开展形式多样的活动，弘扬崇高职业精神，助力健康中国建设。

国家卫生健康委员会

国家中医药管理局

2018 年 8 月 7 日

（卫生健康委网站 2018 年 8 月 19 日）

第二部分
政策解读

"大健康观"引领健康中国建设
——国家卫计委解读《"健康中国2030"规划纲要》

2016年10月25日，中共中央、国务院发布了《"健康中国2030"规划纲要》（以下简称《纲要》），这是今后15年推进健康中国建设的行动纲领。党中央、国务院高度重视人民健康工作。习近平总书记指出，健康是促进人的全面发展的必然要求，是经济社会发展的基础条件，是民族昌盛和国家富强的重要标志，也是广大人民群众的共同追求。按照党中央、国务院部署，国务院医改领导小组组织开展了《纲要》编制工作。

《纲要》是建国以来首次在国家层面提出的健康领域中长期战略规划。编制和实施《纲要》是贯彻落实党的十八届五中全会精神、保障人民健康的重大举措，对全面建设小康社会、加快推进社会主义现代化具有重大意义。同时，这也是我国积极参与全球健康治理、履行我国对联合国"2030可持续发展议程"承诺的重要举措。

一、《纲要》的起草

党的十八届五中全会作出"推进健康中国建设"的战略决策。在国务院医改领导小组的领导下，2016年3月成立了以卫生计生委、发展改革委、财政部、人力资源社会保障部、体育总局等部门为主，环境保护部、食品药品监管总局等20多个部门参加的起草工作组及专家组。编制工作坚持充分发扬民主，协调各方参与，组织有关部门、智库和专家开展了专题研究、平行研究和国际比较研究，借鉴国内其他领域和国际国民健康中长期发展规划经验，广泛听取地方、企事业单位和社会团体等多方面意见，并向社会公开征集意见。在8月19—20日召开的全国卫生与健康大会上征求了全体与会代表意见，反复修改。8月26日，中共中央政治局会议审议通过了《纲要》。

二、《纲要》的主要特点

《纲要》坚持目标导向和问题导向，突出了战略性、系统性、指导性、操作性，具有以下鲜明特点：

1. 突出大健康的发展理念。当前我国居民主要健康指标总体上优于中高收入国家的平均水平，但随着工业化、城镇化、人口老龄化发展以及生态环境、生活方式变化，维护人民健康面临一系列新挑战。根据世界卫生组织研究，人的行为方式和环境因素对健康的影响越来越突出，"以疾病治疗为中心"难以解决人的健康问题，也不可持续。因此，《纲要》确立了"以促进健康为中心"的"大健康观""大卫生观"，提出将这一理念融入公共政策制定实施的全过程，统筹应对广泛的健康影响因素，全方位、全生命周期维护人民群众健康。

2. 着眼长远与立足当前相结合。《纲要》围绕全面建成小康社会、实现"两个一百年"奋斗目标的国家战略，充分考虑与经济社会发展各阶段目标相衔接，与联合国"2030可持续发展议程"要求相衔接，同时针对当前突出问题，创新体制机制，从全局高度统筹卫生计生、体育健身、环境保护、食品药品、公共安全、健康教育等领域政策措施，形成促进健康的合力，走具有中国特色的健康发展道路。

3. 目标明确可操作。《纲要》围绕总体健康水平、健康影响因素、健康服务与健康保障、健康产业、促进健康的制度体系等方面设置了若干主要量化指标，使目标任务具体化，工作过程可操作、可衡量、可考核。据此，《纲要》提出健康中国"三步走"的目标，即"2020年，主要健康指标居于中高收入国家前列"，"2030年，主要健康指标进入高收入国家行列"的战略目标，并展望2050年，提出"建成与社会主义现代化国家相适应的健康国家"的长远目标。

三、《纲要》的核心内容

《纲要》首先阐述维护人民健康和推进健康中国建设的重大意义，总结我国健康领域改革发展的成就，分析未来 15 年面临的机遇与挑战，明确《纲要》基本定位。《纲要》明确了今后 15 年健康中国建设的总体战略，要坚持以人民为中心的发展思想，牢固树立和贯彻落实创新、协调、绿色、开放、共享的发展理念，坚持以基层为重点，以改革创新为动力，预防为主，中西医并重，将健康融入所有政策，人民共建共享的卫生与健康工作方针，以提高人民健康水平为核心，突出强调了三项重点内容：

1. 预防为主、关口前移，推行健康生活方式，减少疾病发生，促进资源下沉，实现可负担、可持续的发展；

2. 调整优化健康服务体系，强化早诊断、早治疗、早康复，在强基层基础上，促进健康产业发展，更好地满足群众健康需求；

3. 将"共建共享 全民健康"作为战略主题，坚持政府主导，动员全社会参与，推动社会共建共享，人人自主自律，实现全民健康。

《纲要》明确将"共建共享"作为"建设健康中国的基本路径"，是贯彻落实"共享是中国特色社会主义的本质要求"和"发展为了人民、发展依靠人民、发展成果由人民共享"的要求。要从供给侧和需求侧两端发力，统筹社会、行业和个人三个层面，实现政府牵头负责、社会积极参与、个人体现健康责任，不断完善制度安排，形成维护和促进健康的强大合力，推动人人参与、人人尽力、人人享有，在"共建共享"中实现"全民健康"，提升人民获得感。

按照习近平总书记"没有全民健康，就没有全面小康"的指示精神，《纲要》明确将"全民健康"作为"建设健康中国的根本目的"。强调"立足全人群和全生命周期两个着力点"，分别解决提供"公平可及"和"系统连续"健康服务的问题，做好妇女儿童、老年人、残疾人、低收入人群等重点人群的健康工作，强化对生命不同阶段主要健康问题及主要影响因素的有效干预，惠及全人群、覆盖全生命周期，实现更高水平的全民健康。

《纲要》坚持以人民健康为中心，站在大健康、大卫生的高度，紧紧围绕健康影响因素（包括遗传和心理等生物学因素、自然与社会环境因素、医疗卫生服务因素、生活与行为方式因素）确定《纲要》的主要任务，包括健康生活与行为、健康服务与保障、健康生产与生活环境等方面。以人的健康为中心，按照从内部到外部、从主体到环境的顺序，依次针对个人生活与行为方式、医疗卫生服务与保障、生产与生活环境等健康影响因素，提出普及健康生活、优化健康服务、完善健康保障、建设健康环境、发展健康产业等五个方面的战略任务：

1. 普及健康生活。从健康促进的源头入手，强调个人健康责任，通过加强健康教育，提高全民健康素养，广泛开展全民健身运动，塑造自主自律的健康行为，引导群众形成合理膳食、适量运动、戒烟限酒、心理平衡的健康生活方式。

2. 优化健康服务。以妇女儿童、老年人、贫困人口、残疾人等人群为重点，从疾病的预防和治疗两个层面采取措施，强化覆盖全民的公共卫生服务，加大慢性病和重大传染病防控力度，实施健康扶贫工程，创新医疗卫生服务供给模式，发挥中医治未病的独特优势，为群众提供更优质的健康服务。

3. 完善健康保障。通过健全全民医疗保障体系，深化公立医院、药品、医疗器械流通体制改革，降低虚高价格，切实减轻群众看病负担，改善就医感受。加强各类医保制度整合衔接，改进医保管理服务体系，实现保障能力长期可持续。

4. 建设健康环境。针对影响健康的环境问题，开展大气、水、土壤等污染防治，加强食品药品安全监管，强化安全生产和职业病防治，促进道路交通安全，深入开展爱国卫生运动，建设健康城市和健康村镇，提高突发事件应急能力，最大程度减少外界因素对健康的影响。

5、发展健康产业。区分基本和非基本，优化多元办医格局，推动非公立医疗机构向高水平、规模化方向发展。加强供给侧结构性改革，支持发展健康医疗旅游等健康服务新业态，积极发展健身休闲运动产业，提升医药产业发展水平，不断满足群众日益增长的多层次多样化健康需求。

四、《纲要》的落实

为保障规划目标的实现，《纲要》从体制机制改革、人力资源建设、医学科技创新、信息化服务、法治建设和国际交流六个方面，提出保障战略任务实施的政策措施，强调加强组织领导，要求各地区党委政府、各部门将健康中国建设纳入重要议事日程，完善考核机制和问责制度，营造良好的社会氛围，做好实施监测，确保《纲要》落实。同时，在《纲要》指引下，研究编制"十三五"医改规划和"十三五"卫生与健康规划，通过五年规划实施，落实《纲要》提出的各项任务要求。

编制出台《纲要》，进一步凝聚全社会对健康中国建设的共识，提振建设健康中国的信心，保持科学合理预期，为卫生健康领域改革发展创造良好的氛围，全面提升全民健康水平，同时有利于履行联合国"2030可持续发展议程"国际承诺，展现良好国家形象。

（国家卫生计生委网站2016年10月26日）

国务院食品安全办负责人就《中共中央国务院关于深化改革加强食品安全工作的意见》答记者问

2019年5月20日,《中共中央 国务院关于深化改革加强食品安全工作的意见》（以下简称《意见》）公开发布。国务院食品安全办负责人就《意见》相关情况,接受了记者专访。

问：请介绍一下《意见》出台的背景、过程和重要意义。

答：民以食为天,食以安为先。食品安全关系人民群众身体健康和生命安全,关系中华民族未来。党中央、国务院高度重视食品安全工作。党的十九大报告明确提出实施食品安全战略,让人民吃得放心。习近平总书记多次作出重要指示,强调要把食品安全作为一项重大的政治任务来抓,坚持党政同责,用最严谨的标准、最严格的监管、最严厉的处罚、最严肃的问责,确保人民群众"舌尖上的安全"。李克强总理多次作出批示,强调要完善监管体系,着力提高监管效能,落实最严格的全程监管制度,推动食品安全形势持续改善,切实保障人民群众身体健康和生命安全。总的看,各级党委和政府对食品安全工作的重视程度明显提高,工作力度不断加大,食品安全形势不断好转。但食品安全仍面临不少问题和困难,与新时代人民群众对美好生活的需要存在不小差距,"治标"的工作有待进一步巩固,"治本"的问题还没有根本解决。这些问题影响到人民群众的获得感、幸福感、安全感,成为全面建成小康社会、全面建设社会主义现代化国家的明显短板。必须深化改革破解难题,建立保障食品安全的长效机制,让人民群众感受到实实在在的成效。

民之所望,施政所向。按照党中央、国务院决策部署,在国务院食品安全委员会领导下,国务院食品安全办会同国家发展改革委等部门组织力量,深入调研，多次召开专家学者、政府部门、企业、协会、基层监管人员以及消费者代表座谈会，开展食品安全战略相关问题研究，梳理重点难点，研究针对性解决方案，充分征求各省（区、市）人民政府、中央和国家机关有关部门意见，反复研究起草并修改形成了《意见》稿。经中央全面深化改革委员会审批后，报请中共中央、国务院印发实施。

《意见》是贯彻落实习近平新时代中国特色社会主义思想和党的十九大精神的重大举措，是第一个以中共中央、国务院名义出台的食品安全工作纲领性文件，具有里程碑式重要意义。《意见》明确了当前和今后一个时期做好食品安全工作的指导思想、基本原则和总体目标，提出了一系列重要政策措施，为各地区各部门贯彻落实食品安全战略提供目标指向和基本遵循，有利于加快建立食品安全领域现代化治理体系，提高从农田到餐桌全过程的监管能力，提升食品全链条质量安全保障水平，切实增强广大人民群众的获得感、幸福感、安全感。

问：《意见》主要包括哪些内容？

答：《意见》以党的十九大精神和习近平总书记"四个最严"要求为统领，坚持问题导向、人民立场、改革创新、务实管用，突出关键环节、重点领域，以点带面、标本兼治；突出全程监管、产管并重，风险管理、社会共治。注重总结提炼各地区各部门的经验做法和实践探索，既提出了长效制度机制建设任务，又提出了解决突出问题的攻坚行动，力争让人民群众见到实实在在的成效，提高安全感、满意度。

《意见》共包括 12 个部分内容。《意见》分析了食品安全面临的形势，明确了食品安全工作的指导思想、基本原则和总体目标，围绕建立最严谨的标准、实施最严格的监管、实行最严厉的处罚、坚持最严肃的问责、落实生产经营者主体责任、推动食品产业高质量发展、提高食品安全风险管理能力、推进食品安全社会共治、加强组织领导等，立足实际，标本兼治，提出了一系列政策举措和深化改革要求。《意见》围绕人民群众关切，部署开展食品安全放心工程建设攻坚行动，集中力量解决当前食品安全领域的突出问题。

问：《意见》提出的食品安全工作总体目标是什么？

答：《意见》提出了2020年近期目标和2035年中长期目标，旨在标本兼治、重在治本。到2020年，基于风险分析和供应链管理的食品安全监管体系初步建立，食品安全整体水平与全面建成小康社会目标基本相适应。到2035年，基本实现食品安全领域国家治理体系和治理能力现代化。

主要考虑是，食品安全是全面建成小康社会的重要一环，当前影响人民群众安全感的突出问题，必须加快得到解决，措施务求可操作，目标务求可量化。到2020年农产品和食品抽检量达到4批次/千人，主要农产品质量安全监测总体合格率稳定在97%以上，食品抽检合格率稳定在98%以上等具体量化指标，与《"十三五"国家食品安全规划》一致，保持工作的连续性、稳定性。食品安全工作重在治本，在实现近期目标的基础上，中长期目标着重推进治理体系和治理能力现代化。在此过程中，我国经济社会发展将日新月异，食品领域新业态、新技术、新模式层出不穷，也将会面临一些新情况、新问题、新挑战，本着与时俱进的原则，着重从食品安全标准、产地环境污染治理、生产经营者责任意识诚信意识和质量安全管理水平、食品安全风险管控能力、全过程监管体系等方面提出了2035年的原则性目标。

问：习近平总书记多次强调要用"四个最严"保障食品安全，《意见》在贯彻落实"四个最严"要求方面有哪些改革创新措施？

答："四个最严"要求，体现了以人民为中心的发展思想，是食品安全工作的重要指导方针。《意见》就贯彻落实"四个最严"要求提出了一系列改革创新措施。

《意见》明确，建立最严谨的标准。食品安全标准是判定风险和监管执法的重要依据。近年来，有关部门共同努力构建符合我国国情的食品安全标准体系，已公布食品安全国家标准1260项，但与最严谨标准要求尚有一定差距。《意见》要求简化优化食品安全国家标准制修订流程，加快制修订农药残留、兽药残留、重金属、食品污染物、致病性微生物等食品安全通用标准，到2020年农药兽药残留限量指标达到1万项，基本与国际食品法典标准接轨。

《意见》明确，实施最严格的监管。食品产业链条长，风险点源多，任何一个"点上"的问题都有可能给"面上"的食品安全埋下隐患，需要源头严管、过程严控。《意见》要求健全覆盖从生产加工到流通消费全过程最严格的监管制度，严把产地环境安全关、农业投入品生产使用关、粮食收储质量安全关、食品加工质量安全关、流通销售质量安全关、餐饮服务质量安全关。开展重点地区涉重金属行业污染土壤风险排查和整治，将高毒农药禁用范围逐步扩大到所有食用农产品，健全超标粮食收购处置长效机制，将体系检查从婴幼儿配方乳粉逐步扩大到高风险大宗消费食品，强化农产品产地准出和市场准入衔接，严格落实网络订餐平台责任，保证线上线下餐饮同标同质。

《意见》明确，实行最严厉的处罚。食品安全需要依法监管、重典治乱。这些年食品安全法律法规建设成效显著，为食品安全工作提供了法制保障，但确实还存在着违法成本低、维权成本高、法律震慑力不足等问题。《意见》要求推动危害食品安全的制假售假行为"直接入刑"，严厉打击违法犯罪，落实"处罚到人"要求，对违法企业及其法定代表人、实际控制人、主要负责人等直接负责的主管人员和其他直接责任人员进行严厉处罚，大幅提高违法成本，实行食品行业从业禁止、终身禁业，对再犯从严从重进行处罚。探索建立食品安全民事公益诉讼惩罚性赔偿制度。进一步完善食品安全严重失信者名单认定机制，加大对失信人员联合惩戒力度。

《意见》明确，坚持最严肃的问责。针对事权不清、责任不明、一些地方对食品安全重视不够等问题，《意见》要求各省、自治区、直辖市人民政府要结合实际，依法依规制定食品安全监管事权清单。加强评议考核，完善对地方党委和政府食品安全工作评议考核制度，将食品安全工作考核结果作为党政领导班子和领导干部综合考核评价的重要内容，作为干部奖惩和使用、调整的重要参考。严格责任追究，依照监管事权清单，尽职照单免责、失职照单问责。

问：生产经营者是食品安全第一责任人，《意见》对生产经营者的责任作出了哪些规定？

答：安全的食品首先是"产"出来的，从源头上控制和防范食品安全风险，生产经营者是责任主体。《意见》第七部分专门就落实生产经营者主体责任提出了要求，主要包括四个方面：一是落实质量安全管理责任，设立质量安全管理岗位，配备专业技术人员，严格执行法律法规、标准规范等要求，确保生产经营过程持续合规，确保产品符合食品安全标准。风险高的大型食品企业要率先建立和实施危害分析和关键控制点体系。二是加强生产经营过程控制，依法对食品安全责任落实情况、食品安全状况进行自查评价，主动监测其上市产品质量安全状况，对存在隐患的，要及时采取风险控制措施。三是建立食品安全追溯体系，确保记录真实完整，确保产品来源可查、去向可追。四是积极投保食品安全责任保险，推进肉蛋奶和白酒生产企业、集体用餐单位、农村集体聚餐、大宗食品配送单位、中央厨房和配餐单位主动购买食品安全责任保险，有条件的中小企业要积极投保食品安全责任保险，发挥保险的他律作用和风险分担机制。此外，《意见》还提出了建立企业标准公开承诺制度、鼓励企业通过新闻媒体、网络平台等方式直接回应消费者咨询等要求。

问：围绕人民群众普遍关心的突出问题，《意见》提出要开展食品安全放心工程建设攻坚行动，具体作出了哪些部署？

答：在系统梳理分析的基础上，围绕人民群众普遍关心的突出问题，《意见》部署了食品安全放心工程建设攻坚行动，用5年左右时间，集中力量实施10项行动，以点带面治理"餐桌污染"，力争取得明显成效。

——实施风险评估和标准制定专项行动。系统开展基础性调研工作，加强风险监测，建立更加适用于我国居民的健康指导值。加快推进内外销食品标准互补和协调，促进国民健康公平。

——实施农药兽药使用减量和产地环境净化行动。5年内分期分批淘汰现存的10种高毒农药。实施化肥农药减量增效行动、水产养殖用药减量行动、兽药抗菌药治理行动。重度污染区域要加快退出食用农产品种植。

——实施国产婴幼儿配方乳粉提升行动。在生产企业全面实施良好生产规范、危害分析和关键控制点体系，自查报告率要达到100%。支持婴幼儿配方乳粉企业兼并重组。力争3年内显著提升国产婴幼儿配方乳粉的品质、竞争力和美誉度。

——实施校园食品安全守护行动。严格落实学校食品安全校长（园长）责任制，防范发生群体性食源性疾病事件。全面推行"明厨亮灶"，建立学校相关负责人陪餐制度，鼓励家长参与监督。落实好农村义务教育学生营养改善计划，保证学生营养餐质量。

——实施农村假冒伪劣食品治理行动。全面清理食品生产经营主体资格，严厉打击制售"三无"食品、假冒食品、劣质食品、过期食品等违法违规行为，坚决取缔"黑工厂""黑窝点"和"黑作坊"。用2—3年时间，建立规范的农村食品流通供应体系。

——实施餐饮质量安全提升行动。推广"明厨亮灶"、风险分级管理，规范快餐、团餐等大众餐饮服务。鼓励餐饮外卖对配送食品进行封签，使用环保可降解的容器包装。大力推进餐厨废弃物资源化利用和无害化处理。开展餐饮门店"厕所革命"。

——实施保健食品行业专项清理整治行动。全面开展严厉打击保健食品欺诈和虚假宣传、虚假广告等违法犯罪行为。严厉查处各种非法销售保健食品行为，打击传销。完善保健食品标准和标签标识管理。做好消费者维权服务工作。

——实施"优质粮食工程"行动。完善粮食质量安全检验监测体系，健全为农户提供专业化社会化粮食产后烘干储存销售服务体系。开展"中国好粮油"行动，提高绿色优质安全粮油产品供给水平。

——实施进口食品"国门守护"行动。将进口食品的境外生产经营企业、国内进口企业等纳入海关信用管理体系，完善企业信用管理、风险预警、产品追溯和快速反应机制，落实跨境电商零售进口监管政策，严防输入型食品安全风险。严厉打击走私行为。

——实施"双安双创"示范引领行动。发挥地方党委和政府积极性，持续开展食品安全示范城市创建和农产品质量安全县创建活动，落实属地管理责任和生产经营者主体责任。

问：《意见》的出台对食品产业发展将会有什么影响？

答：安全是发展的基石。食品安全是"产"出来的，也是"管"出来的，科学监管对食品产业良性发展具有促进作用，有利于"良币驱逐劣币"，有利于企业做大做强。《意见》提出了推动食品产业高质量发展的具体措施，改革许可认证制度，坚持"放管服"相结合，减少制度性交易成本，推动食品产业转型和农产品质量提升，加大科技支撑力度，将有助于企业在保证质量安全的基础上持续健康发展。

问：《意见》对加强基层建设提出了什么要求？

答：食品安全监管工作的重心在基层，加强基层建设至关重要。《意见》从多个方面提出了具体要求：一是明确职责定位。县级市场监管部门及其在乡镇（街道）的派出机构，要以食品安全为首要职责，执法力量向一线岗位倾斜，完善工作流程，提高执法效率。农业综合执法要以农产品质量安全为重点，确保监管工作落实到位。二是加强能力建设。要加强基层综合执法队伍和能力建设，确保有足够资源履行食品安全监管职责。提高监管队伍专业化水平，依托现有资源加强职业化检查队伍建设。在城市社区和农村建立专兼职食品安全信息员（协管员）队伍，充分发挥群众监督作用。三是强化支撑保障。加强执法力量和装备配备，确保执法监管工作落实到位。加强技术支撑能力建设，落实各级食品和农产品检验机构能力和装备配备标准。推进"互联网＋食品"监管，充分应用大数据、云计算、物联网、人工智能、区块链等技术，实施智慧监管。

《意见》强调，各级党委和政府要关心爱护一线监管执法干部，建立健全容错纠错机制，为敢于担当作为的干部撑腰鼓劲。

问：《意见》对各地区各部门加强食品安全工作的组织领导提出了哪些要求？下一步如何抓好《意见》的贯彻落实？

答：《意见》提出，地方各级党委和政府要把食品安全作为一项重大政治任务来抓。落实《地方党政领导干部食品安全责任制规定》，明确党委和政府主要负责人为第一责任人。强化各级食品安全委员会及其办公室统筹协调作用。各有关部门要按照管行业必须管安全的要求，对主管领域的食品安全工作承担管理责任。各级农业农村、海关、市场监管等部门要压实监管责任，加强全链条、全流程监管。各地区各有关部门每年要向党中央、国务院报告食品安全工作情况。

要加大投入保障，将食品和农产品质量安全工作所需经费列入同级财政预算，保障必要的监管执法条件。要激励干部担当，加强监管队伍政治思想建设，忠实履行监管职责。对在食品安全工作中作出突出贡献的单位和个人，按照国家有关规定给予表彰奖励。

《意见》印发后，关键是要抓好贯彻落实，让各项规定和政策措施执行到位、落实到位。按照部署，一是组织制定《意见》任务分工方案，明确各项任务的牵头部门和责任单位，抓好贯彻落实。二是各地区各有关部门结合实际认真研究制定具体措施，明确时间表、路线图、责任人。三是国务院食品安全办会同有关部门建立协调机制，加强沟通会商，研究解决实施中遇到的问题。四是严格督查督办，将实施情况纳入对地方政府食品安全工作督查考评内容，确保各项任务落实到位。

（新华社北京 2019 年 5 月 21 日电）

让全民健身超越"体育"
——《全民健身计划（2016—2020 年）》亮点解读

《全民健身计划（2016—2020 年）》（以下简称《计划》）2016 年 6 月 15 日正式公布，作为"十三五"时期开展全民健身工作的总体规划和行动纲领，《计划》相较以往，最大的亮点就在于对全民健身的"突破性认识"：将全民健身作为健康中国建设的有力支撑和全面建成小康社会的国家名片。

《计划》开宗明义，指出："全民健康是国家综合实力的重要体现，是经济社会发展进步的重要标志。全民健身是实现全民健康的重要途径和手段，是全体人民增强体魄、幸福生活的基础保障。实施全民健身计划是国家的重要发展战略。"因此，十三五期间要让全民健身"成为健康中国建设的有力支撑和全面建成小康社会的国家名片"。

国家体育总局群体司司长刘国永表示，和以往比较，对全民健身的理解、认识、定位发生了很大变化，"过去我们的认识就是增强体质、强身健体，现在的认识已经超越了过去对体育的认识，现在不光是要健身，还要健心。上个周期我们把全民健身更多理解和定位在体育系统、体育行为，这个周期更多地理解为社会范畴，那么它推动的方式也要通过融合发展，是体育和医疗、卫生、旅游、教育、文化的融合发展。"

国家体育总局体育科学研究所青少年体育研究与发展中心主任、副研究员郭建军也认为，《计划》最大的新意就在于强调体育不仅是体育系统的事，而是社会的事。从单方面强调健身到提倡全面的锻炼，这是新的计划带给我们眼前一亮的地方。比如锻炼的成果，最终是要依靠医学去界定的。不是说每天打球、跑步的人就一定健康，因为其中存在一个科学评价标准的问题，这需要医疗领域的介入，而不是体育部门的判断。进行体育和医疗以及其他方面的合作，要有合作的机制。

郭建军认为，《计划》全程强调人的体育素养的提高，特别强调"科学健身"，这也是一大亮点。在上一周期的《计划》中，对于"科学健身"的描述内容少且层次低，更多是从形式上如何指导人们锻炼而展开的。然而新的《计划》把进行锻炼保持健康的很多方面都容纳了进去，包括健身方法和手段、科学的监测衡量体系、器材装备，等等。

《计划》提出的主要任务包括"树立人人爱锻炼、会锻炼、勤锻炼、重规则、讲诚信、争贡献、乐分享的良好社会风尚"。南京理工大学动商研究中心主任王宗平教授认为，《计划》提出通过体育塑造良好的社会风尚，这是一大亮点，说明对体育的认知在发生变化，不再是简单的强身健体。刘国永表示，ＷＨＯ（世界卫生组织）明确健康的定义，是四维一体的，身体、心理、道德健康，还有社会适应能力，现代人参加体育锻炼，不是简单的强身健体，很多人参加体育锻炼比如参加跑团，他还有社交需求，要融入社会，宣泄感情。

一直以来，场地问题是制约老百姓参与体育锻炼的主要原因之一，刘国永说，和以往相比，《计划》中场地设施这部分的篇幅比较多，就是希望能更有效解决场地量化监管问题。"过去这方面的问题，或者是法规、政策、标准没有或者不健全，或者是有了却监管和落实不够，比如'毒跑道'的问题就是因为监管不够。所以这个计划发了之后，我们会有更具体可行的方案来监管落实。"刘国永说。

此外，《计划》提出将青少年作为实施全民健身计划的重点人群，能够明确看出希望以全民健身来"提高全民族的身体素质和健康水平"。《计划》还专门提出要加快发展足球运动和冰雪运动，在当前深化足球改革和筹备 2022 年北京冬奥会的大背景下，可以看出《计划》希望借助这两股"好风"，进一步推动全民健身以及为老百姓提供更多更好服务的愿景。

（新华社南京 2016 年 6 月 23 日电）

让百姓成为自己健康的生产者
——专家解读《关于进一步加强新时期爱国卫生工作的意见》

国务院 2014 年 12 月印发《关于进一步加强新时期爱国卫生工作的意见》（以下简称《意见》）。专家认为，意见的出台将极大地推进爱国卫生运动的改革创新和持续发展，有利于从根本上预防疾病的发生，进一步提高人民健康生活水平。

全国爱卫会办公室副主任张勇表示，爱国卫生运动是我们党把群众路线运用于卫生防病工作的伟大创举和成功实践，是中国特色社会主义事业的重要组成部分。多年来，爱国卫生运动始终以解决人民群众生产生活中的突出卫生问题为主要内容，先后开展了"除四害"、"五讲四美"、全国城市卫生检查、"讲文明、讲卫生、讲科学、树新风"活动等一系列富有成效的工作。

统计数据显示，1949 年，我国人均预期寿命仅为 35 岁，1978 年为 68 岁，到 2013 年时为 74.8 岁。

"事实上，当时我国在卫生上投入较少，医疗技术水平和今天亦无法比拟。为什么我们能够以这么快的速度取得这么好的成效？"北京大学国家发展研究院经济学教授李玲说，答案就是健康的改善，核心就是爱国卫生运动。

据介绍，爱国卫生运动自 1952 年发起以来，取得了举世瞩目的成就：通过推动各地加大卫生基础设施建设力度，城乡生活垃圾无害化处理率和污水处理率明显提升，农村卫生厕所普及率由 1993 年的 7.5% 提高到 2013 年的 74.1%，城乡环境卫生面貌明显改善；通过改善生产生活环境，提高人们文明卫生素质，为经济社会发展注入了强大活力，也提高了居民的满意度和幸福感。

随着我国经济社会快速发展，爱国卫生工作面临新问题，人民群众的健康也面临新挑战。专家指出，环境污染形势严峻，食品安全问题时有发生，紧张的生活节奏使人们精神压力加大等"城市病"逐渐凸显，危害群众健康因素不断增多，当前我国面临疾病负担，传染病、寄生虫病和地方病等防控任务依然艰巨，慢性病、精神疾病等逐渐成为影响人民群众身心健康的重要问题。

此外，人们的价值观念、行为方式发生巨大变化，给传统爱国卫生工作方式带来很大挑战。与新时期的要求相比，爱国卫生工作还存在法制化水平不高、协调功能不充分、群众工作方法有待创新、基层能力弱化等薄弱环节。

对此，《意见》从努力创造促进健康的良好环境、全面提高群众文明卫生素质、积极推进社会卫生综合治理、提高爱国卫生工作水平四方面提出了 13 项重点任务，包括深入开展城乡环境卫生整洁行动，切实保障饮用水安全，加快农村改厕步伐，科学预防控制病媒生物，推进全民健身活动，落实控烟各项措施，深入推进卫生城镇创建，探索开展健康城市建设，提高爱国卫生工作依法科学治理水平等。

"该《意见》是国务院时隔 25 年又一次专题印发指导开展爱国卫生工作的重要文件，进一步明确了新时期爱国卫生运动的重要意义，确定了指导思想、总体目标、重点任务和政策保障，是新时期爱国卫生运动的纲领性文件，将极大地推进爱国卫生运动的改革创新和持续发展。"张勇表示。

"让百姓成为自己健康的生产者，既要靠医疗服务'小处方'，更要靠社会综合治理'大处方'。"李玲说，"爱国卫生运动，就是把党的优势和群众工作相结合，将健康融入所有政策，这个'传家宝'什么时候都不能丢。"

（新华社北京 2015 年 2 月 5 日电）

居民看病报销将不再分"城里人""农村人"
——专家解读城乡居民基本医保"二合一"将带来的变化

国务院 2016 年 1 月印发《关于整合城乡居民基本医疗保险制度的意见》（以下简称《意见》）整合城镇居民基本医疗保险和新型农村合作医疗两项制度，建立统一的城乡居民基本医疗保险制度。专家认为，这一政策的核心在于"公平"二字，是推进医药卫生体制改革、实现城乡居民公平享有基本医疗保险权益、促进社会公平正义、增进人民福祉的重大举措。

一、制度更加公平

为整合城乡居民基本医保，《意见》提出"六统一"的要求：统一覆盖范围、统一筹资政策、统一保障待遇、统一医保目录、统一定点管理、统一基金管理。

"这意味着城乡居民医保制度整合后，城乡居民不再受城乡身份的限制，参加统一的城乡居民医保制度，按照统一的政策参保缴费和享受待遇，城乡居民能够更加公平地享有基本医疗保障权益。"国家卫计委卫生发展研究中心医疗保障研究室副主任顾雪非说。

目前，我国全民医保体系基本形成，覆盖人口超过 13 亿，但仍分为城镇职工基本医疗保险、城镇居民基本医疗保险、新农合、医疗救助四项基本医保制度。

近年来，随着经济社会快速发展，城乡制度分割的负面作用开始显现。顾雪非说，医保制度不统一带来的问题主要在于"三个重复"：同一区域内，居民重复参保、财政重复补贴、经办机构和信息系统重复建设。

顾雪非认为，实现城乡居民公平享有基本医疗保险权益、促进社会公平正义，整合城乡居民基本医保只是一方面，还需发挥大病保险、城乡医疗救助、疾病应急救助等多项制度的合力，切实提高保障水平，进一步降低居民就医负担。

二、保障待遇更加均衡

山东，是全国首批实行城乡居民医保并轨的省份之一，自 2013 年底开始逐步建立并实施全省统一、城乡一体的居民基本医疗保险制度。

实施"两保合一"后，家住山东潍坊临朐县上林镇东洼子村的王庆海少跑了不少"冤枉路"。

"以前，我们住院医疗费全部自己付，出院后再回去报销。现在，我的住院费在医院可以直接报掉了。"实施城乡医保一体化后，王庆海看病能跟城里人享受一样的待遇。这不仅意味着医保报销更便捷，还意味着他们医保用药范围由原新农合的 1127 种扩大到 2500 种，增加了 1 倍多。

中国医疗保险研究会副会长吴光介绍，从目前已经推行"两保合一"的省份来看，基本推行的是"目录就宽不就窄、待遇就高不就低"的原则，这意味着整合后，百姓可享受的基本医疗"服务包"可以向较高的标准看齐，其中包括医保报销的范围扩大和医保用药范围的扩大。

此外，随着整合后基本医保统筹层次的提高，参保居民就医范围也会相应扩大。吴光介绍，比如，假设农村居民老王此前在新农合的政策下是县级统筹，整合后提升为市级统筹，那么以前他到市里的医院就医属于异地就医，整合后就不是异地就医了，保障待遇也相应会享受本统筹地区的政策。

"当然，整合城乡基本医保的主要目的是为了促进公平正义，可能并不会带来保障水平的大幅度提高。"吴光同时提醒，应当理性看待这一政策的目的和意义。

三、管理更加统一

统一定点管理和统一基金管理，是整合城乡居民基本医保的重要内容。

《意见》提出，统一城乡居民医保定点机构管理办法，强化定点服务协议管理，建立健全考核评价机制和动态的准入退出机制。对非公立医疗机构与公立医疗机构实行同等的定点管理政策。城乡居民医保执行国家统一的基金财务制度、会计制度和基金预决算管理制度。

"这有利于提高医保基金的使用效率。医疗保险遵循'大数法则'，参保规模越大，基金的抗风险能力越强。当然，还需通过支付制度改革、加强医疗服务监管等方式，控制医疗费用不合理增长。"顾雪非介绍，城乡居民医保统筹，可以提高医保基金的"共济"能力，从而进一步解除参保者的后顾之忧，增加群众看病就医的"底气"。

顾雪非介绍，通过统一定点管理、整合医保基金、整合经办资源、提高统筹层次等措施，参保居民还可以享受到城乡一体化的经办服务。同时，制度整合后，实行一体化的经办服务管理，消除了城乡制度分设、管理分割、资源分散等障碍，城乡居民医保关系转移接续更加方便。

（新华社北京 2016 年 1 月 12 日电）

国家卫健委解读
《关于促进"互联网＋医疗健康"发展的意见》

一、研究制定《关于促进"互联网＋医疗健康"发展的意见》的背景和重要意义

　　党中央、国务院高度重视"互联网＋医疗健康"工作。习近平总书记指出，要推进"互联网＋教育""互联网＋医疗"等，让百姓少跑腿、数据多跑路，不断提升公共服务均等化、普惠化、便捷化水平。李克强总理强调，要加快医联体建设，发展"互联网＋医疗"，让群众在家门口能享受优质医疗服务。《"健康中国2030"规划纲要》《国务院关于积极推进"互联网＋"行动的指导意见》都做出了部署。

　　为贯彻落实党中央、国务院精神，国家卫生健康委会同有关部门，在总结地方探索基础上，充分座谈论证，听取有关部委、部分省份、研究机构以及互联网医疗企业的意见建议，研究起草了《关于促进"互联网＋医疗健康"发展的意见》（以下简称《意见》）。2018年4月12日，李克强总理主持召开国务院常务会议，审议并原则通过了《意见》，确定发展"互联网＋医疗健康"措施，强调加快发展"互联网＋医疗健康"，缓解看病就医难题，提升人民健康水平。

　　文件起草过程中，我们注重做到三个"结合"，即坚持中央总体要求和地方创新实践相结合，对一些在实践中证明行之有效的做法加以提炼和总结；坚持"做优存量"与"做大增量"相结合，既运用"互联网＋"优化现有医疗服务，又丰富服务供给；坚持鼓励创新与防范风险相结合，促进互联网与医疗健康的融合创新、规范发展。

《意见》提出的一系列政策措施，明确了支持"互联网＋医疗健康"发展的鲜明态度，突出了鼓励创新、包容审慎的政策导向，明确了融合发展的重点领域和支撑体系，也划出了监管和安全底线。政策出台有利于深化"放管服"和供给侧结构性改革，缓解医疗卫生事业发展不平衡不充分的矛盾，满足人民群众日益增长的多层次多样化医疗健康需求。

"互联网＋医疗健康"是新事物，参与主体多、涉及领域广，隐私安全风险高，也迫切需要部门和地方加强协同配合，及时发现解决新问题，引导各方有序参与。国家卫生健康委将会同有关部门抓好政策组织实施，及时跟踪总结地方做法并加强指导，推动工作取得实效，维护人民群众身体健康和生命安全。

二、研究制定《意见》的基本原则

研究制定《意见》总的要求是，深入贯彻落实习近平新时代中国特色社会主义思想和党的十九大精神，推进实施健康中国战略，提升医疗卫生现代化管理水平，优化资源配置，创新服务模式，提高服务效率，降低服务成本，满足人民群众日益增长的医疗卫生健康需求。

《意见》有以下基本原则：一是坚持以人为本、便民惠民，以人民群众多层次多元化医疗健康需求为导向，依托互联网等技术优势，提高医疗健康服务质量和可及性。二是坚持包容审慎、安全有序，营造包容发展的政策环境，形成政府主导、多方参与、公平竞争、开放共享的局面。创新监管方式，切实防范风险。三是坚持创新驱动、融合发展，推动医疗健康与互联网深度融合，优化医疗资源配置，提高服务体系整体效能。

三、《意见》的主要内容

文件主要有三个方面的内容：

一是健全"互联网＋医疗健康"服务体系。从发展"互联网＋"医疗服务、创新"互联网＋"公共卫生服务、优化"互联网＋"家庭医生签约服务、完善"互联网＋"药品供应保障服务、推进"互联网＋"医保结算服务、加强"互联网＋"

医学教育和科普服务、推进"互联网+"人工智能应用服务等七方面，推动互联网与医疗健康服务融合，涵盖医疗、医药、医保"三医联动"诸多方面。

二是完善"互联网＋医疗健康"支撑体系。从加快实现医疗健康信息互通共享、健全"互联网＋医疗健康"标准体系、提高医院管理和便民服务水平、提升医疗机构基础设施保障能力、及时制订完善相关配套政策等五方面，提出了有关具体举措。

三是加强行业监管和安全保障，对强化医疗质量监管和保障数据信息安全作出明确规定，保障"互联网＋医疗健康"规范有序发展。

四、《意见》提出的创新举措

近年来，"互联网＋医疗健康"服务新模式新业态不断涌现、蓬勃发展，健康医疗大数据加快推广应用，为方便群众看病就医、提升医疗服务质量效率、增强经济发展新动能发挥了重要作用，但也遇到一些新情况，需要及时加以规范引导。这次《意见》的出台，主要是着眼于目标导向、问题导向、需求导向，对社会比较关注、各方迫切希望解决的问题作了回应，提出了有关具体的创新举措：

一方面，为释放政策红利、激发各类参与主体创新发展活力，文件鲜明提出了一些鼓励性政策措施。比如，在发展"互联网＋医疗"服务方面，将允许依托医疗机构发展互联网医院。医疗机构可以使用互联网医院作为第二名称，在实体医院的基础上，允许在线开展部分常见病、慢性病复诊。支持医疗卫生机构、符合条件的第三方机构搭建互联网信息平台，开展远程医疗、健康咨询、健康管理服务。完善医疗联合体内互联网医疗健康服务收费、医保支付等支撑政策，推进医保支付改革，健全利益分配机制。在优化"互联网＋家庭医生签约"服务方面，加快家庭医生签约服务智能化信息平台建设与应用，鼓励网上开展签约服务，在线提供健康咨询、预约转诊、慢性病随访、健康管理、延伸处方等服务。在完善"互联网＋药品供应保障"服务方面，明确对线上开具的常见病、慢性病处方，经药师审核后，医疗机构、药品经营企业可委托符合条件的第三方机构配送。在推进"互联网＋医疗保险结算"服务方面，逐步拓展在线支付功能，推进"一站式"结算。适应"互联网＋医疗健康"发展，进一步完善医保支付政策。在推进"互联网＋人工智能应用"服务方面，研发基于人工智能的临床诊疗决策支持系统，开展智能医学影像识别、病理分型和多学科会诊以及多种医疗健康场景下的智能语音技术应用，提高医疗服务效率。在提高医院管理和便民服务水平方面，明确到 2020 年，二级以上医院普遍提供分时段预约诊疗、智能导医分诊、候诊提醒、检验检查结果查询、诊间结算、移动支付等线上服务。另外，鼓励中西部地区、农村贫困地区、偏远边疆地区因地制宜，积极发展。

另一方面，出于对人民身体健康和生命安全高度负责，文件明确提出了一些规范性监管措施。比如，在强化医疗质量监管方面，出台规范互联网诊疗行为的管理办法，明确监管底线。建立医疗责任分担机制。强调互联网医疗健康服务平台等第三方机构应确保提供服务人员的资质符合有关规定要求，并对所提供的服务承担责任。"互联网＋医疗健康"服务产生的数据应全程留痕。在保障数据信息安全方面，要研究制定健康医疗大数据确权、开放、流通、交易和产权保护的法规。严格执行信息安全和医疗健康数据保密规定，严格管理患者信息、用户资料、基因数据等。

总之，就是通过制定出台这样一个《意见》，既鼓励创新又包容审慎，积极释放政策红利，进一步推动互联网与医疗健康的深度融合发展。

五、对"互联网＋医疗健康"这一新兴业态，要强化监管、防范风险

监管新事物，要有新方式。"互联网＋医疗健康"不少行为发生在虚拟空间，与以往监管实体医院不太一样。在这方面，坚持鼓励创新与防范风险相结合，既加大油门又备好刹车，区分不同情况，积极探索和创新适合新技术、新产品、新业态、新模式发展的监管方式，既激发创新创造活力，又防范可能的风险。

一是明确行为边界。将出台规范互联网诊疗行为的管理办法，明确监管底线。健全开展"互联网＋医疗健康"相关机构准入标准，最大限度地减少准入限制，加强事中事后监管，确保健康医疗服务质量和安全。

二是强化责任落实。防范风险最核心的是各负其责。互联网医院的发展是以实体医疗机构为依托，责任主体还是实体医疗机构本身。在监管方面，原则是按照属地化管理，实行线上线下统一监管。在这个文件中，我们特别强调了第三方平台的责任，互联网健康医疗服务平台等第三方机构应确保提供服务人员的资质符合有关规定要求，并对所提供的服务承担责任。同时，建立医疗责任分担机制，推行在线知情同意告知，防范和化解医疗风险。

三是提高监管能力。"互联网＋健康医疗"有一个特点，就是网上全程留痕。一方面，我们将建立卫生健康行政部门监管端口，所有开展互联网医疗服务的医疗机构和互联网医疗服务平台需要及时将数据向区域全民健康信息平台进行传输和备份，卫生健康行政部门通过监管端口对互联网医疗服务进行动态监管。另一方面，我们会推进互联网可信体系建设。加快建设全国统一标识的医疗卫生人员和医疗卫生机构可信医学数字身份、电子实名认证、数据访问控制信息系统，完善医师、护士、医疗机构电子注册系统。通过这样一些措施，做到"互联网＋健康医疗"服务产生的数据应全程留痕，可查询、可追溯，同时保证访问、处理数据的行为可管、可控，创新监管机制、提升监管能力，满足行业监管需求。

六、《意见》的出台，能让"互联网＋医疗健康" 为老百姓带来的健康红利

《意见》通过健全和完善"互联网＋医疗健康"的服务和支撑体系，更加精准对接和满足群众多层次、多样化、个性化的健康需求，可以让老百姓真真切切地享受到"互联网＋医疗健康"创新成果带来的健康红利，在看病就医时更省心、省时、省力、省钱。

一是"智慧"化解"看病烦"与"就医繁"。借助于移动互联网等"互联网＋"应用，医院通过不断拓展医疗服务的时间空间，提高医疗服务供给与需求的匹配度。以挂号难为例，很多医院不仅开发了自己的手机 APP，还加入了卫生健康行政部门搭建的预约挂号平台，把医院号源放在一个号池里，患者通过互联网、手机、电话都可以进行挂号。另外，患者可以在线完成包括候诊、缴费、报告查阅

等多个环节，不用多跑路，大大节省了时间和精力。针对老百姓实际需求，为患者提供在线常见病、慢性病处方，逐步实现患者在家复诊，使居民慢性病、老年性疾病可以在家护理、在家康复，极大提升了老百姓的医疗服务获得感。

二是跨时空均衡配置医疗资源，将优质医疗资源和优秀医生智力资源送到老百姓家门口。通过"互联网＋医疗健康"的方式，从某种程度上可以使资源更加合理配置，利用"互联网＋"技术把医疗资源和医生智力资源配置到一些匮乏的地区，特别是一些偏远地区、中西部地区和农村地区，在一定程度上促进、改变资源不均衡的情况。例如，通过建立互联网医院，把大医院与基层医院、专科医院与全科医生连接起来，帮助老百姓在家门口及时享受优质的医疗服务。针对基层优质医疗资源不足的问题，通过搭建互联网信息平台，开展远程会诊、远程心电、远程影像诊断等服务，促进检查检验结果实时查阅、互认共享，促进优质医疗资源纵向流动，大幅提升基层医疗服务能力和效率。鼓励医疗联合体借助人工智能等技术，面向基层开展预约诊疗、双向转诊、远程医疗等服务，推动构建有序的分级诊疗格局，帮助缓解老百姓看病难问题。

三是重塑大健康管理模式，实现"我的健康我能管"。在"互联网＋"的助力下，健康管理正逐步迈向个性化、精确化。通过建立物联网数据采集平台，居民可通过智能手机、平板电脑、腕表等移动设备或相关应用，全面记录个人运动、生理数据。通过建立健康管理平台，依托网站、手机客户端等载体，家庭医生可随时与签约患者进行交流，为签约居民提供在线健康咨询、预约转诊、慢性病随访、延伸处方等服务，真正发挥家庭医生的健康"守门人"作用。借助云大物移等先进技术，居民在家中就可通过网络完成健康咨询、寻找合适的医生，并在医生的辅助下更好地进行自我健康管理和康复。

（卫健委网站 2018 年 4 月 28 日）

国家卫健委解读《关于坚持以人民健康为中心推动医疗服务高质量发展的意见》

一、制定《关于坚持以人民健康为中心推动医疗服务高质量发展的意见》的背景和主要思路

随着中国特色社会主义进入新时代，社会主要矛盾转化为人民日益增长的美好生活需要和不平衡不充分的发展之间的矛盾，人民的健康需求也随之发生变化。要满足人民群众快速增长的多层次、多元化健康需求，需要推动医疗服务高质量发展，建立优质高效的医疗卫生服务体系。要实现医疗服务高质量发展的目标，一方面，要依靠制度建设、科技进步、理念创新，提升医疗服务的质量和效率，另一方面，要进一步关心关爱医务人员，花大力气改善医务人员执业环境和后勤保障，营造全社会尊医重卫的良好氛围，团结引领 1100 多万医务人员投身健康中国建设，发挥医务人员在建立优质高效的医疗卫生服务体系、深化医改工作中的主力军作用。

出台《关于坚持以人民健康为中心推动医疗服务高质量发展的意见》（以下简称《意见》）的主要思路，正是从上述两个方面着手：一是将解决人民群众最关心、最直接、反映最突出的医疗健康问题作为出发点和落脚点，通过落实进一步改善医疗服务行动计划，大力推进分级诊疗制度建设，全面加强县级医院能力建设以及持续提升医疗质量，保障患者医疗安全，推动医疗服务高质量发展。二是突出将切实保障医务人员基本权益和充分调动医务人员积极性作为重点，对医疗机构提出了具体的、有针对性的、可操作的措施，尤其是结合"中国医师节""国际护士节"等重要活动，为医务人员能够安心、舒心的开展工作创造条件、营造

氛围。通过调动医务人员积极性、主动性，保障推动医疗服务高质量发展的各项举措取得实效。

二、《意见》的主要内容

为全面贯彻党的十九大、十九届二中、三中全会和全国卫生与健康大会精神，在习近平新时代中国特色社会主义思想指导下，《意见》充分坚持以人民为中心的发展理念，从6个方面对推动医疗服务高质量发展提出具体要求。

第一部分是充分认识发挥医务人员健康中国建设主力军作用、推动医疗服务高质量发展的重要意义。突出强调医疗卫生行业服务内容广、工作负荷大、职业风险多、成才周期长、知识更新快的特点，充分调动、发挥医务人员积极性，对提高医疗服务质量效率，保障医疗安全，建立优质高效的医疗卫生服务体系，维护社会和谐稳定具有十分重要的意义。

第二部分是总体要求。明确了指导思想、基本原则和工作目标。工作中坚持以人民健康为中心、以质量安全为底线、以保障权益为重点、以改革发展为动力，实现医务人员满意度不断提升，群众获得感进一步增强，医疗服务高质量发展。

第三部分是大力推动医疗服务高质量发展。一是应用互联网等新技术、新理念持续优化医疗服务，改善患者就医体验，全面提升患者满意度。二是落实分级诊疗制度，引导患者科学就医，提升城乡医疗服务整体效能。三是提升县域服务能力，方便患者就近就医，提升县域内就诊率。四是持续提升医疗质量，保障患者医疗安全。

第四部分是依法保障医务人员基本权益。一是合理配置医务人员，满足医疗服务需求的同时，合理安排医务人员休息休假，切实落实医务人员休息休假的权利。二是切实改善医务人员薪酬待遇，严格落实"两个允许"，推动公立医院薪酬制度改革试点扩面提升深化。三是继续加强医务人员劳动安全卫生保护，减少医务人员在职业环境中可能受到的危害。四是有效保障医务人员享有社会保险与福利，鼓励有条件的医疗机构按照法律法规和有关规定为医务人员建立补充保险。根据医务人员承担的医疗服务风险，购买医疗责任险。

第五部分是营造调动医务人员积极性的良好环境。一是完善医疗机构民主管理制度建设，落实医务人员知情权、参与权、表达权、监督权。二是加强医务人员的人文关怀，关注医务人员身心健康，使医务人员舒心、顺心、安心地开展工作。三是深入开展"平安医院建设"，创造更加安全的执业环境。四是做好医务人员的培养培训和职业发展。

第六部分是加强组织领导。从提高思想认识，坚持问题导向，持续深化医改，抓好宣传引导四个方面提出具体要求。

三、保证《意见》真正落到实处的措施

贯彻落实《意见》，需要充分发挥卫生健康行政部门、各级各类医疗机构和医疗卫生行业学协会的作用，团结协作、形成合力。一是各级卫生健康行政部门、中医药主管部门要充分认识调动医务人员积极性、推动医疗服务高质量发展的重要意义，统一思想，高度重视，在当地党委、政府领导下，加强部门沟通与协作，形成调动医务人员积极性的政策合力。二是医疗机构要按照国家统一部署，结合实际情况，严格落实各项任务。三是各级专业学协会要充分发挥党和政府联系医务人员的桥梁纽带作用，维护医务人员权益，团结医务人员推动医疗服务高质量发展。

同时，国家卫生健康委正在研究启动专项工作，推动公立医院实现"三个转变、三个提高"，其中的一项重点就是要通过转变支出结构、扩大用于医务人员薪酬的分配，落实习近平总书记提出的"两个允许"，进一步提高医疗服务整体效率、医疗服务整体质量和医务人员积极性。通过动员部署、现场督导、典型宣传等形式开展专项工作，进一步将《意见》提出的各项重点任务和目标落到实处。

（卫健委网站 2018 年 8 月 16 日）

133

撑起遮风挡雨的民生"保障伞"
——社会保障制度怎么完善

2019 年 3 月，人力资源社会保障部、财政部联合发布《关于 2019 年调整退休人员基本养老金的通知》，明确从 2019 年 1 月 1 日起，将企业和机关事业单位退休人员养老金标准提高 5% 左右。在这之前，城镇职工退休人员基本养老金已连续 14 年上调，基本养老金标准从 2005 年的 714 元增加到 2018 年的 2950 元。

上调养老金只是我国织密织牢基本民生保障网的一个方面。近些年，我国坚持在发展中保障和改善民生，一大批惠民举措落地实施，人民获得感显著增强。2019 年的《政府工作报告》提出了完善社会保障制度、继续提高退休人员基本养老金等一系列举措，政策加油给力，民生"礼包"将更丰厚，"保障伞"将更坚实。

一、老有所养：完善养老保险制度体系

"老有所养、老有所依"，这个问题牵动着每个家庭。党中央、国务院一直以来高度重视养老保障工作，持续推进养老保险体系建设。目前全国基本养老保险覆盖人数已达到 9.42 亿人，待遇水平稳步提高，织就了世界上最大的社会保障网。2019 年政府将进一步加快完善制度，加大资金投入，让更多老年人能够乐享晚年。

多层次养老保险体系建设要加快"施工"。单一层次的社会养老保险制度不能充分体现国家、单位和个人之间养老责任的合理分担原则，无法实现公平和效率的兼顾，不利于形成合理的激励约束机制，也容易导致基本养老保险负担过重。构建多层次养老保障体系，就是要通过界定不同层次的结构功能，建立起合

理的养老责任分担机制，使制度更加公平、更可持续。

　　要立足基本国情，借鉴国际经验，按照兜底线、织密网、建机制的要求，加强顶层设计，加快改革步伐，完善配套政策，构建以基本养老保险为基础、以企业（职业）年金为补充、与个人储蓄性和商业养老保险相衔接的多层次养老保障体系。一方面，要降低基本养老保险缴费率，既减轻企业缴费负担，也为补充养老保险发展提供基础条件和腾出空间；另一方面，完善企业年金单位缴费税前扣除政策，降低企业年金的制度门槛。扩大个人税收递延型商业养老保险试点范围、延长试点期限，加快完善税收、金融等配套政策，引导和扶持个人储蓄性养老保险和商业养老保险发展。

　　稳步提高养老金待遇。按照尽力而为、量力而行的原则，随着经济社会发展和国家财力增强，应逐步提高养老金待遇，给职工以稳定的预期和可靠的保障。2019年继续按平均5%左右的幅度提高企业和机关事业单位退休人员基本养老金，中央财政拟安排基本养老金转移支付预算7392亿元，同比增长10.9%，重点向基金收支矛盾较为突出的中西部地区和老工业基地省份倾斜。按照2018年建立的城乡居民基础养老金正常调整机制，统筹考虑城乡居民收入增长、物价变动和职工基本养老保险等其他社会保障标准调整情况，对城乡居民基础养老金进行合理调整。

　　实施中央调剂制度，养老保险全国统筹加快"破题"。为合理均衡各地区的养老保险基金负担，自2018年7月1日起，我国建立实施企业职工养老保险基金中央调剂制度，作为推进养老保险全国统筹的第一步。统筹考虑基金结余较多省份和支付压力较大省份之间的调剂力度，中央调剂制度上解比例从3%起步。2019年将调剂比例从3%提高到3.5%，预计全年中央调剂基金规模将达到6000亿元。在此基础上，明确各级政府责任、理顺基金管理体制、健全激励约束机制，加快完善养老保险省级统筹，在此基础上推进全国统筹。

二、弱有所扶：保障困难群众生活无忧

　　扶危济困，是中华民族的传统美德。几年前，一则"年逾六旬的郭和兴老

人为给患有癫痫病的养子筹集开颅手术费，不辞艰辛在北京三里屯太古里附近卖花"的消息在微信微博等网络平台传播，牵动了无数网友的心，数百位热心市民前去义买捐款，很快就为"卖花爷爷"凑集齐了其养子的手术费。对遇到灾难、遭受不幸的群众，需要人人伸出温暖关爱之手，但更重要的是要加强制度性保障。社会救助是一项托底线、救急难、保民生的基础性制度安排。2019年要适当提高城乡低保标准，加大社会救助力度，加强困境儿童保障，尽心尽力为群众救急解困，让温暖和关爱的阳光照亮社会每一个角落。

筑牢低保兜底保障线。2019年中央财政将按人均补助水平城镇提高5%、农村提高8%的幅度增加对地方城乡低保的补助。加强农村低保制度与扶贫开发等制度政策的有效衔接，确保贫困地区的农村低保标准不低于国家扶贫标准。落实社会救助和保障标准与物价上涨挂钩联动机制，使困难群众基本生活水平不因物价上涨而降低。还要完善低保家庭经济状况核查机制，加强部门联动、信息共享，提高低保对象识别和认定的精准度，杜绝"人情保""关系保"以及各种"错保""漏保"。

提高临时救助和特困人员救助供养水平。加大临时救助力度，解决城乡群众遭遇的突发性、紧迫性、临时性基本生活困难。分类分档制定临时救助标准，根据救助对象的家庭人口、困难类型、困难程度和困难持续时间等因素，细化并提高救助标准，更好地发挥临时救助托底线、救急难的作用。全面落实特困人员救助供养制度，拓展救助供养服务供给，进一步加强分散供养特困人员救助服务，做好生活保障和照料服务，防止冲击社会道德底线的事件发生。

让困境儿童得到充分保障和关爱。儿童是家庭的希望和国家、民族的未来。要着眼于促进困境儿童全面发展，完善相关帮扶救助政策。推进困境儿童分类保障，适度提高孤儿基本生活费补助标准，保障其基本生活。优化孤儿助医助学工程，对重病、重残儿童，居民基本医保和大病保险要给予倾斜，符合条件的医疗救助要适当提高报销比例与封顶线。推进残疾儿童跟班就读，为家庭困难的残疾儿童提供包括高中阶段在内的12年免费教育，确保困境儿童不失学。进一步加强农村留守儿童关爱服务体系建设，完善关爱保护措施，为儿童健康成长撑起一片蓝天。

三、残有所助：提升残疾人保障和服务水平

我国有 8500 多万残疾人，这是一个需要格外关心、格外关注的群体。2019年要继续完善有关政策，以更加扎实有力的举措，促进残疾人事业全面发展。完善两项补贴制度，让残疾人生活更有保障。目前困难残疾人生活补贴和重度残疾人护理补贴（简称两项补贴）已实现全国所有县（市、区）发放全覆盖，惠及所有符合条件的困难残疾人和重度残疾人。这两项补贴先行解决了制度"有没有"的问题，在解决"够不够"问题上还需继续努力。目前大多数地方两项补贴标准较低，影响兜底功能的有效发挥。根据经济社会发展水平和残疾人生活保障需求、长期照护需求统筹确定两项补贴标准并适时调整。地方财政要强化预算统筹安排，加大两项补贴力度，中央财政通过一般性转移支付予以支持。

加强残疾预防和残疾人康复工作。全国每年新增残疾人口约 200 万。加强残疾预防非常紧迫，要立足于"治未病"，树立全人群、全生命周期残疾预防观念，完善残疾预防工作机制，全社会共同行动，有效控制残疾的发生和发展。康复是残疾人最迫切的需求。要围绕实现残疾人"人人享有康复服务"的目标，强化医疗卫生机构康复职能，加强专业康复机构和设施建设，切实扩大康复服务供给。更加重视辅助器具研发生产，为残疾人提供更多更好的辅具产品和服务。现在许多康复项目还没有纳入医保，缺乏稳定的资金来源渠道。要规范医疗康复项目管理，扩大残疾人医疗康复保障覆盖面，进一步明确和规范基本医疗保险康复项目的支付范围，逐步将更多医疗康复项目纳入基本医疗保险支付范围。

加强无障碍环境建设，让残疾人生活更便利。一个台阶就像一座无法逾越的高山，每次出门都要经历莫大的考验，看电影、逛商场似乎与他们无缘……由于无障碍设施和环境的缺乏，导致很多残疾人迈不出家门、融不进社会。目前我国城市无障碍设施比较零散，大量的既有道路、过街天桥坡道、老旧居民楼、公共建筑物等需要进行无障碍改造；农村和中西部地区无障碍设施更加薄弱，存在很多空白。要坚持增量建设和存量改造并举，支持加装电梯和无障碍环境建设，为残疾人生活、学习和工作提供更多便利。

无障碍环境建设除物理设施外，还要注重加强无障碍信息、无障碍服务、无障碍文化建设。有聋人家属反映看春节联欢晚会时，当出现小品、相声等语言类节目时，家里就赶紧换台，原因是看到现场观众和旁人大笑时，有听力障碍的聋人却不明所以，既尴尬又让家人难受。要进一步改进和完善新闻、现场直播的同步字幕功能和手语同步功能。

四、让军人成为全社会尊崇的职业：落实好退役军人待遇保障

退役军人为国家作出了重要贡献。2019年《政府工作报告》指出，要落实退役军人待遇保障，完善退役士兵基本养老、基本医疗保险接续政策。要按照报告的要求，切实保障和维护好退役军人军属的合法权益。重点要做好三件事。

一是进一步健全优待制度。近年来，我国连年以10%左右的幅度提高优抚对象抚恤补助标准。随着经济社会不断发展，要继续提高优抚标准，保障合理待遇，确保抚恤优待对象生活不低于当地的平均生活水平。坚持优待与贡献匹配、优待体现激励导向、优待与表现相挂钩，进一步完善优待制度，拟定优待目录清单，不断丰富优待内容，拓宽优待载体，进一步增强优待对象的荣誉感、获得感。

二是完善退役士兵社会保险接续政策。合理明确政府、单位、个人之间的责任，制定完善解决退役士兵参加基本养老、基本医疗保险接续的相关政策措施，对符合条件的在企业工作的退役士兵，允许按规定补缴接续。

三是建立困难退役军人军属帮扶援助机制。对因下岗失业、重大疾病、意外伤害或其他原因导致基本生活出现困难或严重困难的退役军人军属，要根据其困难程度，在生活、医疗、住房等方面，通过援助机制给予临时性、应急性、过渡性的帮扶。

（国务院研究室编写组：《2019政策热点面对面》

中国言实出版社，2019年3月）

十九大报告明确了建设健康中国的路线图

王丛虎

　　幸福与健康是人类永恒不变的追求。在博大精深、源远流长的中国五千年文明中，幸福与健康始终是每一个华夏儿女一直的向往。对于每一个个体而言，健康是幸福的前提和基础，无健康也就无幸福可言。确保人民健康、打造健康中国是国富民强的保障。

　　十九大报告顺势而为、站高望远，果断而响亮地提出了"实施健康中国战略"号召。健康中国战略不仅立意高远、目标清晰，而且实施路线明确、政策措施科学有效。"实施健康中国战略"令每一个中华儿女为之振奋，更发人深思、催人奋进。

　　第一，十九大报告提出大健康观，勾勒健康中国蓝图。大健康观是一种全局的理念，是围绕着每一个人的衣食住行和生老病死进行全面呵护的理念，也是2016年习近平总书记在全国卫生与健康大会上提出的新理念。

　　十九大报告不仅再次明确了大健康观的核心要义，即"为人民群众提供全方位全周期健康服务"，更是上升到国家战略高度。大健康观就是要加强预防，让人民群众不生病、少生病，有病能医、医病便捷乃至免费，以确保身体的健康长寿；同时还要吃得放心、吃得有营养，以确保吃得健康；还要老有所依、老有所养，以确保老年幸福健康；还要有计划地生育、安全放心地生育，以确保生育健康。当然，还包括生活环境的安全健康。只有这样，才是真正的健康。十九大报告还进一步提升了大健康观的地位与意义，即"人民健康是民族昌盛和国家富强的重要标志"。

　　第二，十九大报告提出深化体制改革，确保健康中国发展。十八大以来，以习近平同志为核心的党中央始终把人民健康放在第一位，开启了医疗卫生体制的改革，提出了一系列具体改革建议，出台了许多行之有效的改革举措，取得了巨大而可喜的成就。2017 年 5 月 5 日，国务院办公厅颁布了《深化医疗卫生体制改革 2017 年重点工作任务》，具体改革任务共有 70 项。十九大报告则在此基础上提出要进一步"深化医药卫生体制改革"，目的就是要"全面建立中国特色基本医疗卫生制度"，即构建并完善医药卫生的四大体系：公共卫生服务体系、医疗服务体系、医疗保障体系和药品供应保障体系。具体说来，十九大报告要求：要重点建立和健全我国的医疗保障制度、现代医院管理制度、药品供应保障制度，同时还要"加强基层医疗卫生服务体系和全科医生队伍建设"，以确保中国特色的医疗卫生系统能够提供"优质高效的医疗卫生服务"，也确保全国人民的健康长寿。

第三，十九大报告要求发展健康产业，推动健康中国建设。健康产业是一个具有巨大市场潜力的新兴产业，同时具有"吸纳就业前景广阔、拉动消费需求大，促进公民健康长寿"的特点。为此，十九大报告高度重视发展健康产业。首先提出要"坚持中西医并重，传承发展中医药事业"。我国长期以来高度重视中医药事业的发展，十九大再次提出，并把它置放在"健康中国战略"的高度，也就再一次强调中医药事业的传承与发展，其实质就是要求我国中医药要"适应现代化的社会、对接产业化的需求、迎接国际化的挑战"。其次提出"加快老龄事业和产业发展"。十九大报告高度重视养老问题，为确保老年健康，提出了具体要求和应对措施，即"积极应对人口老龄化，构建养老、孝老、敬老政策体系和社会环境，推进医养结合，加快老龄事业和产业发展"。

第四，十九大报告强调完善健康政策，促进健康中国继续前行。健康政策是健康中国的指引，更是关乎着健康中国前行的速度和进程。在 2016 年全国卫生与健康大会上，以习近平同志为核心的党中央提出了一系列健康中国的大政方针和政策。在此基础上，十九大报告又重点强调了要进一步完善的具体健康政策。一是"疾控预防为主"的政策。"凡事预则立，不预则废"，同样，对于每一个人的健康而言，同样应该采取"预防为主，防治结合"的政策。为此十九大报告指出"坚持预防为主，深入开展爱国卫生运动，倡导健康文明生活方式，预防控制重大疾病"。二是生育政策。生育政策是我国的基本国策，直接影响着我国的人口战略和健康中国的战略实施。为此，十九大报告专门强调，要"促进生育政策和相关经济社会政策配套衔接，加强人口发展战略研究"。

第五，十九大报告强调加大食品安全执法力度，为健康中国保健护航。"国以民为本，民以食为天，食以安为先，安以质为本，质以诚为根"。这足以说明食品安全关乎健康中国的发展。

习近平总书记一直高度重视食品安全，在 2015 年就明确提出：要切实加强食品药品安全监管，用最严谨的标准、最严格的监管、最严厉的处罚、最严肃的问责，加快建立科学完善的食品药品安全治理体系。十九大报告则更是强调要"实施食品安全战略，让人民吃得放心"。虽然用词精炼，但内涵丰富，尤其是"吃得放心"不仅需要加强执行新《食品安全法》的力度，更是包含了加大惩处力度、全民参与、社会共治的内容。

同时，十九大报告还特别提出要"着力解决突出环境问题，加大生态建设、环境执法力度"等重要内容，并要求 "必须坚持厉行法治，推进科学立法、严格执法、公正司法、全民守法"。正是这些具体措施和法治的要求，才能为健康中国的大船保驾护航，并保证它乘风破浪、快速前行。

（中国网 2017 年 10 月 23 日）

健康中国建设：战略意义、当前形势与推进关键

华　颖

　　健康是人民最具普遍意义的美好生活需要，而疾病医疗、食品安全、生态环境污染等则是民生突出的后顾之忧。在 2016 年 8 月召开的全国卫生与健康大会上，习近平总书记就明确提出要"将健康融入所有政策，人民共建共享"，强调"没有全民健康，就没有全面小康。要把人民健康放在优先发展的战略地位"。同年 10 月，中共中央、国务院印发《"健康中国 2030"规划纲要》，提出"普及健康生活、优化健康服务、完善健康保障、建设健康环境、发展健康产业"五方面的战略任务。党的十九大报告更是将实施健康中国战略纳入国家发展的基本方略，把人民健康置于"民族昌盛和国家富强的重要标志"地位，并要求"为人民群众提供全方位全周期健康服务"，这表明健康中国建设进入了全面实施阶段。本文旨在分析建设健康中国的战略意义、现实挑战和推进健康中国建设的若干关键举措。

一、建设健康中国的战略意义

　　国民健康不仅是民生问题，也是重大的政治、经济和社会问题。健康中国建设不仅直接关乎民生福祉，而且关乎国家全局与长远发展、社会稳定和经济可持续发展，从而具有重大的战略意义。

　　（一）政治意义：体现以人民为中心的发展取向、治国理念和目标的升华

　　把国民健康作为"民族昌盛和国家富强的重要标志"并置于优先发展的战略地位，扭转了一段时期以来侧重经济增长，而忽视环境污染、生态恶化和为之付出巨大健康代价的倾向。经济增长并不必然带来国民健康水平的提升，而是需

要以民为本的领导决心和全局性、前瞻性的健康规划，以实现健康与经济社会良性协调发展。健康中国建设体现着国家以人民为中心的发展理念和增进民生福祉的发展取向，指明了未来政策和资源的倾斜方向，是国家治理理念与国家发展目标的升华。

（二）经济意义：健康是最大的生产力，健康业是庞大的民生产业

1. 健康是最大的生产力。中国已进入通过提高人力资本提升全社会劳动生产率，实现人口红利从数量型向质量型转换，并助力经济和综合国力持续健康发展的新阶段。鉴于中国近 14 亿的庞大人口规模，个体健康指标的改善将汇集为全社会巨大的健康人力资本提升。微观层面，对于企业而言，维护员工的职业安全和健康也是有效的人力资本投资手段，有助于提升企业生产率和核心竞争力。

2. 健康业培育民生经济新增长点。在"提供全方位全周期健康服务"的健康中国建设中，健康管理、休闲健身、医养产业、医疗服务产业等健康服务业必将得到长足发展。按照《"健康中国 2030"规划纲要》确定的目标，2020 年健康服务业总规模将超过 8 万亿人民币，2030 年达到 16 万亿。作为规模相当可观、覆盖范围广、产业链长且在不断扩张的民生产业，健康服务业培育了民生经济新增长点，有助于推进供给侧结构性改革、优化服务业供给结构、创造就业并拉动经济的健康可持续增长。

（三）社会意义：健康中国的建设关乎社会和谐安定

发展社会保障顺应的是民生诉求，解决的是民生疾苦，化解的是社会矛盾与经济危机，促进的是国家认同、社会公正与全面发展，维系的是社会安定与国家安全。从本质上说，健康中国建设也是保障民生福祉之策，同样关乎社会和谐安定。例如，若看病难、看病贵，因病致贫、返贫现象突出，健康不公平现象普遍，则会酝酿社会矛盾甚至危机；若慢性病、职业病、失眠抑郁等精神障碍高发，则会降低民众的生活质量，使其难以安居乐业，社会更失安定之基；若突发公共卫生事件得不到及时处置，则会人心惶惶，危及社会和谐稳定；若食品药品安全、环境污染等主要健康危害因素未能加以有效控制，则易引发公众的担忧、不满和社会氛围的趋紧。

（四）政策意义

1.凝聚共识，激发国家、社会、个人的共建共享。在健康中国建设的过程中，关注健康、促进健康将成为国家、社会、个人及家庭的共同责任与行动。在国家层面战略性的统筹规划下，凝聚全社会对建设健康中国的共识，跨部门、跨行业、跨所有制的各相关方协同施策，对包括行为和环境的健康影响因素持续发力，才能在全球人口最多的国家实现公众健康状况的持续改善。

2.标志着健康观和相应政策的优化：从疾病治疗到健康促进。"健康不仅为疾病或羸弱之消除，而系体格、精神与社会之完全健康状态。"过去一段时期，中国健康领域实际上以疾病治疗为中心，相关制度安排与资源投入亦将重点置于解除疾病的医疗问题上。然而，医学治疗对健康的影响有限，个人行为、生活和社会环境等才是健康更关键的决定因素，疾病治疗为中心的策略失之偏颇。健康中国战略下由疾病治疗全面向健康促进发展，寓健康于万策，发挥中国政治制度的优势，从健康影响因素的广泛性、社会性、整体性出发进行综合治理，无疑是健康观和相应政策的优化。

二、建设健康中国所面临的形势和挑战

从现实出发，建设健康中国面临的形势日趋复杂，各种挑战亦需要妥善应对。

（一）人口老龄化加速和疾病谱变化

一方面，中国人口老龄化进程迅猛。自2000年跨入"老龄化社会"后一直在加速行进，全国65岁及以上老年人占总人口比从1982年的4.9%上升到2001年的7.1%，2016年达10.8%。人口老龄化的加速发展，表明需要健康维护与医疗、护理的成本会上升，而国家完善相关制度安排和调整相应政策的窗口期非常短。另一方面，疾病谱从以传染性疾病为主加速转向以高血压、糖尿病、心血管疾病、呼吸系统疾病、脑卒中、肿瘤等慢性非传染性疾病为主。慢性病患者年轻化趋势明显。中国在慢病方面的挑战前所未有：在每年1030万死亡病例中慢性非传染性疾病占比超过80%。慢病患病率上升的同时，其知晓率、治疗率、控制率却严重不足。例如2012年高血压的知晓率、治疗率和控制率分别是46.5%、41.1%、

13.8%，成人糖尿病的分别为 36.1%、33.4%、30.6%。农村地区慢病的知晓率、治疗率和控制率更低。相当规模的人群缺乏自我健康管理的意识和能力，忽视健康及其投入。吸烟、过量饮酒、缺乏锻炼、不健康饮食、空气污染等慢病的主要致病风险因素广泛流行，且未得到公众应有重视。此外，经济社会转型期工作和生活节奏的趋快，劳动关系、人际关系趋紧，工作和生活压力趋增，借助互联网失序蔓延的不良情绪和社会氛围，对公众心理和生理健康造成的影响也不容忽视。这些趋势都加剧了建设健康中国所面临问题的复杂性。

（二）医疗保险、医疗卫生、医药供应体制改革滞后

尽管中国初步建成了全民医疗保险制度，97% 以上的人口已被不同医保制度所覆盖，城乡居民疾病医疗的后顾之忧在大幅度减轻，医疗卫生体制改革与医药流通体制改革亦在着力推进，但医保、医疗、医药三者间的联动改革至今没有实质性进展，远未形成良性互动。这导致医疗卫生服务体系、医疗保障体系与公众日益增长的健康需求差距较大。尤以医保支付、医药流通体制、公立医院改革滞后为甚，基层服务薄弱、优质资源和患者涌向上级医疗机构、激励机制不当导致资源浪费和低效率等问题突出。例如，分级诊疗、基层首诊、急慢分治是各国医疗服务与医疗保险的制度化安排，它需要医疗服务与医疗保险的紧密配合，目前仅依靠医保报销比例差异规定试图实现分级诊疗就无法获得预期效果。医疗服务是信任品，必须形成充分竞争的医疗服务供给格局以真正强化基层医疗服务和全科医生队伍，让基层医生获得公众的认可和信赖。在此基础上，实施强制基层首诊制。此外社会办医疗机构，其在设立、医保资质获取等方面存在着现实障碍。尽管国家层面政策规定，符合资质要求的机构都可注册成立，但实际操作中，某些地方卫生部门以"区域卫生规划"为由，限制民营机构发展。医疗卫生、医疗保险、医药供应改革的滞后和不能实现良性互动，无疑是健康中国建设进程中应当尽快克服的障碍。

（三）卫生和健康领域投入不足，自费负担较重

中国健康（卫生）总费用在持续增长，近 40 年间全国卫生总费用占 GDP 之比从 1978 年的 3% 增长到 2016 年的 6.2%，增长弹性长期处于 2 左右的高位水平，

社会医疗保险支出在其中扮演了重要且积极的角色。这是一个历史性的进步，但总量投入水平仍然较低、各主体负担结构不尽合理。国际研究表明，健康支出存在着饱和点，一旦超过饱和点，额外的支出将不再能够改善人们的健康状况而只能服务于医疗服务提供者的利益与健康产业的利润追求。统计资料表明，中国目前的健康领域投入总量较之发达国家健康总投入普遍占国内生产总值10%以上还有一定的差距，尚未达到饱和，在水平进一步提升的过程中还需要注重资源投入的效率和公平性。

从列举的若干典型国家健康支出情况可见，中国的健康费用投入总量占GDP之比约是同样采取社会医疗保险制国家的一半。值得注意的是，以英国为代表的采取税收筹资的国家，其健康总支出占GDP的均值比以社会保险作为主要筹资渠道的国家略低。英国全民健康服务（NHS）在国民认同、合理制度设计的情况下也是优选之一。NHS下急缓分诊、完备的全科医疗服务及守门人制度、公众对全科医生的信任促成了医疗资源较为高效的使用。在投入结构方面，公共财政投入于健康领域的约束力较弱，尚缺乏制度性的保障；自付费用负担仍然偏重，其占比达31.99%，高于世界卫生组织推荐防止因病致贫的不超过20%之水平。

（四）环境污染和食品安全问题仍未得到有效治理

伴随中国快速工业化而来的，是空气、水、土壤等生态环境污染以及食品药品安全问题构成了国民健康的重大隐患。根据世界卫生组织的最新可比数据，在用以监测联合国2030可持续发展健康目标实现情况的健康指标中，当前中国主要指标大多优于全球平均水平。在出生健康预期寿命、消除新生儿和5岁儿童可预防死亡和儿童免疫等方面甚至优于欧洲平均水平。中国卫生和健康事业的确已经取得了令人瞩目的成就，但在控制环境污染特别是颗粒污染物PM2.5及其带来的严重健康问题、道路交通事故安全、专业医护人力资源的充足性和分布均衡性、政府在健康领域的投入等方面还有较大的提升空间，需要更为有效的应对措施。鉴于中国的地区发展不均衡和城乡差异，某些地区和人群需改善的空间更大。

（五）国际视角下的中国健康情况

将中国置于国际视角下，可以发现在健康方面的差距。在此，选择发达的欧洲与全球平均水平为参照，可以得到中国健康相关指标的相对水平。

综上，健康中国建设所面临的形势是复杂的，也是在不断发展变化的，建设健康中国不仅需要继续采取以往行之有效的政策措施，还需要更加科学的综合治理方案和国家、社会、个人及家庭的共同行动。

三、推进健康中国建设的关键领域

健康中国建设是系统工程，涉及公共卫生、医疗服务、医疗保障、生态环境、安全生产、食品药品安全、科技创新、全民健身、国民教育等多个领域、部门和行业，需要从宏观层面把握和统筹，并做到多部门协同综合治理。当前在具体落实时，又必须抓住"牛鼻子"即带动全局的关键点，包括加快不同人群间医疗保险制度的整合、强化预防优先、借助现代技术手段推动健康治理的升级等。

（一）优化全民医疗保障制度是推进健康中国建设的基础

中国已基本实现缴费型医疗保险模式下的全民医保目标，且筹资规模和保障待遇在稳定提高。医保在"三医"间具有基础和杠杆性的作用，可以通过其支付范围、价格和方式约束和撬动医药流通体制和医疗机构的改革及医疗卫生资源的配置。因此，进一步优化全民医保制度是推进和保障健康中国建设的重要基础。当前医保制度优化的重点至少包括以下几个方面：

1.加快职工基本医保、城乡居民基本医保制度的整合步伐，用统一的国民基本医疗保险制度覆盖全民。在人群分割、地区分割、城乡分割的情形下，管理分离、资源分散，有损制度公平与运行效率。农民工因户籍地与工作地分离而处于尴尬地位，他们被纳入农村居民基本医疗保险却又长期工作、生活在异地，医疗保险权益很容易受损，必然影响到其健康维护与健康促进。因此，应当将加快整合基本医保制度作为健全全民医保制度的优先选项，同时，将目前主要停留在县级的统筹层次提高至省级统筹（按照《社会保险法》规定）。这是缩小不同群体之间医疗保障待遇差距的现实选择。还应当不断提高农村居民的基本医疗保险保障水平，这不仅能够满足日益增长的社会公平的要求，而且还会进一步提高医疗消费和全社会的消费信心。为此，也需要进一步增加政府对制度的补贴和提高个人缴费的比例，以壮大全民医保制度的物质基础。

2. 尽快废止法定医疗保险中的显性或隐性个人账户。疾病风险的不确定性使得保险是理性选择，而非储蓄，更非强制储蓄。医保中个人账户的设计只不过是个人储蓄，既不适用私人保险原则也不适用社会保险风险共担的原则。因为医疗保险是基于疾病风险射幸性而建立的互助共济机制，体现的是健康者与病患者之间的互助共济和收入再分配，而非用以平滑个人消费。以往实践已经表明，设置个人账户严重削减了医保制度的互助共济功能。在花费昂贵、慢性病和严重的疾病情况下，个人账户也不能提供足够储备。因此，医保个人账户是有着明显时代烙印和局限性的设计。个人账户的设置分散了统筹资金，有违医疗保险互助共济的客观规律。且其滥用扭曲了社会心态，累积的结余造成资金闲置浪费并增加管理成本，已经到了急切需要改革的时候。

从国际经验来看，社会医疗保险中设置强制性个人账户国际上鲜有。在完整梳理了国际社会保障协会（ISSA）和美国社会保障总署（SSA）最新发布的对181个国家或地区社会保障制度的描述，可以得出以下结论：（1）医疗保险中设置强制性个人账户的只有中国和帕劳两国。而帕劳是一个人口仅有两万、曾长期作为托管地的太平洋小型岛国，不具有参照价值；（2）国际实践清晰表明，在社会保险的所有主要险种中，设置个人账户绝非大国和强国之道，亦不符合制度客观规律。不能让利己主义、个人主义倾向影响包括医疗保险在内的社会保障制度的理性发展；（3）养老保险中的个人账户相较医疗保险虽稍普遍，但主要是亚洲的斯坦国家、东欧国家、拉丁美洲、南美洲国家。而且，目前未真正实施、或准备撤回、或是计划将强制个人账户转化为自愿性质的国家不在少数。

3. 社会医疗保险还需遵循以家庭为单位参保、退休者缴费等客观规律。其一，以家庭为单位参保，即就业者缴费，无独立收入来源的配偶和未成年人子女无须缴费也应自动被制度覆盖。目前，某些地方存在新生儿无身份证无法缴费参保，从而无法享受医保待遇的情况。全民缴费也增加了征缴管理成本，得不偿失。以家庭为单位参保互助共济性和再分配性更强，已是社会医疗保险制度的惯例，现代医疗保险制度的创始国德国即是如此，其社会保障制度100多年来历经各种政治、经济波折但仍保持超强稳定性。目前，德国法定医疗保险的参保者共计 7200 多万人，其中缴费参保者约 5600 万，联保家庭成员约 1600 万，占总参保人数约 1/5。其二，退休人员应当缴费。缴费的合理性来源于退休者有退休收入（养老金等），此外所使用的医疗资源最多。如若退休人员不缴费，也难以应对老龄化必然带来的医保支付压力。再如德国，退休人员的缴费由退休者和养老保险基金承担各半（目前缴费率为各 7.3%）共同组成。参加法定医保的养老金领取者共计约 1678 万人，与联保家庭成员数目相当。从公平性和可持续性来看，遵循社会医疗保险制度客观规律的改革迫在眉睫。

（二）推进健康老龄化，回归理性的医养结合

十九大报告明确提出"积极应对人口老龄化……推进医养结合，加快老龄事业和产业发展。"健康中国离不开健康老龄化。在这方面，提倡健康的养老方式和促使医养结合方式回归理性至关重要。

在养老方式上，应当摒弃年到 60 岁即被视为老年人或者自甘纳入需要照顾之老年行列的思维惯性，更需要改变舍得花钱买药而吝于锻炼与健康饮食，以及不愿继续贡献于社会的行为方式，特别是盲目相信保健品而改变正常的生活及饮食习惯。这些现象并不罕见，它不仅无益于老年人的健康，反而会给老年人身心带来损害。因此，应当提倡老年人遵循正常、健康的生活方式，同时积极参与社会。

当前受到广泛关注的医养结合同样需要回归理性：

1. 医养结合的前提是医养分清。目前普遍存在的在医院里大建养老院和在养老院里建医务室的行为是非理性的方向，不仅降低了服务专业性和安全性，更重要的是模糊了机构边界、制度边界和权责界限，滋生医保基金套用、各式交叉补贴、暗度陈仓等。提供医疗服务的机构和提供养老服务的机构应该是相互独立的法人单位，产权、责任边界清晰。医养需结合的对象是整合性的服务，而不是机构的结合或其在地理上的临近。医养结合的目的是应对服务递送体系的碎片化、不连续和缺乏协调，从而以服务对象为中心为其提供全方位系统的、连续无缝的服务。据此，尽快建立独立的长期护理保险作为养老服务的经济保障措施；深化医疗保险和医疗卫生体制改革，作为医疗服务的保障机制。只有清晰医疗保险、

长期护理险各自的支付范围和边界，才有可能实现高效衔接和协调。目前各地普遍存在老人在医疗机构"挂床"照料的现象，不利于医疗保险的健康持续发展。事实上，1994年德国率先引入长期护理险的重要原因之一就是医保支付压力过大。就国际经验看，虽然鲜有医养结合的提法，但有医疗保险和长期护理保险的捆绑，即参保者一旦进入医保，则自动加入长期护理险，保险机构也是同一机构。

2. 医养结合的基础是医养两个体系的完善。医养结合中很多现实困境来自医疗服务体系与养老服务体系不完善或是体制、机制没有理顺。只有在两个体系相对完善的情况下，由相应的主体提供服务、相应的保险根据规则进行购买支付、相应的主管部门进行监管和协调，才能实现服务的有效传递与资源的合理使用。在两者错位或是异化的情况下，几无可能实现理想的结合。

3. 医养结合的方式或途径应是市场化，而非行政主导；政府可以引导，却不宜干预。目前行政命令推动下的医养结合模式效果不佳，医疗机构与养老机构之间的协作缺乏共同利益目标，往往流于形式。反之，如果通过市场化的方式，建立相应的补偿、激励与约束机制，通过经济杠杆调节实现互赢，可使各利益主体提供更好的整合服务，也才能可持续发展。

4. 政府现阶段应聚焦于"雪中送炭"，而非"锦上添花"。面向需要长期照料护理的（半）失能、（半）失智老人提供专业养老护理服务的机构应是政府着力之重点，对于以健康老人为目标群体的、享乐型养老机构及面向极少数人群的高端机构则应交由市场自发调节，不应列入政府补贴之列。功能异化的还有日间照料中心，接受了政府的大量补贴但大多数异化为健康老年人活动中心，真正需要日托护理服务的老人得不到有效服务。在基本服务供给体系尚未成熟前，政府需要做的是保证基本面的"雪中送炭"，而非"锦上添花"。

此外，和民生领域的其他改革一样，医养结合不能被商业利益所绑架而积重难返，或是为了带动经济发展而忽视其本源目标，即更好地满足服务对象的医疗和养老照护需求。目前各地在推进医养结合过程中，很少对实际需求进行评估，更遑论提供理想的整合服务。医养结合也不能成为政绩工程，造成社会资源的大量浪费。医养结合应以居家养老为重点，因其更符合人性且在成本上更经济。目前各地多把推动机构发展作为政策焦点，很大程度上缘于机构更"直观可见"。公立机构也往往呈现两极状况：要么环境服务皆好、价格适中，但普通民众排队也难进；要么成了与实际需求严重脱节的"样板工程"，空置率高，使用率极低，存在严重资源浪费。

（三）重视疾病预防和健康管理，控制慢病发展态势

据统计，居于中国城乡居民主要疾病死因前几位的分别是心脑血管病、恶性肿瘤、呼吸系统疾病等慢性疾病，而吸烟、过量饮酒、身体活动不足和高盐、高脂等不健康饮食是中国慢性病发生和发展的主要危险因素。此外，环境污染、职业暴露等因素也加剧了慢病扩展态势。可见，普遍的慢性病危险因素基本上都与生活、生产方式以及环境密切相关，固而通过"关口前移"都是可防可控的。中华文明千年前的古老智慧"上工治未病，不治已病"今日仍旧适用。在生活方式干预方面，需要明确个人及其家庭应是维护健康的第一责任人，调动其对于健康的关注、提高其关于慢病的健康素养和自我健康管理能力，包括引导国民养成戒烟限酒、科学运动、健康饮食等健康行为和生活方式；生活环境方面，需要加大治理与改善环境的力度，切实控制大气、土壤和水污染，保障食品药品安全；工作环境方面，减少工作场所不安全因素和职业伤害。相关行动还必须通过制定或修订及严格执行相关法律法规政策以得到刚性法治保障和落实，如医疗卫生与健康促进法、控烟立法、污染防治法、全民健身条例、提高烟酒税收等。

（四）运用大数据等技术手段推进健康治理的现代化

建设健康中国的国家战略必须有技术支撑。以大数据为例，其一，利用大数据可以了解影响健康的相关因素、重要性的相对排序及其变化，包括环境、生活生产方式等。这些情况不能仅靠经验判断，需要大数据提供规律，使得相关决策更有针对性和科学性。其二，大数据有助于掌握国民的健康状况和主要健康问题，包括疾病谱的发展变化及疾病区域结构分布等。目前中国的中老年人中处于不健康或亚健康的比例偏高，出生健康预期寿命和出生预期寿命间有8年时间差，提高健康预期寿命并缩短这一时间差是健康中国的应有之义。通过大数据精确掌握疾病谱的发展变化便可采取相应的预防和医疗干预措施；掌握地区间、城乡间

疾病的不同分布则可针对当地居民主要健康问题因地施策，而不是采取简单粗放的"一刀切"政策。其三，大数据有助于完善医疗服务体系和医疗保险治理体系。例如大数据可运用于医保智能审核、优化医保管理和支付方式，还可提供关于患者选择偏好、医疗服务消费心理等信息，有助于合理地引导就医行为，促进形成分级诊疗、有序就医的格局。因此，设立专项公共投入并引导民间资本投入，加快健康信息化建设与信息共享，应当成为支撑健康中国建设的基础性工程加快推进。

（《国家行政学院学报》2016年第6期）

不断提升人民群众健康获得感

马晓伟

没有全民健康，就没有全面小康。必须坚持以人民为中心的发展思想，把不断增进人民群众健康获得感作为深化医改、推进健康中国建设一以贯之的出发点、落脚点和根本价值取向，把人民健康放在优先发展的战略地位，努力实现全方位、全周期保障人民健康。

党的十八大以来，以习近平同志为核心的党中央开启了健康中国建设新征程，统筹谋划、全面推进深化医药卫生体制改革，制定中央层面卫生健康政策文件近 60 个，各部门出台配套文件 260 多个。分级诊疗、现代医院管理、全民医保、药品供应保障、综合监管等五项制度逐步完善，中国特色基本医疗卫生制度框架初步搭建，个人卫生支出占卫生总费用比重降至新世纪以来最低水平，居民健康水平总体上已处于中高收入国家水平，医疗卫生服务的可及性、质量、效率和满意度持续提高。同时，我们也清醒地看到，卫生健康事业发展还不能满足人民群众日益增长的健康需求，人民群众在看病就医方面还有一些不满意的事情。必须始终坚持政府主导、公益性主导、公立医院主导的基本原则，更加聚焦人民群众反映最强烈、最迫切的突出问题，让卫生健康发展成果更多惠及人民群众。

一、着力解决群众看病难看病贵问题

"病有所医"是重大的民生问题，人人享有基本医疗卫生服务是全面建成小康社会的重要指标，解决"看病难、看病贵"问题是深化医改的主攻方向。经过多年不懈努力，"看病难、看病贵"得到一定程度缓解，但还没有根本解决。当前的"看病难"，主要难在到大城市大医院看知名专家比较难，根本原因是优质服务资源总量不足、结构不合理、分布不均衡。"看病贵"贵在个人负担较重，医疗、医保、医药方面都存在诱因。

破解"看病难"，基本思路是最大限度地整合现有卫生资源，构建整合型医疗服务模式。一是加快推进医联体和医共体建设。在城市，按照"规划发展、分区包段、防治结合、行业监管"的原则，建设紧密型医疗联合体。在县域，按照县乡一体、乡村一体的思路，建设县域医疗共同体。近期要重点建设 100 个城市医联体和 500 个县域共同体。二是加强县医院建设。县医院是县乡村三级医疗服务网的制高点。实施新一轮县级医院服务能力提升工程，重点提高肿瘤、心脑血管、感染性疾病等诊疗能力，推动在县域内解决 90% 的农民看病问题。三是发展"互联网＋医疗健康"。推动医疗、妇幼、疾控、康复、养老等信息系统功能融合，加快落实评价标准和行业规范，完善价格政策。在远程医疗已经覆盖所有贫困县的基础上，继续覆盖所有医联体、医共体，并延伸到乡和村。四是做实家庭医生签约服务。突出重点人群和重点疾病，发挥家庭医生贴近群众、熟悉患者、服务便利的优势，提供差异化服务，做好群众健康"守门人"。

破解"看病贵"，必须"三医"同向发力、联动改革。一是完善药品政策。通过"4+7"集中招标采购、抗癌药零关税、专利药谈判等，利用我国市场优势大幅度降低药价。做好降价药品进医院工作，让改革红利顺畅传导到临床终端。二是完善国家基本药物制度。研究推进国家基本药物供应保障综合试点，加快完善短缺药品监测预警和分级应对机制，推动建立失信经营者黑名单制度、短缺药品和原料药停产备案制度等。三是加强公立医院管理。从规模扩张型转向质量效益型，提高医疗质量。从粗放管理转向精细管理，提高效率。从投资医院发展建设转向扩大分配，提高待遇。全面开展三级公立医院绩效考核工作，加强全行业监管。

二、全方位全周期保障人民健康

习近平总书记指出，要把以治病为中心转变为以人民健康为中心，努力全方位、全周期保障人民健康。这是对世界健康发展趋势的主动顺应，也是对健康发展内在规律的深刻揭示，体现了从源头上维护人民健康的新健康观。

　　组织实施一批健康行动计划。充分发挥爱国卫生工作有机构、有体系的组织优势，加强健康城市、健康乡村建设，实施健康社区、健康企业、健康学校等"健康细胞"工程，深入开展农村"厕所革命"等。倡导每个人都是自己健康的第一责任人。实施国民营养计划，合理膳食，开展"三减"（减盐、减油、减糖）、开展"三健"（健康口腔、健康体重、健康骨骼），适量运动。倡导戒烟限酒，落实公共场所控烟措施。引导公众心态平衡，带着健康的身心实现人生的梦想。

　　聚焦重点人群，实施健康精准干预。推动"全面两孩"政策落实，促进3岁以下婴幼儿照护服务发展，构建生育友好型社会环境。严格执行母婴安全5项制度，加强危重孕产妇和新生儿救治中心建设，积极推广镇痛分娩技术等，落实出生缺陷三级防治等措施，守住母婴安全的基本面。将健康纳入国民教育体系，推动儿童青少年健康习惯养成，综合防控儿童青少年近视，开展儿童心理行为发育问题早期干预，切实提高青少年体质，为一生健康打下好基础。组织实施尘肺病攻坚三年行动，压实地方政府职业健康监管责任和机构的主体责任，着力解决尘肺病人的医疗和生活保障问题。重视和强化严重精神障碍患者综合管理服务。积极实施健康老龄化战略，建立覆盖城乡、综合连续的老年健康服务体系，探索建立老年人长期医疗照护制度，深入推进医养结合。

　　坚持因病施策，优化重大疾病防治策略。传染病防治方面，落实遏制艾滋病性传播攻坚计划，实施好宣传教育、综合干预、扩大检测等六大工程。实施遏制结核病行动计划，重点防控校园聚集性疫情和耐药结核。实施2030年消除丙型肝炎危害行动。统筹做好免疫规划，加强预防接种服务体系建设。实施地方病防治三年攻坚行动，有效控制和消除血吸虫病危害。更加重视慢性病防治。当前我国慢性病患者超过2.6亿，慢性病所导致的死亡占总死亡的87.8%，导致的疾病负担超过疾病总负担的70%。以癌症、高血压、糖尿病等为突破口，采取综合防控策略，促进预防、治疗、康复、管理融合发展。近年来，癌症发病率和死亡率逐年上升，成为重要民生"痛点"。实施好癌症防治专项行动，强化早期筛查和早诊早治长效机制，推动重大科研攻关，形成多部门防控合力。

三、改善医疗服务保障质量安全

随着我国经济发展和医疗保障制度的完善，群众健康需求快速增长，对健康的期望值不断提高，不仅要求看得上病、看得好病；更希望不得病、少得病；看病更舒心、服务更体贴。为解决人民群众看病就医过程中的"瓶颈"问题，2015—2017 年，全国医疗卫生机构深入开展"改善医疗服务行动计划"，以方便群众为着眼点优化服务流程，以提升医疗服务质量和效率为重点改进服务模式，以引导优质资源下沉为手段补齐短板，取得了明显成效。在深入总结经验基础上，国家卫生健康委从 2018 年起，启动实施改善医疗服务新三年行动计划，把实践证明行之有效的便民惠民利民措施，固化为现代医院管理制度组成部分，让人民群众便捷就医、安全就医、有效就医、明白就医。一是建立健全预约诊疗、远程医疗、临床路径管理、检查检验结果互认、医务社工和志愿者等 5 项制度，形成长效工作机制。二是创新多学科诊疗模式、急诊急救服务等，提升急危重症救治能力。三是适应分级诊疗制度，提供医联体内连续性医疗服务，大力推广日间服务，提高医疗资源利用效率。四是注重广泛应用信息技术，发挥"互联网＋医疗卫生"的支撑作用，实现健康信息"一卡通"，建设智慧医疗。五是拓展优质护理和药学服务，注重人文关怀，弘扬职业精神，促进医患关系更加和谐。

保障质量安全是医疗卫生工作的永恒主题。近年来，着力构建医疗质量管理控制体系，落实各项核心制度，我国成为"全球医疗服务可及性和质量指数"排名进步幅度最大的国家之一。下一步，将进一步加强医疗质量安全法规体系建设，落实准入、控制和监管措施，依法惩治损害人民群众身体健康和生命安全的违法行为，保证医疗服务安全可靠，保障人民健康权益。

四、实现贫困人口基本医疗有保障

根据国务院扶贫办建档立卡数据，农村贫困人口中因病致贫返贫占比 40% 以上。习近平总书记多次强调，因病返贫、因病致贫是扶贫硬骨头的主攻方向，这个事情是一个长期化的、不随着 2020 年我们宣布消灭绝对贫困以后就会消失的，要进行综合治理，"靶向治疗"。党中央把"基本医疗有保障"作为扶贫攻坚"两不愁、三保障"奋斗目标之一。在打赢脱贫攻坚战最关键阶段，将围绕"基本医疗有保障"目标，进一步明确标准和内涵，实行分类救治，加强综合保障，提升服务能力，让贫困群众有地方看病、有医生看病、有制度保障看病。

强化兜底保障，会同相关部门和地方政府，努力实现农村建档立卡贫困人口基本医疗保险、大病保险、医疗救助制度全覆盖，量力而行，实事求是确定保障水平。到 2020 年将大病专项救治病种范围扩大到 30 种，基本覆盖因病致贫返贫的重大疾病。

强化基础建设，努力实现医疗卫生机构"三个一"，即每个贫困县建好 1 所县级公立医院，每个乡镇建成 1 所政府办卫生院、每个行政村建成 1 个卫生室；医疗技术人员"三合格"，即每个县医院每个专业科室、每个乡镇卫生院、每个村卫生室至少有 1 名合格的医生。推进三级医院"组团式"支援贫困地区县级医院。完善医务人员下基层激励和保障机制。

强化服务能力建设，让贫困群众少得病。加大重点传染病、地方病综合防控力度，着力整治影响群众健康的环境卫生问题，提高贫困群众健康防病意识。在"三区三州"等深度贫困地区，把健康扶贫和防治措施结合起来，实行一地一策。在全面建成小康社会的征程中，不让任何一个群众因健康问题而掉队。

（《学习时报》2019 年 5 月 6 日）

以基层为重点推动健康中国建设

袁 燕

进入新时代，我国社会主要矛盾发生了新变化。如何进一步推动健康中国建设，是一项重要而紧迫的课题。在我国医疗卫生服务体系中，基层卫生始终处于基础性的特殊地位，发挥着特别重要的作用。我们要贯彻落实新形势下卫生与健康工作方针，坚持以基层为重点推动健康中国建设。

一、抓重点突出基层卫生工作

坚持以基层卫生工作为重点，是我国医疗卫生事业发展的历史选择。回顾我国基层卫生发展历史，大致经历四个阶段：第一阶段是从新中国成立初到"文革"结束，基层卫生体系建设、人员配备、机构发展由政府负责，建成了服务广大农民的农村卫生服务体系；第二阶段是从改革开放到非典时期，医疗卫生服务被推向市场，基层卫生得到进一步发展；第三阶段是从 2003 年到 2009 年，从建立新农合制度开始，重启医疗卫生体制改革；第四阶段是从 2009 年至今，启动新一轮医改，坚持保基本、强基层、建机制，政府责任和医疗卫生机构公益性进一步强化。实践证明，越重视基层卫生工作，医疗卫生整体水平越高，越能够更好保障全民健康。

坚持以基层卫生工作为重点，是适应社会主要矛盾新变化、满足人民群众对健康美好向往的内在要求。随着我国城镇化、老龄化进程不断加快，群众对健康服务提出了更高要求。同时，还面临着多重疾病并存、多种健康因素交织的局面。这就要求我们主动适应社会主要矛盾新变化，紧紧抓住实施乡村振兴战略的重大机遇，充分发挥基层卫生机构资源分布广、贴近群众、贴近家庭的优势，推动医疗卫生工作重心下移、资源下沉。

坚持以基层卫生工作为重点，是深化医改和新旧动能转换的重要任务。基层不仅是医改任务的实施载体和交汇点，也是撬动改革创新的重要支点。基层卫生工作做得好不好，直接关系医改成效和群众感受。同时，当前正在积极推进的新旧动能转换，以及医养健康产业发展、医养结合建设等，均与基层卫生工作密切相关。必须坚持新发展理念，创新体制机制，转换发展模式，推动基层卫生更高质量、更可持续发展。

二、抓问题提升基层卫生工作

深化医改以来，我们坚持改革的正确方向，狠抓能力提升和内涵建设，以山东为例基层卫生工作取得显著成绩。

一是功能定位更加清晰。深化医改以来，基层医疗服务体系建设得到加强，基层卫生预防为主，强化公共卫生，提供基本医疗服务等功能定位更加明晰，基层基础性地位进一步强化。

二是体制机制更加科学。各级政府坚持把基本医疗卫生制度作为公共产品向全民提供，深入实施基本药物制度，开展基层综合改革，破除以药补医机制，保障可持续的基层运行新机制。

三是政府责任更加强化。各级政府对基层卫生的投入力度持续加大，基层卫生公益性质进一步彰显。

四是能力水平更加提升。通过加强基层硬件建设、推行家庭医生签约服务、城乡对口帮扶等。

五是群众获得感更加明显。经过多年不懈努力，基层卫生面貌发生巨大变化，基本药物制度从无到有并不断完善，基本公共卫生服务项目实现由建章立制到提质增效的转变。

三、抓措施优化基层卫生工作

建立健全领导体制和工作推进机制，解决统筹推进的问题。切实加强党对基层卫生工作的领导，落实健康优先的战略定位，引导医疗卫生工作重心下移、优质资源下沉，建立推动考核严格的基层卫生推进机制。坚持公益性质，建立长期稳定的筹资和投入增长机制，保障基层医疗卫生机构正常有序运行发展。改革完善医保政策，充分发挥医保杠杆与支撑作用。

以县乡村一体化建设为突破口，解决城乡不均衡的问题。以建立县域整合型医疗卫生服务体系和推动城乡服务均等化为目标，着力构建县乡村管理一体、防治结合、县级机构龙头作用显著、上下贯通的县域医疗卫生服务一体化格局。全面推进基层医疗卫生机构标准化建设，着力解决扶贫重点地区、城乡接合部、偏远地区医疗卫生服务空白点的问题。从机制和服务两端发力，做细做实家庭医生签约服务，构建"小病在基层、大病到医院、康复回基层"的合理就医秩序。

调整人才培养和编制人事政策，解决基层卫生人才匮乏的问题。完善基层用编政策和公开招聘方式，对基层医疗卫生机构招聘急需紧缺专业人才实行倾斜政策。调整提高基层医疗卫生机构中高级岗位比例，单独设立基层卫生高级专业职称系列，建立基层卫生人员荣誉和补贴制度。推进建立"县管乡用"用人制度，推进乡村医生执业（助理）医师化。

提高基层医务人员收入待遇，解决基层活力不足的问题。完善绩效工资制度，实行"一类保障、二类管理"，按编制内实有人数全额核拨"五项"人员经费，医疗收入扣除运行成本后主要用于人员分配。建立科学的绩效考核分配制度，医务人员收入与医疗技术水平、岗位工作量、医德医风和社会评议等挂钩。

加大信息化建设力度，解决协同不畅、监管不到位的问题。实现上下级医院协同诊疗功能，探索推进跨区域诊疗信息资源协同。大力推进"互联网＋医疗健康"，推动信息化融入基层卫生管理，建立融机构规划、审批、监管、运行为一体的全行业综合管理数据库，持续提高全行业综合管理水平。

（《学习时报》2018年8月15日）

国产创新药何时不再跟跑

吉蕾蕾

2018 年以来，国产创新药发展迅猛，几乎每隔一两个月就有一个新药获批上市。但与发达国家相比，我国新药研发仍有较大差距。针对创新药研究周期长、投入大、风险高、临床研究资源短缺等问题，我国将实施药品专利链接和专利期限补偿制度，为新药研发营造良好政策环境。

一直以来，重大疾病患者对抗癌药物可及、药价下降、新药上市的热切期盼从未消减。为满足广大群众迫切用药需求，近年来，我国出台了多项政策鼓励和加速国内外抗癌药、创新药上市。在高价原研药与低价仿制药的两难之间，国产创新药被视为是解决问题的最佳方案。

一、进口药加速落地

2018 年，国家医疗保障局将瑞戈非尼、注射用阿扎胞苷等 17 种经过谈判的抗癌药纳入《国家基本医疗保险、工伤保险和生育保险药品目录（2017 年版）》乙类范围，药品价格平均降幅达到 56%，最高的达到 70%。为了让广大参保人员及时享受本次国家药品谈判降价的利好新政，北京、江西等省市纷纷按照国家规定，明确了限定支付范围、医保支付标准和有效期。

以治疗直肠癌的靶向药"西妥昔单抗（爱必妥）"为例，国家谈判前个人年均医药费近 24 万元，谈判后个人年均医药费约 10 万元，北京市将其纳入门诊特殊病报销后，城镇职工个人年均负担将进一步降低到 2 万元左右，大大减轻了患者的医疗费用负担。

与此同时，境外上市新药在国内加速落地。"近年来，我国对境外上市新药的审批速度明显提高。"国家药品监督管理局局长焦红介绍，近 10 年来，在美国、欧盟、日本上市的新药有 415 个，这些新药中，已在我国上市或申报的新药有 277 个，占 66.7%。从审批数量看，近 5 年平均每年批准进口药品临床试验 336 件，每年递增 7%；平均每年批准进口药品上市 56 件，每年递增 16%；从临床审批和上市审批的总时限看，我国新药审批法定时限与发达国家接近。

为了让广大患者尽早用上境外上市新药，从 2018 年 4 月 12 日至今，国家药监局针对国内临床需求，科学简化审批流程，加快临床急需的境外上市新药审评审批工作，共批准 7 个防治严重危及生命疾病的境外新药上市。比如，预防宫颈癌的九价 HPV 疫苗、治疗丙肝的第三代产品索磷布韦维帕他韦片。

尽管进口药来势汹汹，但本土医药企业的创新积极性依然很高。"随着药品审批制度改革的深入推进，国内药品研发创新活力得到积极释放，扶优汰劣的效果正在显现。"国家药品监督管理局药品化妆品注册管理司司长王立丰介绍，药品审批制度改革实施以来，新药申报占比逐步提升，以化学药为例，2017 年创新药注册申请 149 个品种，其中 112 个国产品种、37 个进口品种，较 2016 年增长了 66%，研发创新活力进一步释放。

二、新药研发难度大

创新药指含有新结构的化合物，且具有临床价值，主要为国家 I 类新药。据统计，2018 年数十种获批上市的国产 I 类新药中，没有一个靶点是自主发现的。"靶点是新药研发的基础，我国创新药真要有所突破，就要从靶点的发现做起。"中国科学院院士、四川大学教授魏于全说。

什么是靶点？南京传奇生物科技公司首席科学官范晓虎介绍，药物与体内生物大分子的结合部位即药物靶点。药物作用靶点可以是受体、酶、离子通道、转运体、免疫系统、基因等，其发现和验证是一个非常复杂的过程。"就像一把锁，要找到与之匹配的一把钥匙，钥匙只是插进去还不行，还要能旋转，在此基础上合成的小分子化合物才能对疾病有效"。

创新药研发难度之大远不止于此，新药研究周期长、投入大、风险高等问题也让不少药企望而却步。据业内人士透露，一款新药从开始研发到获批上市，必须要经过体外，临床前动物，临床Ⅰ、Ⅱ、Ⅲ期等一系列研究，10到15年是很正常的时间，花费至少要10亿美元。

临床研究资源短缺，也是制约我国药品创新发展的重要原因。数据显示，我国二级以上的医疗机构已经超过1万家，三级以上的医疗机构有2000多家，但是现在能做药物临床试验的机构通过认定的只有600多家，能够承担Ⅰ期临床试验的机构仅有100多家，这在某种程度上成为医药创新的瓶颈。由于临床机构还承担着大量的医疗任务，如何从中分离出一部分来承担药物临床试验，显得尤为重要。

2017年10月，中共中央办公厅和国务院办公厅联合印发的《关于深化审评审批制度改革鼓励药品医疗器械创新的意见》明确提出，将临床试验机构资格认定改为备案管理，支持临床试验机构和人员开展临床试验。"在医疗机构和医生紧缺的背景下，将临床试验机构资格认定改为备案制，可以减少中间环节，有助于提高临床试验研究者的积极性，有效缓解医疗和科研的矛盾，保证临床试验质量。"王立丰说。

三、政策保障要持续

"从长远来看，创新药物的研发能力仍然是企业核心竞争力所在。"中国工程院院士、中科院上海药物研究所学术委员会主任丁健在接受经济日报记者采访时说，做好新药，光靠企业和科学家不行，良好的政策环境至关重要。

效果最为明显的就是药品上市许可持有人制度的改变。2015年开始实施的为期3年的《药品上市许可持有人制度试点方案》明确提出，药品研发机构或科研人员取得药品上市许可及药品批准文号的，可以成为持有人。这一政策明确了药品技术的拥有者可以持有批准文号，依法享有药品上市后的市场回报。

以醋酸卡泊芬净、吉非替尼为例，若选择将技术转让给药品生产企业，技术转让费分别为1000万元、5000万元，而上市后年销售额分别为4000万元、1亿元，药品技术拥有者持有批准文号带来的市场回报大大高于技术转让获益。

焦红表示，持有人制度的实施节约了新药创制的资金成本和时间成本。研发主体获得市场回报后将持续增加研发投入，促使科技成果转化，持续带动企业竞争力的提升以及就业、消费、税收的增加，使得医药产业创新发展活力得到进一步激发。据统计，2017 年，试点区域新药申报量为 734 件，同比增长 31.5%。其中，化学药品创新药申请 334 件，同比增长 24.2%；创新生物制品申请 90 件，同比增长 109.3%。

为了持续推动新药研发活力，国家药监局日前已向全国人大常委会作《关于延长授权国务院在部分地方开展药品上市许可持有人制度试点期限的决定（草案）的说明》，拟将试点期限延长至修改完善后的药品管理法施行之日。

王立丰透露，为满足临床用药需求，促进和推动医药企业加大研发投入，下一步，国家药监局一方面还将调整进口化学药品注册检验程序，将所有进口化学药品上市前注册检验调整为上市后监督抽样，加快境外新药上市进程；另一方面，还将实施药品专利链接和专利期限补偿制度，促使创新者具有合理的预期获益，加强知识产权保护，为药物研发创新营造良好政策环境，让更多创新成果惠及广大患者。业内专家也表示，近年来，在药审改革等一系列政策支持下，新药研发进入新时期，创新药正在崛起，相信未来几年，国内创新药格局将会有较大改观。

（《经济日报》2018 年 11 月 20 日）

大力推动健康医疗信息化

代　涛

随着大数据、云计算、移动互联、人工智能等现代信息技术在健康医疗领域的广泛应用，健康医疗信息化对优化健康医疗资源配置、创新健康医疗服务的内容与形式产生了重要影响，已成为深化医改、推进健康中国建设的重要支撑。建设健康中国，我们要抓住健康医疗信息化发展带来的机遇，大力推进健康医疗服务的个性化、智能化和便捷化，开展个人全面健康管理，推动精准医学研究，创新健康医疗服务业态，提升卫生监管与决策能力。具体来看，健康医疗信息化主要呈现以下发展趋势。

处在快速发展和广泛应用突破期。

随着近年来健康医疗信息化的发展，在科学研究、健康医疗服务和管理实践中形成了健康医疗大数据，其采集、存储、组织、整合、挖掘、协同与互操作等技术正在酝酿突破。主要包括：基于多感知器和智能终端的健康医疗数据采集，基于云平台的分布式存储与并行计算、动态大数据的实时处理及非结构化数据处理，多元异构数据的深度整合，海量动态数据的学习、推理、预测与知识发现等。这些新技术的突破，将为健康医疗信息化驱动的创新应用提供强有力的技术支撑。

为临床决策和精准医学研究提供支持。

健康医疗信息化不仅把医疗服务推向智能化时代，更为临床决策和精准医学研究提供了有力支持。通过效果比较研究精准分析包括患者体征、疗效和费用等在内的大型数据集，可帮助医生确定最有效、最具成本效益的治疗方法。同时，利用临床决策支持系统可有效拓宽临床医生的知识，减少人为疏忽，帮助医生提高诊治质量和工作效率；通过集成分析诊治操作与绩效数据集，创建可视化流程图和绩效图，识别医疗过程中的异常，可以为流程优化提供临床决策依据。更为重要的是，利用基因芯片与基因测序技术，能获得海量个体的基因组、蛋白质组、代谢组数据，研究遗传性疾病和罕见病的发生机理，发现疾病治疗相关的靶标，以健康医疗大数据驱动精准医学研究，实现个性化治疗。

推动个人健康管理"三化"。

精细化、一体化、便捷化是个人健康电子档案的优化目标。随着健康医疗信息化的发展，汇聚个人全面健康信息、覆盖全体居民的电子健康档案云平台，能让每个人都拥有一份标准化的电子健康档案，并能及时方便地获取健康医疗数据。电子健康档案云平台的建设有助于推动慢性病、传染病、疑难复杂疾病等在线病情跟踪与咨询，减少重复检查带来的时间和经济负担，使个人健康管理更加精细化。基于电子健康档案开发的疫苗接种提醒、处方遵从性提醒、药物相互作用提醒等功能，将有助于实现集预防、治疗、康复和健康管理于一体的个人全生命周期的健康管理。同时，通过电子健康档案分析全人群健康状况、发病和患病情况，将获取异常公共卫生事件情况，提高公共卫生监控的覆盖面和处理公共卫生事件的响应速度。

服务模式向个性化和智能化转变。

移动互联和人工智能是创新健康医疗服务模式的重要技术支撑。比如，通过可穿戴医疗设备等收集个人健康数据，分析个体体征数据、诊治数据、行为数据等，应用自身量化算法、高维分析方法等大数据处理技术，预测个体的疾病易感性、药物敏感性等，实现对个体疾病的早发现、早治疗和个性化用药、个性化护理。同时，移动互联和人工智能的快速发展和广泛应用将催生健康服务新业态，使居家养老、居家护理、医养结合等健康服务更加智能化和便捷化。而基于社交网络的患者交流与医患沟通将更加普及，健康医疗机构可以更多地借助社交网络平台等与患者沟通，根据患者需求推送更适宜的服务。

努力实现数据开放共享与隐私安全保护的平衡。

数据开放共享是健康医疗信息化发展的重要目标。随着大数据应用价值的迅速显现，一些国家开始推动政府数据开放共享以促进社会应用创新。自 2009

年开始，美国、英国等国家先后出台相关政策，建立国家统一数据开放平台。但数据开放共享也对个人隐私与数据安全带来严峻挑战，在开放共享的同时必须强化健康医疗信息安全的技术支撑。一要加强健康医疗行业网络信息安全等级保护、网络信任体系建设，提高信息安全监测、预警和应对能力；二要建立信息安全认证审查机制、数据安全和个人隐私影响评估体系，以流程化、制度化确保信息安全；三要从技术上采取数据封装、数据分离、去除个人标识信息等措施以保护个人隐私。

（人民网 2016 年 10 月 30 日）

突出养老体系建设 增进老年人福祉

——全国老龄办有关负责人解读
《"十三五"国家老龄事业发展和养老体系建设规划》

国务院 2017 年 3 月印发《"十三五"国家老龄事业发展和养老体系建设规划》（以下简称《规划》），为提升我国新时期老龄事业发展水平、完善养老体系进行了顶层制度设计。全国老龄办有关负责人在接受新华社记者采访时表示，《规划》突出了养老体系建设的内容，对提升老年人的参与感、获得感和幸福感，增进老年人福祉具有重要意义。

据介绍，"十三五"时期，我国人口老龄化仍将快速发展，并与经济发展新常态和社会转型相交织，与工业化、城镇化加速发展相伴随，与家庭小型化、少子化相叠加。预计到 2020 年，全国 60 岁以上老年人口将增加到 2.55 亿人，占总人口比重提升到 17.8% 左右。同时，高龄、失能、独居和空巢老年人数量将进一步增加，全社会用于老年人养老、医疗、照护、福利等方面的支出将持续增长，应对人口老龄化的任务十分艰巨。

这位负责人表示，"十三五"时期是我国全面建成小康社会决胜阶段，也是我国老龄事业改革发展和养老体系建设重要战略窗口期。编制实施《规划》，对于正确引导社会各界关注老龄问题，提升老年人的参与感、获得感和幸福感，确保老年人同步进入小康社会等具有十分重要的意义。

《规划》立足我国老龄事业发展和养老体系建设的现实基础，着眼于全面建成小康社会的目标要求，明确提出了一个总目标和四个方面分目标。

一个总目标，即到 2020 年，老龄事业发展整体水平明显提升，养老体系更加健全完善，及时应对、科学应对、综合应对人口老龄化的社会基础更加牢固。

　　四个分目标包括：一是多支柱、全覆盖、更加公平、更可持续的社会保障体系更加完善；二是居家为基础、社区为依托、机构为补充、医养相结合的养老服务体系更加健全；三是有利于政府和市场作用充分发挥的制度体系更加完备；四是支持老龄事业发展和养老体系建设的社会环境更加友好。

　　在这些目标指引下，《规划》结合各方面工作发展实际，有针对性地设定了若干个具体可行、便于评估的指标：

　　——结合养老服务业供给侧结构性改革的要求，提出政府运营的养老床位占比不超过 50%、护理型养老床位占比不低于 30% 等指标；

　　——结合健康中国战略，按照健康老龄化的要求，提出老年人健康素养提升至 10%、二级以上综合医院设老年病科比例达到 35% 以上、65 岁以上老年人健康管理率达到 70% 等指标；

　　——为进一步丰富老年人精神文化生活、促进老年人社会参与，提出经常性参与教育活动的老年人口比例达到 20% 以上、老年志愿者注册人数占比达到 12%、城乡社区基层老年协会覆盖率达到 90% 以上等指标。

　　这位负责人说，《规划》在部署老龄事业发展的基础上，突出了养老体系建设的内容，把保障和改善老年人基本生活，实现"老有所养"放在更加突出的位置上加以谋划和部署，着力增进老年人福祉。

　　按照供给侧结构性改革的要求，《规划》提出要大力发展居家社区养老服务、加强社区养老服务设施建设、加快公办养老机构改革、支持社会力量兴办养老机构、全面提升养老机构服务质量、加强农村养老服务等任务，旨在为老年人提供多样化、高质量、公平可及的养老服务。

　　针对当前我国老龄事业和养老体系建设领域存在的短板，《规划》有针对性地进行了相关制度设计，如普遍建立完善老年人优待制度，探索建立长期护理保险制度、老年人监护制度，健全全国统一的服务质量标准和评价体系、养老机构分类管理和服务评估制度等。将有利于推动中国特色的老龄事业和养老体系更加成熟定型。

（新华社北京 2017 年 3 月 15 日电）

我国养老金改革要侧重结构性改革

杨长汉

人口老龄化是我国建设现代化强国不容回避的一个问题，构建科学合理的现代养老金体系是应对老龄化挑战的基本前提。养老金体制改革关系到国家战略的实现、关系到13亿多人的福祉，是关系国计民生的大事。养老金改革包括参数式改革、融资模式改革、结构性改革等多种类型，结构性改革在我国养老金制度改革当中尤为重要。

在老龄化背景下，在现收现付制养老金体系内进行参数式改革空间有限。我国基本养老保险实行社会统筹和个人账户相结合的体制。目前，机关事业单位和城镇企业职工及城乡居民普遍实行了基本养老保险制度，加入基本养老保险制度的人口超过9亿人。机关事业单位和企业普遍统一按照职工工资总额的20%缴纳养老保险费，缴费统一进入社会统筹账户，用于当前退休职工的养老金发放。单位和企业职工按照工资的8%缴纳养老保险费，进入养老金个人账户。

社会统筹养老金是养老金体系的主要组成部分，其基本制度特征是现收现付制。而个人账户养老金实行名义账户制，也将异化为现收现付制。现收现付制具有社会共济、公平分配的功能，有利于社会保险"大数法则"效应的发挥。但是，在其他条件不变的前提下，人口老龄化导致现收现付制度财务上的不可持续：老年退休人口增长率大于年轻在职人口增长率、养老金领取增长率大于养老金缴费增长率，势必导致养老金收不抵支。

在现收现付制养老保险体系内部进行参数式改革，主要的办法是修订社会统筹的相关参数：扩大养老保险制度覆盖面、提高缴费率、降低养老金待遇、延迟退休等。目前我国已经把行政事业单位人员、城镇企业职工、城乡居民全部纳入了基本养老保险制度，剩余少数灵活就业人员、新业态就业人员、流动人口等没有纳入基本养老保险制度，扩大养老保险制度覆盖面的余地有限。基本养老金的缴费水平已经占到了工资总额的 28%，因此难以进一步提高缴费水平。养老金待遇已经实行了"14 连涨"，随着物价上涨和在职人员工资上涨，降低退休人员养老金待遇的可能性极低。延迟退休虽然进行了较长时间的理论探索和政策研究，但正式推出必须充分考虑社会承受能力，而且其对养老金体系可持续发展的贡献也非常有限。

比较而言，养老金体制改革的关键在于结构性改革。目前我国现代养老金体系发展不平衡、不充分。主要表现为基本养老保险"一险独大"、企业年金和职业年金发展迟滞、个人税延型商业养老金制度还在试点、养老目标的证券投资基金刚刚开始探索；养老保险基金结余地区基金大量富余、养老保险基金"穿底"地区数量不断增加且基金缺口不断扩大；当前全国养老保险基金显性结余规模不断扩大，但由于养老金体制转轨积累使得未来隐性债务不断增加；养老金制度"碎片化"带来机关事业单位人员、企业职工、城乡居民等不同人群的养老金待遇差别较大。这些问题本质上主要是养老金结构性的问题。

着力推进养老金结构性改革，是针对养老金结构性问题、跳出以现收现付社会统筹养老金为主的体制局限，从构建现代养老金体系整体入手、积极发展多支柱多层次养老金体系。可以采取的具体对策包括：进一步充实养老金国家战略储备，尽快全面实施划拨部分国有资本充实社保基金的政策，把全国社保基金和地方社保基金做大做强；完善和发展企业年金、职业年金制度，可以考虑把企业年金、职业年金制度和养老保险个人账户制度合并，既降低养老金负担水平，又在全国所有职业人员当中迅速普遍实行年金制度；大力发展个人税延型商业养老保险、养老目标的证券投资基金和各种养老理财产品，使个人成为养老负担的重要承担者，充分满足社会多元化的养老金需求。

养老金结构性改革内含了养老金融资模式的改革，是在完善现收现付制养老金的基础上发展基金积累制养老金。基金积累制养老金缴费与养老金待遇直接关联，可以最大程度地激发个人进行养老金缴费的积极性、分担国家的养老负担、减轻国家财政的养老金支付压力。个人人均在职年限长达 30 年左右，养老金积累的时间平均可以超过 30 年。我国养老金制度人口基数高达 9 亿多人，拓展积累制养老金必然可以积累出巨额的养老基金。对于个人而言，通过积累制养老金的发展，将催生个人家庭新的、重要的家庭财富。

着力推进养老金结构性改革，有利于养老金体系自身和金融资本市场及经济社会的发展，促进养老金体系与金融资本市场和经济社会发展的良性互动。其一，通过养老金结构性改革，发展多支柱、多层次养老金体系，既可以解决现代养老金体系发展不平衡、不充分的问题，还可以增强养老金体系的可持续性，使我国从养老金大国走向养老金强国。其二，通过养老金结构性改革，养老基金的发展可以促进国民储蓄和资本形成，为金融资本市场提供巨额的长期资本来源，促进金融资本市场长期稳定发展和金融结构优化。其三，通过养老金结构性改革，形成国家与单位（企业）和个人分担养老负担的格局，可以把养老金负担转变为养老金红利，使养老基金成为国民经济和社会发展的新动能。

（中国金融新闻网 2018 年 9 月 8 日）

养老服务领域十大增长点

乔尚奎

当前，我国人口老龄化进程加快。截至 2017 年底，60 岁以上老年人口已达 2.4 亿，占总人口的 17.3%，其中 65 岁以上老年人口 1.58 亿，占总人口的 11.4%。预计到 2025 年我国老年人口将达到 3 亿。大力发展养老服务及相关产业，是积极应对老龄化、保障改善民生的迫切需要，也是有效扩大内需、促进经济发展和增加就业的重要抓手。从当前和今后一个时期看，有 10 个方面的增长点需要重点把握、集中发力、抓紧抓好。

大力发展社区养老服务业。社区养老服务是居家养老的基本依托。加快完善社区养老的硬件设施和配套服务，对于扩大老年人家门口的服务供给、带动投资和服务业发展，具有多方面效应。一方面，填补社区养老服务设施缺口，能够有效拉动投资。目前，全国有社区养老服务机构和设施 2.6 万个，仅覆盖 4% 左右的城乡社区。已有的养老设施很多老化，服务单一。如能分期在每个城乡社区都建设一个兼具老年餐桌、陪伴护理、文化娱乐等功能的养老场所，并对现有设施进行改造，将会产生巨大投资需求。同时，在社区推进养老信息化、智能化建设，打造"没有围墙的养老院"，也能拉动数量不小的投资。另一方面，增加社区养老服务供给，能增加大量就业。社区为居家老人提供送餐、助浴、理发、陪护等丰富多样的服务，对加快服务业发展和扩大就业有重要的促进作用。

加快各类养老机构建设。2017 年，全国养老床位达 730 多万张，每千名老人拥有养老床位数为 30.4 张。按照"十三五"时期每千人拥有养老床位 35—40 张的规划，还有 200 多万张缺口。按每张床位投资 20 万元测算，需增加投资 4000 亿元。应"三管齐下"加快建设。一是将"兜底性"养老机构作为政府投资的着力点。目前，功能完备、收费合理的公办养老机构供不应求。要保持政府对公办养老机构的投入力度，重点保障"三无"特困老人养老。二是更多引入社会资本运营公办养老机构。实行养老机构公办民营和公建民营，不仅可以提高经营效率，也能有力拉动民间投资。这方面，政府可采取免场地租金、给床位补贴等方式支持民营资本进入。三是鼓励民间投资兴建市场化中高端养老机构。这不仅可以满足老年人多样化养老需求，也有利于拓宽民间资本投资领域。

实施住宅适老化改造。20 世纪七八十年代修建的 6 层以下楼房中，约 80% 没有安装电梯，也没有电梯和坡道等设施，老年人上下楼和使用轮椅极为不便，不少成为"室内老人"，这些家庭适老化改造愿望十分强烈。从全国看，为老旧住宅加装电梯和无障碍坡道带动投资需求巨大。应根据房屋产权性质，可采取多种方式筹集资金，实行政府补助、业主分摊，机关和国有单位管理的住宅由政府和单位主导推进，尽快撬动这一领域的庞大投资需求。

积极推进医养结合。我国约有 7 成老年人处于"带病生存"状态。推进医养结合，既方便老年人就近看病，也能把潜在的投资和消费需求释放出来。一方面，要加快新建一批医养结合设施，有效拉动社会投资。目前，只有 23.6% 的养老机构内设医院、医务室、护理站等医疗设施，尚有 8 万多个养老机构缺少医疗服务。对这些养老机构增设医疗设施和服务，同时对新建的养老机构同步规划建设医疗服务设施，将能带动大量的投资。另一方面，要通过扩大医疗服务就近供给，更好满足老年人医疗消费需求。目前，一些养老机构配套建设的医院和医务室，规模比较小，取得医保定点资质困难。即使纳入医保，由于医保额度限制等原因，常常缺医少药，老年人不得不定期去城区的医院看病开药。社区卫生服务机构也存在投入不足、缺乏上门服务等突出问题。要加快完善养老机构和社区的医疗服务，以保障老年人健康需求，并带动医疗等相关行业发展。

发展康复、护理和临终关怀服务。当前我国康复、护理、临终关怀服务供给严重不足，专业化服务机构数量甚少，应加大建设力度，增加相关服务。一是大力支持康复服务机构建设。我国有 4000 多万失能和半失能老年人，大多需要康复治疗。目前全国康复医院仅有 338 所、床位 5.2 万张，医疗卫生机构中康复型床位仅占 1.2%。应按照失能、残疾群体人人享有康复的目标，健全完善康复服务体系，在规划、财力等方面支持康复服务机构和设施建设。二是大力支持护理机构建设和护理职业发展。护理是养老服务的"灵魂"。我国现有养老机构大部分缺乏护理功能，护理型床位数占比只有 23%。专业护理人员只有约 30 万人，持职业资格证的不足 3.8 万人。三是大力支持社会力量开办临终关怀服务。目前我国只有 100 多家临终关怀机构（美国有 3400 多家）。在广州，仅有不到 1‰ 的末期患者能享受这一服务。要支持医疗机构设立更多安养、宁养病床病区，鼓励引导慈善等社会力量投资兴办临终关怀机构。

稳步发展养老地产。按照适老化标准设计建设的住宅项目，室内设施、社区环境和医疗康复等符合老年人特殊需要，市场需求很大。全国每年养老地产建设面积需求达 1600 万平方米。据国家统计局调查，2017 年 1—12 月份全国商品房平均售价为每平方米 7892 元，按此标准计算，每年养老地产的市场规模超过 1260 亿元，发展前景十分广阔。

提升养老家政服务能力。据调查，32.5% 的城镇老人和 16.9% 的农村老人对养老家政服务有明显需求。应多措并举加快养老家政服务业发展。一要增加服务门类，提升服务品质。鼓励企业拓展服务项目、丰富服务内容，提供个性化、多样化服务，推动家政服务业从低端保姆市场向现代服务业跃升。二要培育家政龙头企业，带动相关产业发展。扶持培育一批信誉良好、服务优质的养老家政龙头企业，鼓励其连锁型经营、品牌化发展，充分发挥示范引领和辐射带动作用。三要开展技能培训，提升家政服务水平。建立多层次培训体系，与农民工培训等项目结合，开展持续性、阶梯式培训。设立职业教育家政服务专业，开设家政培训课程。

促进银发产业增品种提品质创品牌。据统计，全球老龄用品共有 6 万多种，而我国市场上仅有 2000 多种，产品空白地带很多。老年保健品、康复护理用品、助行视听用品、老年家居用品这四大类是需求最为刚性的产品，但市场有效供给仅 2000 亿元左右，尚不及潜在需求的 1/3，属于典型的"市盛货缺"。为此，一要大力丰富老年人衣食住行消费品种类。紧贴老年生活实际需要，开发针对性、实用性强的多样化产品，形成品种丰富、使用方便、材质安全的"银发产品"体系，并合理布局，增设老年产品专柜、专卖店，更好满足老年人消费需求。二要加强引导和规范，促进老年保健用品消费。据调查，21.9%的老年人服用保健品。目前中国保健食品市场规模超过2000亿元，但与发达国家相比较，未来整个行业还有相当大的提升空间。同时，针对一些老年人在不良商家诱导下盲目消费，上当受骗，应健全标准，强化监管，扶持正规品牌，规范行业发展。

做大做强康复辅具产业。随着人口老龄化不断加快，我国将成为康复辅具需求最大、增长最快的国家，必须加快这一产业发展。一方面，着力扩大生产规模。目前全球市场有近7万种康复辅具，我国仅有500余种。据测算，我国仅基本型辅具的需求就达6亿件，每年有上万亿元的潜在需求，但实际产量仅为千万件。要大幅增加辅具产品有效供给，填补需求缺口。另一方面，着力推动产品创新。国内很多康复辅具工艺落后、材质差、寿命短，难与进口产品抗衡。比如，世界助听器五大品牌在国内市场占有率超过90%。应积极推动辅具产业技术创新，努力打造国产精品，为老年人提供更多国产辅具。

积极发展旅游养老。近年来，老年旅游市场迅猛增长，旅游养老已成为一种新型养老方式和新兴产业。目前国内老年旅游比例约占旅游市场的20%左右，在淡季这一份额达到50%以上。据此估算，2017年我国老年旅游市场规模约9000亿元。要根据老年人生活节奏和消费特点，积极推出"候鸟"式休闲养生游等多种产品。现在很多老年人夏天去东北避暑、冬季去海南越冬，"候鸟老人"队伍不断壮大。同时，大力发展医疗康复性旅游。比如，美国休斯顿把旅游休闲和医疗护理融为一体，每年吸引全球2万多名老年医疗游客。要多开发这类产品，让老年人愿出门、待得住、肯花钱，培育持续性消费、深度消费。

（《学习时报》2018年6月23日）

中国应如何构建森林康养发展模式

刘 霞

近来"森林康养"成为热点词汇，但目前森林康养还未形成多学科的理论体系。因起步较晚，目前我国森林康养基地设计仍然较为粗糙，无论是具体的开发实施方面，还是理论研究方面，与森林康养产业发展的需要都存在较大差距。摸索出适合我国发展的森林康养模式成为当前的重要命题。

一、统一思想 构建森林康养理论体系

我国森林康养工作尚处于起步阶段，对森林康养认知不足，对森林具有独特功效的认识还仅仅停留在表层。森林康养是什么？森林康养与森林疗养有什么异同点？森林康养产业到底应该包括哪些类型？目前学术界及主管部门并没有一个科学准确并达成共识的界定。

森林康养理念缺乏，社会认知普遍不足。有人将森林康养简单理解为呼朋唤友、游山玩水，或是观景拍照、走马观花。有人理解为旅游地产。森林康养产业内容亟须进一步挖掘拓展并理出清晰的逻辑脉络。

构建森林康养的理论体系和研究框架。包括厘清森林康养的基本理念、内涵特征；研究其理论基础，以及与管理学、林学、生物学、生态学、野生动植物保护、森林旅游、心理学、哲学、传统文化和康复医学等学科相互关系的研究；研究森林康养的影响因素（自然因素和人文因素等），并分析不同类型森林康养环境下的关键因素。

二、规范管理 构建科学的标准体系

目前，我国森林康养产业刚刚起步，还没有形成规范的行业标准体系。实践中没有系统的可供操作的行业规范和标准，只能借鉴参照相关产业规则，相关的法律法规几乎空白，经营者和消费者的合法权益难以保障。

应系统研究森林康养所需具备的标准及认证体系，构建森林康养产业发展类型、模式及相应的政策法律体系。通过研究森林康养产业国内外发展状况，分析森林康养企业运行的模式，研究森林康养资源基础的获得、市场化过程、活动内容、盈利模式等；分析其中政府、企业、行业协会、当地社区各自的角色地位及相互关系；研究森林康养的政策、法律等体系的建立，在制度上为森林康养的发展提供指引。

三、开拓创新 建立多学科交叉融合的协调机制

森林康养研究涉及多个学科和领域，需要跨学科的协同合作研究，包括林业、旅游、医学、环境及经济、管理、法律、传统文化等专业，不仅涉及到自然科学，还涉及到社会科学乃至哲学。目前，学科间的相互交叉、协作和有机融合的协同研究体系及核心团队还没有建立起来，合作的机制体制也有待探索。

应建立多学科有机交叉融合的协调机制。形成跨学科的森林康养研究专家团队，在理论层面和实践层面对森林康养进行整体规划，为项目设计提供指导。高校、科研单位与林业主管部门森林康养实践单位一起，将多学科跨领域的专家组建成集政、产、学、研、用于一体的有机整体，联合开展科学研究和人才培养，并成立政府决策咨询机构、企业实践咨询机构，搭建森林康养成果交流推广与合作的创新型平台，为森林康养产业发展提供安全有效的技术支撑和优质产品。

四、强化培训 构建专业的技术团队

森林康养利用森林生态环境，引导城市居民到森林里去体验，进而养成一种生活习惯，是打造"健康中国"的有效途径。关系到社会广泛参与发展健康服务产业，还关系疾病的预防或部分疾病的辅助治疗。而目前国内的森林康养缺乏

相应的人才培养培训体系和机制，人才培养严重滞后。林业部门从业人员及开展森林康养的企业，从管理层到基层职工，对森林康养多是一知半解，森林康养工作难以健康有序开展。

应加强森林康养基地专项规划设计人才培养，让森林康养产业走向正规。应建立健全森林康养人力资源的培养体系及模式：一是为森林康养产业培养高层次科研、教学和管理人才；二是强化森林康养职业教育，为森林康养产业进行职业技术培训，以短期和线上教育为主，培养养生师、理疗师、心理咨询师、自然教育师等技师。

五、积极探索 找到适合中国发展的森林康养模式

森林康养在我国"小荷才露尖尖角"，森林康养有效的供给市场和需求市场都未形成。森林康养基地建设及商业活动刚刚开始，需求引导机制还未建立，森林对人类健康的作用在社会上也缺乏广泛深入的认识。

中国森林康养发展模式应在全面梳理国内外相关理论和实践发展的基础上，重点对森林康养的理论体系及研究方向、相关的标准体系和认证体系进行构建，并对森林康养的人才培养模式和体系进行研究，系统和科学地探索我国森林康养发展模式和政策保障体系，为我国森林康养产业提供理论支撑和人才保障，推动森林康养产业科学规范地发展，并为全面提高森林康养产业发展的管理水平，及进一步推进生态文明和建设美丽中国提供重要支撑。

（《中国林业杂志》2017 年第 8 期）

2019 年大健康产业发展 5 大趋势

陈 杰

21 世纪健康产业已经成为全球热点，健康产业也将成为继 IT 互联网产业之后的全球财富集中产业。随着推进健康中国建设国家战略的深入实施，各地相继出台多项举措助力大健康产业发展，并将发展大健康产业作为促进当地经济结构转型升级、推进供给侧结构性改革的着力点，以及新的经济增长点。同时，我国居民收入水平不断提高，消费结构升级不断加快，人们对生活质量的要求日益提高，健康产业迎来了前所未有的机遇和广阔的发展前景。

近些年的发展，为大健康产业奠定了坚实的基础，展望未来，从政策、宏观和微观层面，大健康产业都呈现出一些趋势。

一、利好政策仍将持续

当前，由于工业化、城镇化、人口老龄化进程加快，疾病谱、生态环境、生活方式不断变化，我国仍然面临多重疾病威胁并存、多种健康影响因素交织的复杂局面，因此，健康问题越来越多地被百姓提及。民之所望，政之所为。

2016 年 8 月，习近平总书记在全国卫生与健康大会上强调，"要坚持正确的卫生与健康工作方针，以基层为重点，以改革创新为动力，预防为主，中西医并重，将健康融入所有政策，人民共建共享。""将健康融入所有政策"，是国家卫生与健康工作方针的重要内容，成为推进"健康中国"建设，实现全民健康的重要手段之一。

2016 年 10 月 25 日，国务院印发《"健康中国 2030"规划纲要》。这是建国以来首次在国家层面提出的健康领域中长期战略规划。《纲要》明确了今后

15 年健康中国建设的总体战略，突出强调了三项重点内容：一是预防为主、关口前移，推行健康生活方式，减少疾病发生，促进资源下沉，实现可负担、可持续的发展；二是调整优化健康服务体系，强化早诊断、早治疗、早康复，在强基层基础上，促进健康产业发展，更好地满足群众健康需求；三是将"共建共享，全民健康"作为战略主题，坚持政府主导，动员全社会参与，推动社会共建共享，人人自主自律，实现全民健康。

之后，《促进民间投资健康发展若干政策措施》、《关于推进老年宜居环境建设的指导意见》、《关于加快发展健身休闲产业的指导意见》、《关于全面放开养老服务市场提升养老服务质量的若干意见》、《关于开展健康城市健康村镇建设的指导意见》、《关于中央财政支持开展居家和社区养老服务改革试点工作的通知》、《关于促进和规范健康医疗大数据应用发展的指导意见》、《关于推进医疗卫生与养老服务相结合的指导意见》等几十项相关政策陆续出台，针对大健康相关领域的发展现状、问题给予具体措施和指导意见。

目前来看，我国大健康产业呈现蓬勃发展之势，根据国家相关规划，到 2020 年，"健康中国"带来的大健康产业市场规模有望达到 10 万亿元；2030 年将超过 16 万亿元，是目前市场规模的 3 倍。

未来十年是大健康产业的黄金十年。结合发达国家的健康产业发展经验来看，中国大健康产业占 GDP 的比重不足 5%，与发达国家的 10% 以上有很大差距。在产业结构调整成为主流趋势的情况下，中国鼓励大健康产业发展出台利好政策的可能性仍将持续。

二、中医药份额逐步扩大

中医药作为中华文明的杰出代表，是中国各族人民在几千年生产生活实践和与疾病作斗争中逐步形成并不断丰富发展的医学科学。在历史发展进程中，中医药兼容并蓄、创新开放，形成了独特的生命观、健康观、疾病观、防治观，实现了自然科学与人文科学的融合和统一，蕴含了中华民族深邃的哲学思想。随着人们健康观念变化和医学模式转变，中医药越来越显示出独特价值。

新中国成立以来，中国高度重视和大力支持中医药发展。中医药与西医药优势互补，相互促进，共同维护和增进民众健康，已经成为中国特色医药卫生与健康事业的重要特征和显著优势。

2016 年 12 月 6 日，国务院发表的《中国的中医药》白皮书中指出，中国高度重视中医药事业发展。中国共产党第十八次全国代表大会以来，党和政府把发展中医药摆上更加重要的位置，作出一系列重大决策部署。

白皮书指出，2016 年，中共中央、国务院印发《"健康中国 2030"规划纲要》，作为今后 15 年推进健康中国建设的行动纲领，提出了一系列振兴中医药发展、服务健康中国建设的任务和举措。国务院印发《中医药发展战略规划纲要（2016—2030 年）》，把中医药发展上升为国家战略，对新时期推进中医药事业发展作出系统部署，预计到 2020 年，实现人人基本享有中医药服务，中医药产业成为国民经济重要支柱之一；到 2030 年，中医药服务领域实现全覆盖，中医药健康服务能力显著增强，对经济社会发展作出更大贡献。

据大数据显示，2017 年，我国中医药产业建设取得了新进展，产业规模已经达到 17500 亿元，同比增长 21.1%。中医类医疗机构诊疗人次突破 10 亿人次；医疗收入达到 3648 亿元，接近医疗机构总收入的 10%；中医类卫生人员总数达到 122.5 万人，执业医师 54.3 万人，占比 44.3%；全国在业中医馆数量达到 477 家，年均增长 78.1%。据《中国的中医药》白皮书介绍，至 2020 年，我国中医药大健康产业将突破 3 万亿元，年均复合增长率将保持在 20% 左右。

2018 年，中央和地方在促进中医药发展、现代化与标准化等方面，陆续出台多项配套政策，比如，国家药品监督管理局发布《省级中药饮片炮制规范修订的技术指导原则》、《古代经典名方中药复方制剂简化注册审批管理规定》、《中药药源性肝损伤临床评价技术指导原则》；国家中医药管理局、科技部印发《关于加强中医药健康服务科技创新的指导意见》；国务院总理李克强签署国务院令，对《中药品种保护条例》等 10 部行政法规的部分条款予以修改，对《中药品种保护条例》作出多项修改；国家卫生健康委员会印发《国家基本药物目录》(2018 年版) 等。这些政策的发布大大提升了中医药服务能力，助推健康中国建设效应凸显。

另外，中医药的国际化也随着"一带一路"倡议在沿线各国推进。据《中医药"一带一路"发展规划 (2016—2020 年)》，到 2020 年，中医药"一带一路"全方位合作新格局基本形成，与沿线国家合作建设 30 个中医药海外中心，颁布 20 项中医药国际标准，注册 100 种中药产品，建设 50 家中医药对外交流合作示范基地。中医药已成为中国与东盟、欧盟、非洲、中东欧等地区和组织卫生经贸合作的重要内容。未来，中医药在海外的发展还在人才供应链、产业供应链、金融供应链方面进行积极搭建，最终推动中医药的国际化。

三、大企业继续跨界大健康

大健康产业的蓬勃和市场的蓝海吸引了众多企业布局。

近年不少制药企业进军大健康领域，寻找新的利润增长点。药企在发展大健康领域有着科研、技术等天然优势，所以转入大健康领域并不意外。而多家非相关大型企业跨界大健康产业，则预示着大健康产业的潜力和前景。

2015 年，阿里上市前，马云提出"Double H"战略——Health & Happiness，阿里未来的战略核心围绕"健康"和"快乐"，"健康"在"快乐"之前。上市前，在阿里体系内担当发动机的版块是电商、支付、云等，而医疗健康和娱乐业务则在未来承担重任。可见，医疗健康在阿里战略宏图中的重要地位。

阿里健康主要做了两件事：一是将与医药电商相关的业务持续注入，包括天猫医药馆的代运营、蓝帽子保健业务以及近期并入的医疗器械电商业务；二是在淘宝和支付宝等平台提供服务的入口，实现资源的打通和转化。效果很明显，阿里健康的收入持续增高，从 2015 财年的 3042 万元激增至 2018 财年的 24.42 亿元，今年医疗器械电商业务的并入，后续收入增长将更为强劲。

从成立阿里健康，提供天猫医药服务，上线支付宝"未来医院"，阿里云医疗 AI 技术与模式更新，到如今联手新华制药，与同仁堂、九州通等发起国内首个"全国家庭过期药品回收联盟"，阿里系大健康版图不断拓疆辟土。

腾讯则是在 2014 年宣布进入大健康领域，在 2016 年加快了在大健康领域的布局步伐，投资了几十个医健项目，启动"腾爱医疗"战略，将智能终端、医生平台、金融医保，以及健康大数据这四项业务彼此联动，构建起"互联网＋慢性病"管理模式闭环。同时，腾讯还控股企鹅医生，布局线下诊所，致力于通过互联网共享的创新方式，打造"预防检测＋治疗＋康复管理"的服务闭环。

另外，百度、京东、小米等互联网巨头也在布局互联网医疗和大健康领域不遗余力。

2019 年 1 月 12 日，在青岛举行的万达集团 2018 年年会上，万达集团董事长王健林提出正式全面进军健康产业，明确万达大健康将以医院为核心，综合医药、康养、商业、培训多种产业为一体，走创新健康产业新模式。

王健林对万达大健康产业规划布局提出了具体方向：在广州、成都等 5 个一线城市大健康国际医院全部落地，至少 3 个项目开工建设；尽早完成国内首创的单个国际医院管理合同模板；设计世界一流的花园式国际医院，反映全世界最新研究成果，建成智慧医院，综合水平要比美国现有医院高；组建国际医院的中方团队骨干人才全部都要赴美国培训。

王健林表示，近年来万达推进轻资产战略聚焦优势产业，对一些非优势产业采取了退出瘦身的策略，但万达绝不是放弃发展新兴产业，对于不是传统产业、科技含量高、又看准了的新兴产业，万达还是要进入，而且全力推进。大健康产业就是万达重点突破的战略产业。

这些大企业跨界大健康产业的动作预示着大健康产业的发展潜力，也将引领更多企业关注和跨界大健康产业。

四、中国营养保健品行业日渐成熟

从 20 世纪 80 年代起步的中国营养保健品行业，在短短二十多年时间里，已经迅速发展成为一个独特的产业。在国民从温饱向健康消费迈进的进程中，注重健康已经成为当今人们的共识，这些观念催生了保健品消费的大市场，营造了保健品产业发展的广阔空间。

如今，营养保健品市场的幼稚期已经逐渐过去，消费者进入了理性选择阶段。

随着消费经验的积累和知识水平的提高，消费者越来越重视自己身边的口碑宣传，不再轻信广告。人们不再盲从，而是开始甄别、挑选、确定适合自己的保健品。消费者对产品的功能认识在不断加深，并逐渐形成消费理性，会侧重选择品质可靠、知名度较高的保健品品牌。

未来10年，中国营养保健品的发展，将沿着一二线城市到三四线城市、老年人到中青年、滋补功能到健康膳食补充剂的方向"进化"。

当然，正是因为营养保健品行业的火热，在商业利润的刺激下，也产生了一些保健品虚假或夸大宣传等市场乱象，造成了不良的社会影响。但个别的企业或个人行为，不能否定中国营养保健品行业日渐成熟的现状。

2019年1月8日，国家市场监管总局召开电视电话会议，由国家市场监督管理总局、工业和信息化部、公安部、民政部、住房和城乡建设部、农业农村部、商务部、文化和旅游部、国家卫生健康委员会、国家广播电视总局、国家中医药管理局、国家药品监督管理局、国家互联网信息办公室等13个部门决定，自2019年1月8日起，在全国范围内集中开展为期100天的联合整治"保健"市场乱象百日行动。

一方面，国家重拳出击整治行业乱象，另一方面，各企业和相关人自律规范宣传和销售行为，再一方面，相关部门加大对消费者识别、购买和使用保健品做正确引导，多方共同努力，将能促进中国营养保健品行业的良性发展。

据中投顾问数据显示，受益于经济水平提高、人口老龄化和健康意识的增强，保健品行业在我国迅速发展。我国保健品行业规模从2002年的442亿元增长至2017年的2376亿元，年均复合增速超过10%。预计2019年我国保健品市场规模将达到2844亿元，未来五年（2019—2023）年均复合增长率约为8.24%，2023年将达到3904亿元。

五、大健康关联细分产业兴起

随着大健康产业的热度不减，除了医疗、保健品、健康管理等大健康紧密相关产业，将会有更多的细分产业因为大健康产业的蓬勃发展而方兴未艾。

例如，随着中国居民医疗保健意识的成熟和旅游习惯的逐渐养成，医疗旅游尤其是海外医疗旅游加速发展，正在进入平台化发展阶段，海内外市场资源流动也在不断加速。据相关数据显示，全球医疗旅游产业从 2000 年不到 100 亿美金，已经飙升到 2017 年的 7000 亿美金，并且以每年 20% 的速度保持增长，目前已经成为全球增长最快的新兴产业之一。

易观智库《2016 年中国海外医疗旅游市场专题研究报告》分析，迄今为止中国出境医疗旅游发展大致经历了三个阶段：探索阶段在 2000 年到 2010 年，患者自主求医，主要以疑难病症寻诊为主，供需关系不明确；起步阶段为 2011 年到 2014 年，以旅游机构起家居多，小规模会所形式机构服务出现，满足少数高净值人群出国休养、健康检查的需求；平台化发展阶段始于 2014 年，随着市场需求增长，互联网技术成熟，平台化的服务供应商出现，包括了在线 OTA、医疗服务商，消费人群扩展到中产人群。

不仅出境医疗旅游市场火热，国内也在不断探索中医药健康旅游等产品建设。

2016 年，国家旅游局和国家中医药管理局联合下发了《关于开展国家中医药健康旅游示范区 (基地、项目) 创建工作的通知》和《关于促进中医药健康旅游发展的指导意见》。

《关于开展国家中医药健康旅游示范区（基地、项目）创建工作的通知》指出，用 3 年左右时间，在全国建成 10 个国家中医药健康旅游示范区，100 个国家中医药健康旅游示范基地，1000 个国家中医药健康旅游示范项目，全面推动中医药健康旅游快速发展。

《关于促进中医药健康旅游发展的指导意见》提出到开发中医药健康旅游产品、打造中医药健康旅游品牌、壮大中医药健康旅游产业、开拓中医药健康旅游市场、创新中医药健康旅游发展模式、培养中医药健康旅游人才队伍、完善中医药健康旅游公共服务、促进中医药健康旅游可持续发展等八个重点任务。要求到 2020 年，中医药健康旅游人数达到旅游总人数的 3%，中医药健康旅游收入达 3000 亿元；到 2025 年，中医药健康旅游人数达到旅游总人数的 5%，中医药健康旅游收入达 5000 亿元；培育打造一批具有国际知名度和市场竞争力的中医药健康旅游服务企业和知名品牌。

2019 年 1 月 3 日至 4 日，全国文化和旅游厅局长会议在北京召开。会上，文化和旅游部党组书记、部长雒树刚作工作报告，部署了 2019 年文化和旅游工作的 10 项重点任务，其中在不断丰富产品有效供给任务中明确要引导推动中医药健康旅游等度假休闲旅游产品建设。

当然，除了医疗旅游，在人工智能、环保、体育、养老、保险、康复服务等多种大健康产业细分领域，都将会有更多的细分产业、商业模式或产品兴起，不断为中国人民的健康需求服务。

（《知识经济杂志》2019 年第 2 期）

第三部分
地方经验

"北京模式"助力健康中国建设

操秀英

"目前，北京已形成以'十大疾病'为重点，首都特色创新研究和成果转化应用研究为支撑的完整的医学科技工作布局，在探索实践中形成了疾病防治科技攻关的'北京模式'。"在 2018 年 11 月 17 日召开的第九届重大疾病防治科技创新高峰论坛中，北京市科委主任许强表示。

健康是民生的根本，是全面建设小康社会的重要基础，没有全民健康，就没有全面小康。《"健康中国 2030"规划纲要》明确提出，要"加快推进健康中国建设，把人民健康放在优先发展的战略地位，努力全方位、全周期保障人民健康"，并要求"把科技创新放在卫生与健康事业的核心位置，显著增强科技创新对提高公众健康水平和促进健康产业发展的支撑引领作用"。拥有丰富医疗科研及临床应用资源的北京多年来高度重视医学科技发展。某种意义上说，用科技创新来攻克重大疾病，是北京义不容辞的责任。

正因此，从顶层设计到分工落实，从找准方向到组织实施，北京在重大疾病防治科技创新上摸索出"北京模式"。

一、加强顶层设计　聚焦重大健康问题

好的部署源于前瞻科学的顶层设计。北京市自 2010 年起，加强政府引导与支持，对北京医学科技工作开始进行系统布局，搭建北京医学科技创新体系，确立了将支持临床应用研究作为重大疾病科技攻关的突破点。

2009 年，北京市科委、市卫生健康委（原市卫生计生委）历经一年多时间，针对重大疾病的筛选以及预防、诊断、治疗、康复等环节的科技支撑工作进行了

广泛调研，通过一系列讨论，以"四高"为标准（即高发病率、高死亡率、高疾病负担、科技在疾病控制中所能发挥的作用程度高）筛选出严重影响首都市民健康的"十大疾病"（病毒性肝炎、艾滋病、结核病、新发突发传染病、心脑血管病、糖尿病、恶性肿瘤、精神分裂症和情感障碍、慢性肾脏病、脊柱和关节病）作为医疗卫生科技工作重点。这十大疾病患病率约占疾病构成的 75% 以上，死亡率约占死因构成的 80% 以上。

2010 年 1 月，北京市政府办公厅发布《首都十大危险疾病科技攻关与管理实施方案 (2010—2012 年) 》。同年，"首都临床特色应用研究"专项也正式启动，这是国内首个专门用于支持临床创新性应用研究的省部级项目。自此，北京市医学科技工作布局成体系展开。

二、明确科技切入点 定位临床应用研究

"北京将制约医学科技发展最薄弱的环节——临床应用研究作为支持重点。"许强说，"首都十大疾病科技攻关与管理工作"是全国首个经过顶层设计和系统布局的、支持临床研究的重大科技计划。"首都临床特色应用研究"作为补充，重点开展北京优势特色学科临床新技术新方法研究。

具体说来,北京市科委、市卫生健康委(原市卫生计生委)集聚各类专家资源,建立了由把握学术前沿、具有国际视野的科学家组成的整体专家组、"十大疾病"领域专家组；整合在京中央、地方各方优质医疗机构,形成由 11 名领衔专家牵头、149 家不同登记医疗机构组成的集科技创新、技术集成、技术评估、示范推广为一体的多层次临床研究协同网络。

此外，北京集聚科技基础资源，打造了"十大疾病"科技攻关的两大技术支撑平台。一是以丰富的临床病例资源为基础，在全国率先启动与国际标准接轨的重大疾病临床样本资源库的建设，为重大疾病临床研究和新药开发提供大量、高质量的原始性创新资源；二是启动脑血管等六类慢性病的流行病学调查，掌握北京重大疾病发生发展变化的"第一手资料"，做到"知己知彼"，为重大疾病防控的科技攻关提供决策依据。

自重大疾病科技攻关工作实施以来，成绩显著。在"十大疾病"防治领域，一批创新性成果崭露头角，多项成果具有世界影响力：已形成 70 余项国际有影响力的创新性成果，其中 CHANCE 研究向世界首次证明"双重抗血小板治疗"可使早期卒中复发风险减少 32%，该工作改写了国际指南；骨科领域，突破骨盆肿瘤整块切除、骨盆环重建、儿童保肢等世界性难题，使我国恶性骨肿瘤治疗水平跻身世界前列。

同时，北京率先在全国搭建大规模的疾病研究公共基础平台，及"十大疾病"临床数据和样本资源库，涉及 15 个单病种，现存病例 15 万余例，样本 100 万余份。

"首都临床特色应用研究"专项实施以来，累计投入科技经费 3.4 亿元，支持了 1600 项科研课题，发挥了北京临床研究，全面提升医学科技创新对健康的支撑引领作用。该专项目前已形成 50 多项达到国际先进水平、350 多项处于国内领先水平的临床诊疗新技术和新方法，共制定 136 项诊疗技术规范或标准，其中 55 项上升为国家行业标准。

例如，脊柱外科导航技术形成国家行业标准，已在全国 15 省、市、自治区 30 家医院开展应用，受益患者上万人；"腰椎间盘突出诊断标准"已被卫生行政部门采纳，为解决临床难题，改善首都市民健康提供了技术支持。更为重要的是，"首都临床特色应用研究"专项已成为培养青年科研人才的重要途径，是临床医生的第一桶金，该专项的课题负责人中青年科研人员的比例达到 40% 以上。

三、医药协同发展 加速成果转化落地

科技攻关的最终目的是造福百姓，推进医药协同发展，加速临床研究成果的转化落地，也是北京市重点推进的工作。

北京市科委通过系列政策，促进北京地区临床医疗机构、高校院所和企业紧密合作，开发适合我国国情的高端卫生与健康技术产品，进行示范推广应用，真正打通产、学、研用通道；布局临床专家根据临床经验和需求自主设计的特色医疗器械，通过院企联合开发引导企业早期介入，完成品种早期孵化，向企业转让；通过梳理前期科技成果，遴选出临床急需、已经过验证、推广性强、基层单位易

掌握，包括骨关节病、房颤、高血糖等 7 种常见疾病诊疗技术进行推广，提高基层医疗机构诊疗服务能力。在国产创新型医疗器械推广方面，遴选已获得生产批件、创新性强，并有望替代进口产品、在京进行产业化的医疗器械进行示范推广，通过医企合作，形成包括神经外科手术导航定位系统、国产创新 SPECT 等 5 个医疗企业适用于临床应用的操作流程、规范、指南等，加快国产高端医疗器械产品的临床应用范围及速度。

此外，为了鼓励北京药物临床试验机构积极承接北京医药企业项目，发挥北京临床医学资源优势对产业的支撑，促进临床医疗机构与企业的协同发展，北京市科委于 2010 年启动"北京医药临床研究平台（CRO 平台）"。该平台通过财政经费后补助的方式，经费可用于临床研究能力提升及关键技术平台等建立工作，并落实到科室和个人，解决医院急需但科研项目无法列支的课题。目前，CRO 平台已促进 20 余家企业的 30 多个品种与 10 多家机构签订临床试验合同或达成合作意向。同时，44 家医疗机构出台政策文件，将临床试验工作纳入本院绩效考核内容。

与此同时，一批科技支撑卫生政策相继出台并示范应用，10 余项研究成果转化成政策或为制定政策提供理论依据。其中：病毒性肝炎领域，完成乙肝药物抗病毒治疗方案的卫生经济学评价研究，为推动乙肝抗病毒治疗药物进入医保目录提供了重要的科技支撑；制定精神分裂症和抑郁症社区康复技术并向全市 16 个区县进行推广，成为北京市社区卫生服务中心年度绩效考核指标；采取大医院与社区"共同体"的方式，探索转诊模式、指导社区医疗水平提高，为医改实施提供示范作用。

此次论坛上，许强强调，未来要切实发挥国家及北京临床医学研究中心对临床研究的带动引领作用，支持三级医疗机构设立研究型病房，开展高水平临床医学研究；在现有药物临床试验机构基础上，探索以多种合作方式建立临床试验协同网络，有效支撑临床试验需求；要进一步加强政策导向，促进北京地区临床医疗机构、高校院所和企业协同创新，充分发挥北京地区临床医学资源的溢出效应。

（《科技日报》2018 年 11 月 21 日）

山西：推进综合医改提升百姓的健康获得感

张勋祥　胡立成

2018 年 9 月 27 日，国家卫生健康委在运城市召开全国综合医改现场会，学习借鉴山西等地的先进经验。综合医改，是实施健康中国战略的重要内容，是医药卫生体制改革向纵深推进的重要举措，是构建优质高效医疗卫生服务体系的重要保证。

一、以人为本活化健康资源

党的十九大作出"实施健康中国战略"的重大决策，将维护人民健康提升到国家战略的高度。医疗是基本的民生，关乎老百姓的身心健康，关乎千家万户的福祉。

以维护人民群众的健康权益为宗旨。推进医药卫生体制改革，就要为人民群众提供安全、有效、方便、价廉的医疗卫生服务，实现人人享有基本医疗卫生服务。建设覆盖城乡居民的"四位一体"（公共卫生服务体系、医疗服务体系、医疗保障体系、药品供应保障体系）基本医疗卫生制度，加快推进覆盖城乡的基本医疗保障制度建设，建立国家基本药物制度，健全基层医疗卫生服务体系，促进基本公共卫生服务均等化，是"健康中国"应有的题中之意。

以提高人民群众的健康水平为核心。从健康影响因素入手，以普及健康生活、优化健康服务、完善健康保障、建设健康环境、发展健康产业为重点，全方位、全周期保障人民群众健康；推行健康文明的生活方式，营造绿色安全的健康环境，减少各种疾病的发生；调整优化健康服务体系，强化早诊断、早治疗、早康复，坚持保基本、强基层、建机制；坚持全民健康政府主导，共建共享社会参与。

实施"兴医工程"。紧紧围绕全面提升医疗水平、保障人民群众健康这一工作主线，全面推进领军临床专科、重点医学实验室和卓越医学团队三项重点建设，协同推进前沿医疗技术引进开发、医学装备保障、科技基础平台、专病诊疗中心、产学研成果转化等基础项目实施。

做实"医联体"。定单位、定责任、定目标、定任务、定考核、定待遇，行政管理、医疗技术、护理管理同步派驻帮扶措施，实现对乡、村级医疗帮扶的全覆盖；建立跨区域"专科联盟"，按照"一级带一级"原则，建立重点专科协作组，带动基层专科服务水平整体提升；建设远程诊疗协作系统、远程会诊系统、病理诊断中心，实现医院全覆盖；拓展"健康+"平台功能，预约挂号、专家下乡、专家会诊、家庭医生签约、社区服务等多项功能融合，医疗向农村、社区下沉，切实满足农村村民、社区居民的医药需求。

做好"配套改革"。严把医药审批、药物生产、医疗推广关，打通药品从市场准入、定价、目录制定、招标最终到医院的路径，减少层层推高药价的药品流通中间环节。

二、提升百姓的健康获得感

据国家扶贫办统计，在全国贫困人口中，42% 是因病致贫或因病返贫。围绕解决医疗卫生领域"不平衡、不充分、不合理"问题，确保人民群众得实惠、医务人员受鼓舞、财政医保可持续，运城医改工作走在了全国前列，凸显了县域医改"一家亲"，下活了健管"一盘棋"，走出了医联动改革拧成"一股绳"、医务人员上下"一条心"、百姓健康服务"一路通"的综合医改之路。这一县域综合医改的成功探索，为人民群众带来更多的健康获得感并发挥了示范引领带动作用，得到了国务院医改办、国家卫健委和人民群众的一致认可。

打开医改新局面。全面盘活医疗资源，农村卫生基础设施明显改善，中医药服务能力持续提升，分级诊疗政策得到落实，健康卫生工作扎实推进，医药、医保、医疗、医院等环节衔接住、推进好；百姓、医院、政府等多方利益，统筹兼顾，利益平衡；卫计、人社、财政、市场监督管理等部门参与配合，打开了"病人少跑腿，医保提效能、医院可持续"的良好局面，实现了群众享实惠、医院能发展、党委政府得民心。

建立就医新秩序。建立"基层首诊、双向转诊、急慢分治、上下联动"的就医新秩序，实现"小病不出村、常见病不出乡、大病不出县、疑难杂症不出市"。

破解"小病大医"。提升基层医疗能力，优质医疗资源向基层倾斜、优质医疗服务向边远及困难家庭"双延伸"，让群众在家门口就能享受到优质、高效的医疗卫生服务。这一创新，既有利于遏制"小病变大病"，也有效防范了过度医疗，同时还可节省病患家庭的医疗费用等大额附加支出，可谓一举多得。

运用"互联网＋医疗健康"。推进数字化医院建设，实现全流程追溯、分析、把控，全面提升医院内部运行效能和精细化管理水平。

引进医疗人才。乡镇(社区)卫生院、村卫室，引进专业人才，实施员额制管理，公开招聘，新聘人员与在编人员同工同酬，大大提高了乡镇（社区）卫生院、村卫室的医疗卫生服务水平。

就医快捷舒心。县域内医疗机构就诊率、乡镇卫生院普通门诊人次等方面明显提升，个人医疗费用占比、患者外转率等方面明显下降。重大疾病险和医疗救助补充险为因病致贫群众兜底，降低了不合理医疗费用支出。群众看病就医更快捷、更便宜、更舒心，不断提升患者的满意度，切实提升百姓的健康获得感。

（原标题：健康中国　山西先行）

（《山西日报》2018 年 11 月 20 日）

上海：探索以家庭医生签约服务为基础的分级诊疗模式

上海市于 2015 年起启动了新一轮社区卫生服务综合改革，以"1+1+1"医疗机构组合签约为路径，进一步做实家庭医生制度。经过几年的实践，上海探索出以家庭医生签约服务为基础的分级诊疗模式。

一、多举措做实家庭医生服务 探索构建分级诊疗制度

一是做实家庭医生签约服务机制。居民可选择 1 家社区、1 家区级和 1 家市级医疗机构签约，形成"1+1+1"签约医疗机构组合，优先满足本市 60 岁以上老年人、慢性病居民的签约需求，签约居民在"1+1+1"组合内可任意就诊，如需到组合外就诊的，需由家庭医生（或签约医疗机构）转诊。签约后，居民可享有健康评估、全程健康管理、长处方与延伸处方、优先获取上级医院专科资源等多项优惠。

二是做实家庭医生"管健康"。下发《上海市社区卫生中心基本服务项目目录（2015 版）》，确定了社区卫生服务 6 大类 141 项基本项目，明确实施基本项目的规范流程、路径、要求与考核指标，引入标化工作量方法，兼顾公平与效率，为建立配套的资源投入与分配机制奠定基础。以居民电子健康档案为基础，逐步完善健康管理模式，家庭医生根据健康人群、高危人群、患病人群以及疾病恢复期人群的不同需求，提供有针对性的连续全程健康管理服务。通过二、三级医院与社区卫生、公共卫生机构联动，重点加强慢性病管理，支持居民开展健康自我管理。

三是做实家庭医生制度配套综合改革。赋予家庭医生更多可调配的卫生资源，匹配相应优惠倾斜政策，充分发挥家庭医生在初级诊疗、疾病甄别、合理转

诊等方面的优势。对"1+1+1"签约居民实施市级医疗机构门诊预约号源优先开放（上级医院拿出 50% 的专科和专家门诊预约号源，提前 50% 时间优先向家庭医生与签约居民开放）、慢性病签约居民药品"长处方"（慢性病签约居民可一次性配到 1—2 个月药量，减轻往返医疗机构次数）、延续上级医院处方（经家庭医生转诊至上级医院的签约居民，在回到社区就诊时，家庭医生可延用上级医院处方药品，并通过第三方物流实现配送，满足社区居民针对性用药需求）、门诊诊查费减免等优惠服务，吸引居民就诊下沉社区。

四是试点管理居民医保费用。为使家庭医生成为居民医保费用管理的代理人，近年来在浦东、青浦开展了相配套的新农合支付方式改革；在长宁区按照有效签约人头，结合服务质量与效果，探索医保按人头支付的制度雏形。在"1+1+1"签约试点中，将开展家庭医生管理签约居民医保费用试点，由家庭医生对签约居民在所有医疗机构发生的诊疗费用进行监管审核。

二、加强高血压、糖尿病等慢病全程管理　找准分级诊疗工作切入点

一是启动糖尿病预防与诊治服务体系建设工作。2016 年，上海市正式启动糖尿病预防和诊治服务体系建设，建立标准化、可持续的"社区卫生服务中心—区县糖尿病规范诊治中心—区域性糖尿病规范诊治中心"环环相扣的糖尿病及其高危人群分级分类管理和筛查系统，最终提高本市糖尿病患者的知晓率，提高糖尿病患者的血糖控制水平，及早发现和治疗并发症，降低早死率和残疾，节省医疗费用，提高居民的健康水平。

二是初步建成覆盖全市的脑卒中预防和救治服务体系。上海市自 2012 年启动脑卒中预防和救治服务体系建设，充分动员二三级医疗机构参与，对于筛查出的高危人群按照规范逐级转诊至市区两级救治中心，有效地实现了二、三级医疗机构对社区卫生服务中心的联动支持。

三是以健康云平台为支撑提升慢病管理的效率和质量。2015 年初，上海市启动健康大数据在居民慢病管理中的应用，以糖尿病为突破口，启动"健康云"平台建设，根据健康人群、高危人群、患病人群以及疾病恢复期人群分层分类需

求，为居民提供综合性、医防融合、全程有效的健康管理服务，实现慢病患者自我健康管理。

三、医教结合解决全科医生难题

家庭医生全面落地最大的难题就是全科医生的匮乏。据国家卫计委的统计数据，截至 2015 年底，中国培训合格的全科医生只有 18.9 万，其中有 7.3 万医师在城市的社区卫生服务中心提供服务，还有大约 8.1 万在乡镇卫生院提供服务，缺口巨大，全科医生占医生总数比例仅为 6.6%，而在欧美等发达国家，这一比例高达 30%。

为解决全科医生难题，上海通过多种手段加强人才队伍支撑。首次探索建立 "5+3" 人才培养模式，即实行住院医师规范化培训与临床医学硕士专业学位相衔接，实现 "三结合"：临床专业研究生入学招生与住院医师招录相结合、研究生培养与住院医师培训相结合、学位授予标准与临床医师准入标准相结合。

一是将全科医生培养纳入住院医师规范化培训渠道，2010 年以来累计招录培训对象 2464 人，995 人完成培训，全部下沉到社区卫生服务中心工作；儿科专业共招收了 604 人，一定程度上缓解了儿科人才紧缺状况。

二是做强全科培训基地，建立 31 家临床培训基地、57 家社区基地，强化医教结合，依托复旦、交大、同济等高校成立全科医学师资培训中心，提高各基地管理和带教水平，推动部分社区卫生服务中心成为医学院校附属中心，全面提升社区 "医教研" 水平。

三是开展家庭医生骨干能力培训，对在岗家庭医生每年开展临床技能、健康管理技能等一系列培训，注重实践技能的提升，建立全科医生能力评估基地，通过 "评估、培训、再评估"，提高培训的针对性与有效性，定期选派优秀骨干人员赴境外接受培训，打造一批家庭医生骨干。

四是开展乡村医生本土化培养，采取定向招生、定点培养、统一管理的方式，按照 "3+2" 模式培养新一代乡村医生，并纳入社区卫生服务中心编制。

（整理自人民网、"微医全科"搜狐号等）

浙江：全面推进县域医共体建设
构建整合型医疗卫生服务体系

　　浙江省近年来以深化医疗卫生服务领域"最多跑一次"改革为引领，把推动县域医共体建设作为构建整合型医疗卫生服务体系的主攻方向，高位推动、创新体制机制，取得显著成效。

一、高位推动改革　加强顶层设计

　　浙江省委、省政府高度重视县域医共体建设。自 2017 年试点开始，省委、省政府主要领导多次召开会议、作出批示，明确提出要把县域医共体建设打造成为浙江医疗卫生领域改革的"金名片"。2018 年 9 月，浙江省委、省政府在湖州市德清县召开全省县域医共体建设现场推进会。省委书记亲自动员部署改革任务、省长提出具体要求，省委副书记、省委常委、副省长等省领导出席会议，各市、县党政"一把手"，省直部门、省属公立医院以及各级卫生健康、人力资源社会保障等部门主要负责同志参加会议。会后，浙江省委办公厅、省政府办公厅联合下发《关于全面推进县域医疗卫生服务共同体建设的意见》，将紧密型医共体建设作为浙江省构建整合型医疗卫生服务体系的主要抓手及深化县域综合医改的重要平台，要求浙江各地全面推开县域医共体建设。

二、完善治理体制　健全管理体系

　　一是探索完善县域医疗卫生治理体制，做到"既要管好、更要放活"。各县（市、区）由政府牵头，成立医共体管理委员会或理事会，统筹履行对医共体的规划、投入和监管等职责。卫生健康、人力社保、发展改革、财政和编办等相关部门转变职能、下放权限，实施医共体内唯一法定代表人的治理架构，落实医共体人事管理、财务调配、收入分配、职称晋升评聘和医疗业务发展等经营管理自主权，把原来政府部门行使的人才招聘、职称评聘等交给医共体，把原来政府部门过多干涉的内部人事任免、收入分配、业务发展权等还给医共体。同时，政府部门制定权责清单，厘清医共体管委会及卫生健康部门、医共体等权责分工，构建权责对等、分工明确的治理体系。二是医共体内建立管理机制，构建整合型一体化的县域医疗卫生服务新体系。重点抓好"三个一"，每个县（市）和符合条件的市辖区以二甲以上县级医院为龙头，其他若干家县级医院及乡镇卫生院为成员单位，组建1—3个医共体，成员单位人、财、物全面整合，组建统一的共享服务中心，实现资源共享、信息互联互通，县乡机构成为"一家人"。县乡医疗卫生机构各类人员由医共体统一招聘、培训、调配和管理，实行全员岗位管理，科学配置和有效激活人才要素，实现人员使用"一盘棋"。医共体设置总会计师制度，设立财务管理中心，县乡医疗卫生财政补助资金由医共体结合资金性质和用途统筹使用，实现财务管理"一本账"。

三、完善运行机制 激发机构活力

一是深化医疗服务价格改革，理顺医疗服务比价关系。按照腾空间、调结构、保衔接的原则，宁波、湖州2个试点城市和11个试点县（市）已开展新一轮调价工作。如湖州市长兴县2017年利用药品集中采购价格谈判及使用环节管理腾出空间，对门急诊诊查费、住院诊查费、等级护理费3类项目进行调价，总额度1800万元，医疗服务价格调整部分同步纳入医保报销范围。目前，长兴县正启动实施第二轮医疗服务价格调整工作。二是强化药品耗材全流程改革。完善全省"三流合一"采购交易平台，在医共体设立唯一采购账户，实行统一采购、配送和支付，统一县乡用药目录，实施慢病长期处方。三是推进薪酬制度改革。制定《浙江省公立医院薪酬制度改革指导意见》，合理确定公立医院薪酬水平和总量，落实公立医院分配自主权，健全以公益性为导向的考核评价机制，推进公立医院主要负责人薪酬改革，完善高层次人才和科研项目等激励机制。如湖州市建立了

"1+X"公立医院薪酬制度体系，即制定 1 个实施方案，配套绩效工资总量核定、医院院长和业务骨干年薪制、特定岗位津贴、院长奖励基金等多项制度。四是推进医保支付方式改革。对医共体实行医保总额预算、结余留用、合理超支分担。推广住院服务按 DRG、门诊服务结合家庭医生签约按人头付费等改革。五是开展"最多跑一次"改革。省市县三级医院联动，对群众就医感受度最高的挂号、就诊、住院等"关键小事"的薄弱点和全流程进行优化升级，推进"看病少排队""检查少跑腿"等十大改革举措，组织督导检查，定期排名通报，促使医院提供高质高效服务，提高群众就医获得感。大力推进信息化建设，以信息整合和服务整合为纽带，推进整体化、连续性健康服务。

四、提升县级水平 补齐基层医疗卫生服务短板

一是持续推进"双下沉、两提升"工程。发挥省市大医院技术支撑作用，做大做强县级医院，普遍建立县级胸痛、卒中、创伤、危重孕产妇救治、中医等专病中心，全面加强学科建设，推广新技术，减少县域病人外转。二是在资源配置和公共服务上优先保障基层。强化乡镇卫生院急救、全科、儿科、康复和中医药等服务，鼓励提供住院服务和适宜手术，推动乡镇卫生院达到二级以上医院医疗服务能力。长兴县通过医共体内资源纵向流动帮扶，15 家乡镇卫生院均已完成等级卫生院创建，其中 8 家获评"全国满意乡镇卫生院"、1 家获评"全国百佳乡镇卫生院"。三是打通资源供给服务"链条"。制订疾病诊疗目录，完善转诊服务，上级医院号源优先开放给下级医院，并与医保差别化支付政策衔接，构建系统、连续、闭合的分级诊疗服务模式。德清县医共体设立连续医疗服务中心，建立县域内统一的住院床位池、专家号源池、设备预约检查池，提供省县乡三级医疗机构转诊、专家联系、床位分配、入院检查、出院回访等连续服务，引导患者首诊在基层。四是鼓励县域内社会办医疗卫生机构参与医共体建设。支持社会办医疗机构与医共体在资源共享、分级诊疗、人才培养和技术交流等方面开展合作。如湖州市德清县成立两大医共体，其中一家为社会办医院牵头。

五、聚焦医防融合 提升群众健康素养和健康水平

一是牢固树立大卫生、大健康理念，全面推进"健康浙江建设攻坚战"。2018年开始，省政府对各地党委政府开展"健康浙江"建设考核。二是建立激励机制。如德清县实行集团医保总额预算下的门诊按人头付费，促使集团主动提供健康服务，加强健康管理，让群众"少得病、不得病"。三是促进医防结合。推进疾控中心、妇幼保健院的专业医师下沉基层，加入家庭医生团队，提供服务与指导，做实基本公共卫生服务项目。四是转换服务模式。推进家庭医生签约服务，以基本医疗为导向，融合公共卫生和健康管理，由专科医生、全科医生和乡村医生共同参与家庭医生签约服务。

（原标题: 浙江省全面推进县域医共体建设 构建整合型医疗卫生服务体系）

（摘编自国家卫生健康委网站 2019 年 2 月 15 日）

医疗大数据共享及应用的浙江模式

浙江通过推进"最多跑一次"、智慧医疗、开放共享等重点措施，在医疗大数据共享及应用方面走在全国前列。

医疗人工智能行业的快速发展对医疗大数据的需求日益增加，然而"数据孤岛"的存在一定程度上成为医疗人工智能产业发展的瓶颈。国家从 2014 年开始相继出台多项重磅政策推动医疗大数据产业的应用。然而医疗大数据共享及应用如何破局仍是困扰各地政府及产业的重要难题，浙江在国内先试先行，并逐渐走出一条浙江特色之路。

一、全力推进"最多跑一次"

自 2016 年开始，浙江省提出"最多跑一次"改革举措。2018 年以来，浙江省把"最多跑一次"的理念和方法延伸到医疗卫生服务领域，切中群众看病就医过程最关心、最直接、最现实的"关键小事"，使之成为不断提升医疗卫生服务水平、破解医疗卫生领域难题的重要抓手。目前，浙江省医疗卫生领域已下放行政审批事项 13 项，群众和企业到政府办事"最多跑一次"实现率达到 100%。

2018 年 5 月，浙江省人民政府办公厅印发《浙江省医疗卫生服务领域深化"最多跑一次"改革行动方案》，提出包括挂号、付费、检查、住院、急救等十方面改善医疗卫生服务项目，并制定阶段性实施目标。

二、智慧医疗产业遍地开花

浙一医院：浙一互联网医院实现了通过互联网及移动终端为患者提供基本的门诊挂号、检查住院预约、网络问诊、药物配送、线上支付、定期随访、药事服务等功能，提高了医疗可及性，开创了以患者为中心、以实体医院为依托、以医疗为主导的在线医疗服务模式，不断提升人民群众的就医体验感、健康获得感和生活幸福感。该线上分院共有分级诊疗平台、护理学院、国际影像会诊中心、国际病理中心、慢病管理中心、老年病管理中心、处方审核和药物治疗管理中心7大平台，实现了医疗服务的全流程再造，提供了一种基于信息化、面向受众的在线医疗模式。

继打造线上院区"浙一互联网医院"后，浙大一院又率先推出"信用就医"，实现患者就医的线上付费，线下自助机支付，可凭借信用免押金借用"共享轮椅"、"共享充电宝"等。若芝麻信用650分以上，还可获1000元额度的医药费垫付金，解决用户排队缴费时间长和临时资金不足的问题。

浙二医院：浙江大学医学院附属第二医院通过院内改造就医全流程、力推日间手术，院外搭建移动健康咨询平台，实现百姓院内院外看病就医少跑腿、更便利。

该院自助机系统，不仅能够实现建档、预约、挂号、查询、充值、结算等服务，还首次在杭城省级三甲医院实现发票自助打印。220台自助服务终端代替人工，使得人工窗口从25个缩减到14个。

目前，医院还在研发更多快捷便利的自助服务功能，准备推出的"自助住院系统"将实现入院、押金充值、一日清单打印、出院"一站式"服务，真正做到"机器换人"，让院内所有就医流程无盲区覆盖。

依托"浙二好E生"平台，浙医二院已有675位主治以上医生实现了移动化办公，为省内外患者提供在线咨询、预约挂号、查询检查检验报告等医健服务。浙医二院国际网络医学中心平台北至新疆，南达三沙，连接着全国10余个省市、158家协作医疗机构。

邵逸夫医院：浙江大学医学院附属邵逸夫医院通过不断改造医疗服务流程，搭建"掌上"矩阵、率先在国内建成有实体医院背景的"云"医院，使得百姓就医实现了"少跑腿"甚至"不跑腿"，让看病更省心、就医少烦忧。

搭建"掌上"矩阵，缓解"挂号难、看病烦"。2014年，邵逸夫医院在国内率先实现医疗服务全流程移动智慧化改造，打造了国内首个全流程移动化智慧医疗服务系统。此外，邵逸夫医院形成以邵医健康微信公众号、邵逸夫医院官方微信公众号、邵逸夫医院支付宝生活号、医保移动支付 APP 医快付等为核心的"掌上"就医矩阵，一键即可解决挂号、付费等问题，大大解决了排队难、付费难等问题，患者门诊就医时间从原来的 4—5 小时缩短为 1.7 小时，就医满意度达到 95% 以上。

依托"云"医院，打破倒金字塔就医格局。2015 年，邵逸夫医院启动"邵医纳里健康云"平台，成为国内首批有实体医院背景的"云"医院。不仅整合了区域内各级医疗机构服务资源，还对接了第三方药品配送、检验检查、金融支付和医疗保险等健康产业资源，实现各医疗机构间信息、检查、诊疗、转诊、教学等的协同，医生可在线进行远程咨询、会诊、教学及门诊 / 查房，双向转诊，开具互联网处方等。

省人民医院：医院创新推出的"今预结账明出院"模式，方便患者及家属合理安排时间及时离院，使出院流程更便捷；同时，医院为急危重症患者开出了"绿色通道"，实行急诊患者"先诊疗后结算"模式，使急危重症抢救更高效。建立和完善"云医院"，融合医院网站、微网站、手机 APP、微信，打造集咨询、挂号、预约、检查检验结果及患者健康档案查询、就诊导航等功能于一体的"浙里就医"综合信息平台，让患者信息查询不出户。

此外，医院还与省外的江西泰和、新疆阿克苏等地建立远程会诊服务关系，还与美国科罗拉多大学医院、哈佛大学麻省总院等国际知名医疗中心建立合作，实现"国外医学中心—浙人医—县级医院"三级远程会诊与 MDT（多学科诊疗模式）讨论，将国际诊疗交流合作资源延伸至基层。

省妇保医院：从排队叫号、院内导航、互联网支付结算，到手术进度查询、产科自助建卡、孕产妇心理筛查等一系列流程改造，浙江大学医学院附属妇产科医院搭建了以医院微信公众号、支付宝生活号、浙大妇院手机 App 等移动端应用构建起来的互联网"高速公路"，打造孕产妇"少跑腿"的特色医疗服务。

在浙大妇院检查预约与入院准备中心以超声科检查预约为起点，胎心监护、

CT、磁共振等也将陆续加入统一预约，让患者检查实现一体化。

三、医疗数据共享及应用试点先试先行

2017 年 5 月 16 日，浙江省卫生计生委与阿里巴巴（中国）有限公司（以下简称"阿里巴巴"）正式签署战略合作框架协议，双方将打造高效普惠、智能融合的健康医疗生态体系，共同探索"互联网＋健康医疗"服务新模式，让医疗人工智能便民惠民。早在 2014 年浙江省政府就与阿里巴巴集团开展合作。此次战略合作协议的签订，标志着浙江省在互联网＋医疗领域的深耕正式开始，各种技术和方案都会落实，切实服务浙江人民。

2017 年 11 月 6 日，浙江大学医学院附属儿童医院全程主动智慧医疗建设项目签约暨医疗大数据应用技术浙江省工程实验室共建揭牌仪式在浙大儿院滨江院区会议厅举行。此次揭牌签约仪式标志着浙大儿院全程主动智慧医疗建设项目正式启动。该项目拟突破微服务信息集成、深度认知、精准决策、大数据应用等关键技术，开展全程主动智慧儿童医院"11555"工程总体架构设计和创新应用，为浙大儿院通过 HIMSS 7、CHIMA 7 级、JCI、互联互通等国际国内认证奠定信息化基础。同时，通过该项目成果示范辐射，形成全程主动智慧儿童医疗模式与医疗服务，继而逐步向全省推广，为进一步保障儿童健康提供强而有力的支撑。

2017 年 11 月，省人民医院引进了人工智能诊断系统，在不到一个月的时间里，智能诊断系统判读了 1400 多条胃镜检查记录，其中 50 例被报告为高风险。最终，经过医生结合病理进行核实，有 7 例被确诊为食管癌。在临床上，食管癌患者大多都是到了中晚期才被发现，治疗情况很不乐观，因为早期的病变非常细微，难以辨别，而结合了大数据分析的人工智能诊断，能够很好地弥补早期筛查的空白。

2017 年 12 月，浙江省人民医院正式启动"互联网＋智慧医院"的建设，和腾讯公司一起，开展人工智能在医疗领域的合作和探索，目前在诊疗过程中，首批引入智能诊断的包括肺结节、食管癌以及糖尿病视网膜病变的早期筛查。除了省人民医院自身外，另外六家与省人民医院有医联体协作关系的基层医疗机构，也将引入人工智能诊断系统。

2018 年 2 月 2 日，在浙江杭州召开的首届健康医疗大数据应用大会上，中国卫生信息与健康医疗大数据学会家庭健康专委会，启动了全国健康医疗大数据应用共享平台，并发布了"处方共享"和"AI 共享"两大应用。其中，处方共享平台 以患者为中心，规模化连接医院信息系统，零售药店、药品流通企业的配送系统和医保结算系统，实现处方在线审核，规范、优化药品流通供应链，形成贯通产业链的健康医疗数据资源共享共用格局。处方共享平台技术支持方、微医副总裁丁海桓表示："处方共享平台场景连接了前端的患者、中间的医院医生、后端的药企药店。不仅为患者提供便利，还与医院 HIS 系统直连，保障了处方安全的同时，大大降低了医院药占比。" AI 共享平台则由浙大睿医人工智能研究中心提供技术支持。据中心主任吴健介绍，借助浙江大学在医学人工智能领域 30 余年的积累，AI 共享平台可向全行业开放标注和可视化工具，提供结构化数据分析、文本分析、影像诊断的 AI 服务，促进 AI 研发和产品应用开发。浙大睿医人工智能研究中心从 2017 年 3 月成立，已在多项智能应用研发上取得重要突破。其中，眼底糖网病辅助诊断系统深度学习 13 万张眼底片，糖网病二分类特异性达到 99%，敏感度达到 95%；宫颈癌辅助诊断系统达到三甲医院医生水平；胃癌病理辅助诊断系统准确率达 86.9%。

2018 年 6 月 30 日，浙江大学与中国卫生信息与健康医疗大数据学会共同建设的浙江大学健康医疗大数据国家研究院在杭州宣布成立。研究院的使命是对海量复杂的健康医疗数据进行智能处理、信息挖掘和产业应用，为公众健康、临床实践（疾病诊断和治疗）、政府决策提供支撑，并促进学科发展、培养健康医疗领域的交叉复合型人才。研究院将打造数据管理、数据挖掘和 AI、数据关联整合三大共享式的公共技术平台。

另外邵逸夫医院通过人工智能对糖网识别筛查的准确率达到了 95%，基于计算机对大量原始数据的分析与深度学习，辅助诊断模型不断优化，判断精度不断提升。省妇保医院基于该技术辅助宫颈癌筛查诊断准确率已经达到 80%，敏感度达到了 83%。

（健康界网站 2018 年 9 月 12 日）

福建厦门：分级诊疗模式解决好三大关键问题

赵敬菡

厦门市从大医院"舍得放、放得下"、基层医疗卫生机构"愿意接、接得住"，群众"乐意去、留得住"三大问题入手，实施"慢病先行、两病起步"的策略，以大医院专科医师、基层全科医师（家庭医师）和健康管理师"三师共管"为创新服务模式，加强政策配套和机制创新，积极引导优质医疗资源向基层下沉，初步构建了公平可及、系统连续的预防、治疗、康复、健康促进一体化基本医疗卫生服务体系和以"柔性引导"为特色的符合医改方向、群众欢迎、患者满意的分级诊疗制度基本框架。

一、让基层医疗卫生机构"愿意接、接得住"

厦门健全了签约服务收付费机制。签约服务费按 120 元 / 人 / 年标准确定，其中签约居民个人承担 20 元 / 人 / 年，由个人现金或医保健康账户支付；医保基金承担 70 元 / 人 / 年，由基层医疗卫生机构门诊 500 元社会统筹医疗基金支付；基本公共卫生服务经费承担 30 元 / 人 / 年，从拨付基层医疗卫生机构的基本公共卫生服务经费列支。签约服务费主要用于激励签约服务团队。此外，还建立了基层考核激励机制，通过奖励性增量绩效充分调动基层医务人员积极性。2015 年全市社区卫生服务中心业务人员人均增加收入 2.76 万元（2014 年全市人均 1.77 万元）平均增幅 55.93%。最高思明区滨海社区 6.97 万元，增幅 143%。

二、让三级大医院"愿意放、放得下"

一是改革补助考核机制，改变大医院过度依靠和追求门诊规模的经营模式，把原来对三级医院门诊量的定额补助，调整为对大医院实行与分级诊疗绩效挂钩的财政补助机制。二是调整医疗服务价格。在实行药品零加成后，取消医用耗材加价，同步调整了1157项医疗服务价格，拉开不同等级医疗机构合理价差。三是引导医疗资源下沉。通过创设"三师共管"团队服务模式把大医院的专科医生和基层的全科医生、健康管理师联合在一起。将三级医院医生职称晋升和下社区相挂钩，同时对专科医师下社区给予专项补助，让他们下基层培训、带教、解决复杂疑难问题。把病人带回基层的同时，把全科医生的水平带起来。四是力促大医院转型发展。大力推进远程会诊、院士指导平台、"双主任"聘任制、医学人文建设、争创"领先学科"、基于国际标准医院理念的培训和认证等工作。让公立医院明确自身功能定位，转型发展从"走量"转变为"求精"，打造优势学科含金量，以内涵建设全面提升技术水平和服务能力。

三、让患者"愿意去、留得住"

一是解决基层"缺药"和长处方问题。允许基层使用国家基药目录和基本医保药物目录的常见病、慢性病药品，高血压、糖尿病等常用药和大医院上下对齐；并延长一次性处方用量，最长可达4—8周。二是实行差别化价格和医保报销政策，形成落差。运用价格和医保支付杠杆加以引导，如在三级医院门诊就诊个人自付比例为30%，在基层就诊个人只需自付7%。对在基层医疗机构就诊的参保对象实行500元医保优惠政策，即基层就诊时发生的国家基本药物的药品费、一般诊疗费和常规医疗检查项目费用，每人每年不超过500元的部分由社会统筹医疗基金直接支付，吸引居民优先选择基层就诊。三是提升基层医疗质量和水平。制定了多系统、十大类核心病种为主的基层病种目录，明确临床路径和转诊标准，通过系统培训，让基层常见病的诊疗质量和大医院看齐。从大医院选拔"医疗总监"派驻医疗机构，协助管理和提升医疗质量与安全管理水平，让群众在基层医疗机构就医质量可控、安全规范。四是将家庭医生签约服务与养老医疗需求结合起来。在改革中，要求家庭医生签约服务与"医养结合"有效结合起来，让家庭医生走进百姓家，全心全意服务好普通病患。如鼓浪屿对全岛4965户居民进行了走访建档，不仅管慢性病，也把有医疗需求的老人全部都管起来。五是运用信息技术优化服务。依托覆盖全市的"市民健康信息系统"、"区域卫生信息平台"助力分级诊疗。引入远程会诊系统、可穿戴设备、手机 APP 等智能服务，方便患者就诊、转诊、自我监测，提高健康管理效率。

（摘编自人民网 2018 年 8 月 30 日）

广东：全力打造卫生强省守护全民健康

李秀婷　朱晓枫　曹　斯

作为改革开放的排头兵，广东医疗卫生事业发展一直走在全国的前列。医疗卫生机构从 1978 年的 6949 家增长到如今约 5 万家，病床数、人均预期寿命、医疗服务水平等均显著提升，医保体系日臻成熟，居民健康主要指标位居全国前列，取得了有目共睹的显著成绩。

40 年来，广东"敢为天下先"，在全国率先开展医疗、医保制度改革，创下多项第一，成为全国医疗改革的"试验田"；成功抗击"非典"，构筑起了牢固的"防疫大堤"。尤其是党的十八大以来，广东坚持以建设健康广东、打造"卫生强省"为引领，强基层、建高地、促医改、保健康，为广东实现"四个走在全国前列"贡献力量。

一、医卫回归公益 在全国率先取消药品加成

2012 年 7 月 1 日，深圳市 67 家公立医院、569 家社康中心全面取消药品加成费用，成为全国第一个取消所有公立医疗机构药品加成的大城市。听闻消息，时任卫生部部长陈竺欣然填词"水调歌头"祝贺，称赞"良策暖人心"。

深圳率先全面取消药品加成，打破"以药补医"模式的弊端，成为我国公立医院改革的历史性一步。

"整个改革，以'破冰''攻坚'来形容，都不为过。"时任深圳市卫计委规财处副处长的侯力群是这项历史性举措的直接推动者、实施者。

全面取消药品加成是让公立医院真正回归公益性的重要探索。在深圳之后，全国各地纷纷开展了取消药品加成的试点改革。2017 年 7 月，广东全省综合医

改全面启动，全面取消药品加成；2018 年底前，广东还将全面取消医用耗材加成。

回顾改革开放 40 年，对于中国医疗改革"公立医院是走市场化道路还是公益化道路"的争论，广东曾在不同历史阶段给出不同答案。

在改革开放前，从广东到全国都实行单一公有办医体制。当时，广东卫生资源严重短缺，看病难、住院难、手术难的问题突出。1978 年，广东的医院及卫生院仅有 1968 家，床位 9 万张，卫生技术人员 16 万人。

为了缓解供需矛盾，1979 年，时任卫生部部长钱信忠提出"运用经济手段管理卫生事业"。党的十一届三中全会后，广东即从经济管理入手，开始了医疗卫生改革的探索。

然而到上世纪 90 年代，随着医疗改革往市场化深入推进，过度市场化的弊端逐渐显露。公共医疗支出占总财政支出的比例急剧下降，政府公共卫生投资严重不足，医疗资源不平等的问题凸显，群众看病难看病贵成为突出问题，也埋下了医患矛盾的隐患。

2003 年，"非典"暴发，对全国改革开放以来的医疗改革提出了挑战，也引起了广东对于医疗卫生改革的总结和反思，医疗卫生开始向公益性质转变。

2009 年 3 月，党中央、国务院发布《关于深化医药卫生体制改革的意见》，新一轮医改全面启动。"新医改"明确，有效减轻居民就医费用负担，切实缓解"看病难看病贵"，并提出，要建立健全覆盖城乡居民的基本医疗卫生制度。

广东很快行动起来，政府主导的医疗卫生投入保障机制加快建立完善，财政投入显著提升。2016 年广东省财政在医疗卫生与计划生育领域投入 1107.79 亿元，是 2007 年的 28 倍。

体制机制改革也全面推进，分级诊疗制度、现代医院管理制度、基本医疗保障制度、药品供应保障制度以及医药卫生综合监管制度逐渐完善，多项改革经验全国推广，走在了全国前列。

政府主体责任落实，人民群众健康服务和保障能力显著提升。截至 2017 年底，全省医疗卫生机构 5 万家，在岗职工 86.7 万人，其中医师 25.9 万人，注册护士 30.8 万人；床位总量 49.2 万张，每千常住人口床位数 4.41 张。

二、补齐基层短板 在家门口看病成为第一选择

"过去这只是一家卫生院，现在竟能做肿瘤切除手术了。"2017年，家住珠海市高新区金鼎的朱女士在家门口的卫生院确诊病情后，选择了在家门口做手术。随着近几年广东基层医疗服务能力的不断提升，过去基层患者就医"舍近求远"的局面得到根本改变。

回溯改革开放历程，基层医疗一直是广东医疗服务的"短板"。农民看病难、住院难和缺医少药等问题突出。

1990年，全省1584所乡镇卫生院中有1284所是危房；山区县乡镇卫生院有一半以上都依靠体温计、听诊器、血压计"老三样"诊病；全省乡镇卫生院具有大专以上学历的医生只占8.5%，全省近半数乡镇卫生院不能开展外科手术。这一年，广东提出"农村2000年人人享有卫生保健"发展计划，从硬件的改造建设、落实经费以及做好人才培训和卫生支农等方面入手，积极开展乡镇卫生院和县级防保机构建设，开启了对基层医疗的持续投入。

党的十八大以来，以习近平同志为核心的党中央，作出了推进健康中国建设的决策部署，将卫生与健康事业提升到优先发展的新战略高度。全面推进健康广东建设，首先要"补短板"，而医疗卫生资源不足、分布不均仍是广东面临的核心问题。

广东基层医疗迎来了改革开放后的一场前所未有的变革。

2016年1月，广东省委、省政府以高规格召开全省卫生工作会议，首次提出建设"卫生强省"，明确从2016年至2018年，省财政统筹安排112亿元实施强基创优行动计划；2017年初，广东出台《关于加强基层医疗卫生服务能力建设的意见》。紧接着召开的广东省卫生与健康大会进一步提出，2019年，广东要全面完成基层医疗卫生"补短板"任务，分级诊疗制度全面建立；2017—2019年，广东各级财政投入500亿元，实施加强基层医疗卫生服务能力建设项目，推动基层服务能力实现根本性提升。

新一轮的基层医疗卫生服务能力建设"大会战"由此打响。从村卫生站、

乡镇卫生院到县级公立综合医院，一场基础设施建设的提升行动如火如荼开展，基层软件建设同步推进，基层活力明显增强。

省卫计委主任段宇飞表示："力争通过3—5年的努力，消除医疗资源在城乡、区域和人群的差别，让家门口看病成为居民信赖的第一选择。"

三、医保覆盖城乡 居民基本医保参保率超98%

治病花近33万元自己仅需付1万多元，这是惠州患者陈先生2017年的真实经历。因上消化道出血，他住院治疗，总医疗费用为32.7万元，基本医疗保险报销了约26.4万元，通过大病精准救治报销了约3.5万元，民政部门救助了约1.2万元，自己支付的费用只有1.5万元。

改革开放以来，广东在医疗保障体系改革领域，也率先开展了一系列的探索，如今建立了覆盖城乡的医保体系，大大减轻了群众看病就医负担。

开全国医保制度改革先河的是深圳。1992年，深圳率先在全国打破原有公费医疗、劳保医疗制度，打破了干部和职工身份的区别，实行统一的城镇职工医疗保险制度。

这一改革的见证者、时任深圳市社会保险基金管理局医疗和生育保险处处长沈华亮回忆，从此公费医疗和劳保医疗在深圳结束了历史使命，实现从福利型保障向社会保险的大转变，拉开了我国职工医疗保障制度的根本性改革的序幕。

农村居民的医疗保障则在相当长一段时间处于"真空"状态。改革开放后，随着"大锅饭"制度被打破，农村合作医疗也随之瓦解。1995年，广东的农村合作医疗覆盖率一度降至7.1%。由于缺乏医疗保障，农民看病贵看病难问题日益突出，不得不"小病扛、大病拖"。

2002年10月，中央提出，建立以大病统筹为主的新型农村合作医疗制度。广东把建立新型农村合作医疗制度列入全民安康工程，农民参合率年年提升。2009年，广东省"新农合"参合率达97.5%，让绝大部分农村居民实现了"病有所医"的梦想。

在全面推进新农合的基础上，广东继续开风气之先，在医保改革领域率先探索。

2004 年，顺德区在全国率先实施城乡居民合作医疗保险制度，成为全国第一个实行城乡居民医疗保险统筹的地区；2009 年，广东再次在全国率先将新型农村合作医疗与城镇居民医保合并为城乡居民医疗保险，被誉为充分发挥商业保险作用的成功实践。

2017 年，广东城乡居民基本医保参保率超过 98%，大病保险实现 21 个地市全覆盖，5 市完成城镇职工和居民一体化改革，实现"三保合一"。

截至目前，全省已全面实现省内异地就医直接结算，正在加快推进全面实现跨省就医直接结算。据了解，广东还将实现基本医保省级统筹，相关实施方案正在起草中。未来，居民在省内的医保结算将更加快捷便利。

（摘编自南方新闻网 2018 年 8 月 22 日）

卫生与健康事业实现"双提升"
打造健康中国"深圳样板"

余海蓉

健康是民族昌盛和国家富强的重要标志。健康关系人民群众对美好生活的向往，关系城市的可持续发展。

党的十九大提出实施健康中国战略，完善国民健康政策，为人民群众提供全方位全周期健康服务，凸显了党和国家对人民健康的高度重视。市委六届八次、九次全会明确，要深化医药卫生体制改革，实施健康深圳行动计划，加快建设健康中国先行区。

"保基本、强基层、建机制、补短板、筑高地"，近年来，深圳持续向纵深推进综合医改；"预防为主、防治结合"，深圳加快构建"大卫生"、"大健康"发展格局。过去的几年，深圳卫生与健康事业实现了发展速度、发展质量的"双提升"。目前，健康深圳建设已迈出坚实步伐，深圳正在着力打造健康中国的"深圳样板"，努力提升居民的获得感、幸福感和安全感。

一、"三医联动"推出医改组合拳

对于大鹏的居民来说，过去看病很不方便，特别是看大病，需要坐老远的车到罗湖的市属医院。随着新区的建设和发展、人口的增多，看病难的问题就更为突出。如何在短时间内解决这个问题？深圳市公立医院管理中心与大鹏新区管委会联手探讨体制机制创新，开创了市、区医疗资源纵向整合的"大鹏模式"：2017年6月23日，深圳首个市、区、社区三级共建的紧密型医联体——大鹏新区医疗健康集团正式成立。大鹏新区管理委员会以委托管理的方式，委托深圳市第二人民医院为牵头单位，整合了葵涌人民医院、大鹏新区妇幼保健院、南澳人民医院三家区级医院及所辖的20家社康中心。从分级诊疗、质量管理、学科建设、人才培养、远程医疗、健康管理、集约化检验平台和信息化建设等方面入手，建立具有深圳特色的跨市、区医疗健康集团，打造有序、高效的新型医疗卫生协同服务体系。经过大半年的建设，大鹏新区的居民如今就近就能享受到市二医院同质化的医疗服务。

罗湖医院集团是深圳市首个基层医疗集团，也是被国家点赞的改革样本，通过大力发展家庭医生和医养结合服务，推动了医疗卫生工作重心下移、资源下沉，医疗卫生服务从"以医院为重点"转向"以基层为重点"、"以治病为中心"转向"以健康为中心"，基层首诊、双向转诊、急慢分治、上下联动的分级诊疗秩序加快建立。

目前，深圳市各区因地制宜建立了12家医疗集团，初步构建了以"区域医疗中心＋基层医疗集团"为主体架构的整合型医疗卫生服务体系。2017年9月和10月，全国、广东省的医联体建设现场会先后在深圳召开，深圳以基层医疗集团为主要形式的城市医联体建设模式在全国、全省范围内获得推广。

作为全国医改的排头兵，深圳在医疗、医保、医药的"三医联动"的改革上不断"破冰"前行：在全国率先全面取消药品加成，率先推行公立医院所有权与经营权分离，率先实行与人员编制"脱钩"的财政补助方式改革，率先推动医保从"保疾病"向"保健康"转变，率先开展市场化的药品集团采购改革，率先出台医疗地方"基本法"，率先构建了较为完善的多元综合监管体系，率先出台了家庭医生服务"深圳标准"……为全国、全省深化医改积累了一批实践经验，为加快建立更加成熟定型的中国特色基本医疗卫生制度贡献了"深圳智慧"。

二、"三名工程"弯道超车建高地

补短板，在医疗资源的增量上，深圳走出一条超常规发展的创新道路。

一方面加大投入，特别是向过去医疗资源欠缺的区域加大投入，增加医疗资源的供给。

五年来政府卫生投入达到了 890 多亿元，全市新改扩建医疗机构 60 余家，新增病床 1.65 万张，总数增加至 44512 张；新增执业医师近 1 万人，总数增加至 3.3 万人；三级医院、三甲医院分别增加至 36 家和 16 家。千人床位数从 2.7 张提高到 3.55 张；千人医生数从 2.3 名提高到 2.66 名。市级医院基本覆盖了所有的区，市民可就近享受到优质医疗资源。

另一方面深入实施"医疗卫生三名工程"，增加优质医疗资源的供给，瞄准"广深医疗卫生高地、国际化医疗中心"的目标定位，推动卫生健康事业由规模扩张向内涵提升转变。

深圳市引进了香港大学、北京大学、中山大学、南方医科大学、北京中医药大学、广州中医药大学、中国医学科学院肿瘤医院等一批名院名校来深办医办学。依靠名校名院的支撑，深圳的新建医院实现了"超快跑"：肿瘤医院开业不到一年，就开放了 11 个住院病区，359 张床位，是原定目标的 1.8 倍，目前病床使用率达到 77.7%，1 月份疑难危重病例（CD 型病例）比例达到了 95.96%。南方医科大学深圳医院开业两年，日均门急诊总量已达 2100 人次，开放床位 846 张。去年，香港大学深圳医院也成为国内首家通过 ACHS 国际认证、三甲认证的综合医院。

目前，深圳市一共引进了 171 个国内外顶尖的高层次医学团队，"造血功能"明显。去年无论是新技术新项目的开展，还是发表在国际著名学术期刊和获奖的科研成果，都出现了集中"爆发"。目前，我市省级以上医学重点学科达到 80 个，全市有 20 个学科进入了全国医院科技影响力评估同学科排名前 100 名，其中 9 个学科进入前 50 名。

三、"三步走"建设健康中国先行区

三体综合征基因筛查，新生儿遗传代谢病、听力筛查，适龄妇女宫颈癌HPV 筛查，60 岁以上老人流感和肺炎疫苗接种，二年级小学生免费窝沟封闭服务……近年来，每年我市都会推出公共卫生的惠民项目，有的项目甚至纳入到了政府的民生实事。从"治病为主"转向"预防为主"，目前深圳常住人口人均基本公共卫生服务经费财政补助标准达到 70 元，为全国最高，市民可免费享受 20 项公共卫生服务。

深圳市民的主要健康指标水平持续向好，慢性病、传染病等重大疾病得到有效防控。五年来人均期望寿命提高了 2.69 岁，达到 81.08 岁。

深入贯彻实施健康中国战略，发布《健康深圳行动计划（2017—2020 年）》，将推动实施健康素养促进、全民健身普及、公共卫生强化、重点人群健康保障、医疗服务提升、健康环境建设、食品药品安全、公共安全保障、健康保障完善、健康产业发展等 11 项行动，着力转变卫生与健康发展方式，深化医疗卫生领域供给侧结构性改革，努力全方位、全周期维护和保障市民健康，打造健康深圳。

建设健康中国先行区，深圳计划分"三步走"：到 2020 年，建成卫生强市、健康城市；到 2025 年，初步建成国际化医疗中心；到 2035 年，全面建成辐射粤港澳大湾区、东南亚的国际化医疗中心，打造成为全球健康城市典范，卫生与健康事业与现代医疗服务业繁荣发展，市民健康素养和健康水平达到国际领先水平。

（《深圳特区报》 2018 年 4 月 1 日）

安徽：推进分类补偿多方受益中医医保支付方式

2019 年 2 月 26 日，国家中医药管理局召开华东六省一市医改中医药工作座谈会，安徽省中医药管理局等 12 个单位就县域医共体建设、医保支付方式改革等医改典型经验进行了交流，为各地中医药主管部门积极开展多种模式机制的改革试点，发挥基层首创精神，破解中医药传承发展应用的重点难点问题提供借鉴。

安徽作为国家确定的首批综合医改试点省份，在三医联动改革中从遵循中医药规律出发，明确分类补偿的导向，以医保支付方式改革为突破口，探索从供需双侧鼓励中医药服务提供与使用的制度机制。2016 年起，为充分发挥中医药特色优势，扩大中医药服务有效供给，增进群众看中医的获得感，安徽着眼于医保整合在即的趋势主动作为，在 38 个县域启动中医药适宜技术优势病种支付方式改革试点，并纳入省政府年度医改重点工作加以推进。经过 3 年的实践，初步实现了患者负担能减轻、医保基金可承受、中医药优势得发挥的改革目标。

一、坚持问题导向 做好制度设计

综合医改启动之初，安徽针对公立中医院运行补偿情况开展了深入的基线调查。发现因门诊不予报销、住院病种补偿不充分，在一定程度上导致中医药服务提供和使用受限，影响了中医药特色优势的发挥，同时也增加了降低住院标准小病大治、中医院治疗西化，加重医保基金负担的风险。

为此，在大数据调查分析、政策风险评估，不增加医保基金总体负担的基础上，于 2016 年 5 月出台了《安徽省中医药适宜技术和优势病种支付方式改革试点工作实施方案》。通过改革医保中医药支付方式、实施差异化补偿政策，将门诊中医优势病种纳入医保报销范围；合理核定住院中医优势病种定额标准，同时提高医保基金支付比例，降低个人自付比例。探索将中医药优势病种经济学比较优势，转化为拉动中医院提供中医药服务的积极性和患者的获得感。

二、确定优势病种 明确定额标准

筛选适宜技术。以国家中医药管理局《基层中医药适宜技术手册》为基础，按照优势突出、疗效确切、诊疗量大、费用稳定、风险可控等原则遴选具有推广价值和条件的中医药适宜技术，并接受基层中医院推荐，初选31项适宜技术进行临床筛选，同时在省新农合信息系统进行历史诊疗数据比对，随后组织专家开展多轮论证，最后研究确定13项试点应用的中医药适宜技术。

确定门诊优势病种及定额标准。基于专家筛选的适宜技术，确定以此为主要治疗方式的50个门诊病种，通过查询新农合系统历史数据，依据适宜技术治疗疗效、住院量综合评定首批15项门诊优势病种并完善门诊临床路径。在此基础上，借鉴综合性医院日间手术的思路，以中医门诊临床路径为导向对该15个门诊病种实行按病种付费。定额标准按本地中医院同病种住院次均费用的70%或参考规范服务法测算的实际费用确定；新农合基金支付比例参照同病种的普通住院上一年度实际补偿比例支付，纳入医保门诊报销。

确定住院优势病种及定额标准。组织专家通过查询新农合系统历史数据，在医院前300位次的同病种疾病中开展多轮筛选，综合考虑住院人数、诊治能力等因素，研究确定10种中医住院优势病种纳入医保报销。在此基础上，以中医临床路径为导向，实行按病种支付。定额标准按本地同级综合医院同病种的住院次均费用的90%确定（统计数据显示，同病种县中医院住院费用平均为县综合性医院80%左右，按本地同级综合医院的90%补偿，等于提高了补偿标准）。新农合基金支付比例在同病种普通住院上一年度实际补偿比例基础上提高5—10个百分点，个人支付比例在上一年度实际支付比例基础上下降5—10个百分点。

三、强化协同联动 建立推进机制

组织协同推进。指导各地建立卫生行政部门、新农合及县中医院参与的领导组织，按照"合理补偿成本、兼顾群众和基本医疗保障承受能力"的原则，通过历史成本法测算 3 年来本地中医医院、综合医院次均费用，按规范服务法测算中医临床路径规范服务项目次均费用，结合物价上涨、基金承受能力等因素，通过谈判方式确定本地定额标准，制定试点实施方案并组织实施。

完善配套政策。将 10 个住院优势病种纳入实施性临床路径管理，实行高于正常报销比例的单病种付费，并在临床路径考核管理中作为重点考核项目；逐步调高相关中医医疗服务价格，同时鼓励牵头医院对需要参考规范服务法测算的实际费用的病种重新测算、谈判确定。

加强督查指导。将试点纳入省政府年度医改重点工作，会同有关部门协同推进；每年度开展专项督导，及时发现问题加以督促整改；自 2017 年起按季度开展监测工作，并将试点推进情况纳入对各市年度目标责任考核指标体系。

（摘编自国家中医药管理局网站 2019 年 3 月 12 日）

云南：系统推进医保支付方式改革

黄宏伟

医保支付方式改革在医保制度中具有核心作用，这已成为学界和业界的共识。但是，任何一种支付方式都不是万能的。采用复合型的支付方式，并与医保监管机制、经办管理服务创新密切结合、整体发力，方能收到良好效果。这就要求医保支付方式改革由单一型向复合型转变、医保监管由单方向多方共治转变、医保资源管理由粗放式向精细化转变、医保服务由差异化向均等化转变。云南省结合本地实际做了系统性探索。这里简述基本做法。

一是通过实施按疾病诊断相关组付费（DRGs），开展医共体打包付费试点，推进医保支付方式由单一型向复合型转变。

云南立足边疆、民族、山区、贫困"四位一体"实际，在省本级以及玉溪、丽江等医疗条件较好的医院，全面实施按DRGs付费；在会泽、峨山、祥云等贫困人口多、基金超支或有超支风险的县，探索开展县域内医共体打包付费试点。支付方式的完善，较大程度上抑制了医疗费用的不合理上涨，全省支付压力较大的城乡居民基本医疗保险统筹基金累计积累可支付7.4个月，基金运行安全平稳。

二是通过加强与有关部门联动和医院内部相关科室的协同，推进基金监管由单方向多方参与转变。

适应支付方式改革深化，监管主体、监管面、监管方向变化的要求，横向上，加强与卫健、药监等相关部门联动，将医院绩效管理与医保支付结果相互印证、相互衔接、相互监督；借助专家团队，对支付环节可能出现的问题进行检查、评估和完善；借助信息系统，对异常结算结果如结余过高组、超支过高组等进行统计、分析、研判。纵向上，医院内部的监管从医保办单打独斗转变为财务、医务、

225

信息、质控、病案管理等多部门协同监管。基金支付环节的监管实现了从单方向多方转变，监管力度、广度、深度进一步加强，权威性、合理性、针对性进一步提升。

三是通过实施 DRGs 结算支付，推进医保资源管理由粗放式向精细化转变。

云南省通过实施 DRGs 结算支付，将医保、医院从结算支付平台上获得的信息细化到每一个科室、病组、医生，科室及医生的诊治能力、基金使用效率、费用结构一目了然，医院借此对科室、医生进行精细化管理，支付方式成为加强医院内部管理和引导医疗资源有效配置的引擎，助推了医院病案管理、绩效考核等工作。通过支付方式改革，实现了患者治疗有保障、医院控费有方向、基金支付有效率的目标。

四是通过实施异地就医直接结算、完善考核办法等措施，推进医保服务由差异化向均等化转变。

结合云南医疗资源分布不均，各统筹区医保服务参差不齐的实际，我们一方面积极推进异地就医直接结算，落实便民、利民、惠民措施；另一方面，对医疗条件较好的昆明主要定点医院下发结算考核办法，减少异地患者相同疾病住院费用水平差异较大的情况。2016—2018 年，显性方面，省本级通过结算考核办法，为各统筹区节约费用 4094 万元；隐性方面，较大程度上控制了基金不合理支出，减轻了基金支付压力和患者费用负担。

（中国医疗保险网 2019 年 3 月 21 日）

湖北宜昌：全国首推"一部手机管健康"

　　2018 年 7 月 17 日，宜昌市人民政府、宜昌市卫计委、宜昌市智慧办、腾讯公司联合举办"宜健通"上线发布会，创新推出一部手机管健康——"宜健通"城市级互联网 + 医疗健康解决方案，各方发挥优势，通过入口、平台、数据的全面融合，实现线上、线下一体化服务。同时，与会嘉宾共同为"健康大数据应用与安全联合实验室"揭牌，推动健康大数据使用的标准技术和安全体系的建立，促进医疗健康创新服务的落地与应用、规范化与标准化，共建智慧健康城市新生态，助力宜昌创建"互联网 + 医疗健康"示范城市，打造可复制的"宜昌模式"。宜昌市政府副秘书长兼智慧办主任王军、宜昌市卫计委主任张琼、腾讯医疗副总裁吴波等领导以及各相关单位负责人出席此次发布会。

一、互联网 + 医疗健康政策落地　宜昌携腾讯打造智慧健康城市

　　在健康中国上升为国家战略的当下，推进健康中国建设，是基本实现社会主义现代化的重要基础。国务院办公厅在《关于促进"互联网 + 医疗健康"发展的意见》中指出，要加快大数据、人工智能等技术手段，在医疗健康服务领域的落地应用，并积极运用互联网技术加快实现医疗健康信息互联互通。7 月 12 日，国家卫生健康委员会、国家中医药管理局联合发布《关于深入开展"互联网 + 医疗健康"便民惠民活动的通知》，为"互联网 + 医疗健康"政策的便民惠民落地作了进一步的指导。

　　原国家疾控局副局长、中华预防医学会副会长孔灵芝表示："在新的国家政策指导下，要求我们健全'互联网 + 医疗健康'服务体系、完善'互联网 + 医疗健康'支撑体系，这就给政府及专业部门提出了巨大的挑战。在发展和应用好

健康大数据的同时，政府及专业部门还要充分发挥互联网、大数据在健康管理中的作用，加强大数据协同和共享，不断深化健康大数据的创新应用，促进'健康融入所有政策'，让老百姓享受更快、更好的健康服务，不断提升群众获得感。"

以"智能"为核、以"惠民"为体、以"创新"引领，宜昌市卫计委、宜昌市智慧办携手腾讯公司，创新推出的一部手机管健康——"宜健通"城市级互联网＋医疗健康解决方案，实现了全域医疗健康资源的互联互通。运用人工智能、大数据分析与可视化、信息安全等互联网技术，借助"宜健通"微信小程序、健康门户等丰富入口和渠道实现数据到人，同步跟踪、智慧精准的全生命周期医疗健康服务。

同时，腾讯还与宜昌共同成立"健康大数据应用与安全联合实验室"，一方面推动健康大数据和人工智能基础研究，如构建疾病预测模型，另一方面推动健康大数据应用的保密协议、技术标准、安全体系等建设，促进技术更好地服务于健康医疗的发展。

二、全人群全生命周期 一部手机管健康

此次发布会的主题为"智健康、慧生活、新宜昌——一部手机管健康"，这同时也是双方合作的核心。借助大数据和人工智能在健康医疗领域的技术创新与应用，打通区域医疗资源和个人健康数据，以"宜健通"小程序为创新载体，集市民卡、社保卡、就诊卡、健康卡于一身，智能识别用户身份，承载宜昌市民的精准便捷就医和个性化健康服务，让群众的健康服务更接地气、更触手可及，成为全家人的健康管家。

一部手机管理全家人健康，"宜健通"为每个人量身定制个性化的健康服务：

对孕产妇，帮助孕产妇方便就医，通过在线建档、产检智能提醒、孕期报告读取、孕期科普等建立全周期的孕期健康管理，并记录胎儿的发育数据，让父母看见生命的成长；对儿童，帮助父母科学管理儿童健康，如母子账号绑定、儿童保健记录、疫苗接种提醒、电子免疫证明、生长发育追踪等，帮父母管理孩子的健康；对慢病人群，提供精准慢病管理，实现健康报告分析、健康知识个性化

推送等，用科学的方式帮助慢病人群实现预测、筛查、随访与管理，让慢病得到预防与管理。

宜昌市智慧办总工程师胡宜春表示：未来居民还可通过"宜健通"连接智能穿戴设备、水质空气质量查询、健身场馆预约等，更有基于 AI 引擎和大数据的多种疾病预测模型，实现个人健康风险评估，分析潜在的疾病可能，提前预警疾病风险，并提供健康建议，真正实现"健康管理，一手掌握"。

一部手机实现更便捷就医，"宜健通"还为居民提供智慧精准的就医服务：

跨院看病，无卡体验，精准就医，一码通行。"宜健通"利用腾讯睿知医疗 AI 引擎，帮助居民更快更准确的识别疾病并推荐最优就医路径，随时随地提供一站式医疗服务，如智能导诊、预约挂号、线上缴费、检验检查结果查询；同时，过往医疗记录轻松查询，如检验检查、门急诊记录、住院记录、体检报告等，让医生治疗更"有据可依"，让患者就医更"心里有数"。"宜健通"让数据多跑路，群众少跑腿，真正实现"智慧就医，一触即达"。

宜昌市卫计委主任张琼表示："我们希望通过数字技术，可以改善民生，缓解目前宜昌市民看病难的问题；可以助力精准医疗，提升宜昌医疗服务水平和效率；我们希望能够将医疗、健康、保险、金融等不同行业进行深度融合，真正实现健康融万策。我们与腾讯公司的合作，正是向目标和未来迈出的一大步，让宜昌市民的健康用一部手机就能掌管。"

三、坚持开放生态
腾讯助力互联网＋医疗健康"宜昌模式"推向全国

腾讯与宜昌携手打造的"一部手机管健康——'宜健通'城市级互联网＋医疗健康解决方案"，体现腾讯技术为宜昌的智慧健康城市输出能力：全周期健康大数据共享平台，实现数据互联互通实时共享；城市级"互联网＋医疗健康超级大脑"，提供核心智能引擎；以可视化的 3D 技术和多维分析展示全局视野，助力科学决策；以微信小程序为入口，让健康服务触手可及；更有全方位安全防护打造坚固护盾。

腾讯医疗副总裁吴波表示："共同探索科技和医疗、健康结合的无限可能，让智慧健康来到百姓身边，人人触手可及，是腾讯和宜昌市合作的最大初衷。腾讯的定位是数字化助手、工具箱，腾讯专注于连接，健康又是贯穿我们每个人一生的问题，通过连接人和人、人和设备以及人和服务，我们推出一部手机管健康，正是对此的进一步诠释"。

凭借自身的整合与连接优势，生态合作的开放态度，腾讯与宜昌市在全国范围内首次联合推出"一部手机管健康——'宜健通'城市级互联网＋医疗健康解决方案"，也意味着现已初步打造出了一个的"互联网＋医疗健康"服务模式。与宜昌的合作为起点，未来，腾讯将继续秉持合作开放的态度，继续发挥连接优势与技术能力，坚持在医疗领域进行探索，助力宜昌创建"互联网＋医疗健康"示范城市，将"宜昌模式"推广到全国，也让更多群众感受到科技进步带来的健康服务升级。

目前，"宜健通"城市级互联网＋医疗健康解决方案一期项目已上线，将覆盖全市市民卡所有发卡用户约 80 万人，未来随着项目的不断推进和小程序功能的不断完善，将为更多居民带来越来越多的健康管理体验。

（三峡宜昌网 2017 年 7 月 17 日）

五位一体联动补齐"健康湖南"基层卫生人才队伍短板

严永旺　曹伏明

党的十九大报告提出，实施"健康中国"战略，加强基层医疗卫生服务体系建设。2018年湖南省政府工作报告也进一步强调要推进"健康湖南"建设，加强乡镇卫生院、村卫生室规范化建设。建设"健康中国"与"健康湖南"，人才至关重要。近年来，湖南省基层卫生人才队伍建设取得了长足的进步，但仍存在制度政策不全，舆论环境欠佳、人才质量不高、人才数量不足、基层管理缺位等诸多短板。笔者认为，补齐这个短板，必须政府、媒体、高校、综合医院、基层"五位一体"联动。

以政府为主导，补齐基层卫生人才队伍政策短板。包括加大对基层卫生单位的政策性经费投入，让基层卫生人才充分享受"健康湖南"建设的政策红利；完善基层卫生人才安全保障机制，保护基层卫生人才职业尊严；灵活用人机制，改革编制、职称、学历提升政策；积极探索基层执业保险制度，有效降低基层卫生人才执业风险；建立政策调整的长效机制，让政策"实"起来"活"起来。

以媒体为阵地，补齐基层卫生人才队伍舆论短板。大力宣传和推广正确的健康知识，积极报道基层卫生机构、卫生人才作出的突出贡献，大力宣传扎根基层医学生的先进典型，广泛宣传和推介基层卫生人才队伍建设中的好经验、好做法、好典型，调动社会各界对基层卫生人才队伍建设的认可与支持。

以高校为基地，补齐基层卫生人才队伍短板。一要研究基层卫生人才缺口现状，有针对性的进行专业设置和人才培养，保证基层有人"可用"。二要创新继续教育形式，积极探索基层卫生人才来校旁听的机制，利用信息化技术进行全方位多角度的继续教育培训，保证基层现有卫生人才"能用"。三要改革人才培养体系，着力培养学生"重医德，讲医德，践医德"的职业素养，让基层卫生人才"好用"。

以综合医院为依托，补齐基层卫生人才队伍互动短板。综合医院是我国医疗体系的中坚力量，各县级以上综合医院要充分发挥"传技术，帮业务，带科研"的作用，确保基层卫生人才"提升有去处，执业有靠山"。一是大力推动紧密型"医联体"工作，让基层卫生人才的学习和进修上得来，让综合医院的指导与帮扶下得去。二是积极探索"基层导师制"，在医联体框架内实现一对一的帮扶与指导，让基层卫生人才在执业的过程中，碰到问题有人问，遇到困难有人帮。三是积极开展全科医学研究工作。有条件的综合医院要设立专门的全科医学研究中心，让基层卫生人才学习有场所，科研有基地。四是创新考核机制，将服务基层、对基层医生传帮带等纳入考核。

以基层为中心，补齐基层卫生人才队伍管理短板。基层卫生单位是基层人才队伍建设的关键所在，要转变"等靠要"的观念，提升管理水平，创新考核奖惩绩效分配等制度，让基层卫生人才工作有标准，努力有收获，奋斗有目标，"下得来，干得好，留得住"。

（华声在线网2018年6月2日）

上海：多措并举深入推进医养结合发展

杨柳青

为积极推动医疗卫生和养老服务结合发展，上海市于 2015 年 8 月出台了《关于全面推进本市医养结合发展的若干意见》，民政局、市卫计委、市人社局、市医保办、市发改委、市财政局六部门联合行动，多措并举，推进医养事业深入结合发展。

一、推进养老机构医养结合发展

鼓励有一定规模的养老机构设置医疗机构。完善养老机构设置医疗机构的相关标准和规范，根据养老机构住养老人实际医疗需求，按照国家医疗机构设置相关标准对符合条件的护理站、医务室、门诊部、老年护理院等给予指导，开辟绿色通道，提高审批效率。鼓励具有一定规模的养老机构设置护理院；选择在部分养老机构开展设置护理院试点，在确保医疗安全和满足医疗护理核心功能的前提下，形成便于操作的管理规范。实施养老机构"以奖代补"扶持政策，对符合条件的非营利性养老机构设置医疗机构给予一次性补贴，对其招用专职医护人员给予一定的奖励补贴。

依托社区卫生服务中心平台整合医疗服务资源。社区卫生服务中心与养老机构签约，按照《上海市社区卫生服务中心基本服务项目》，结合自身服务能力和资源配置情况，对接住养老人的实际需求，开展巡诊、家庭病床等上门服务。对于基本医疗服务之外的其他医疗服务需求，鼓励养老机构采取合作或委托等方式向社区卫生服务中心或其他医疗机构购买服务。

完善养老机构与医疗机构业务协作机制。医疗机构加强对养老机构的支持，综合性医疗机构与养老机构建立急救绿色通道和转诊机制，社区卫生服务中心通过家庭医生签约服务为养老机构内的老人提供转诊服务。鼓励有条件的养老机构承接医疗机构内需长期照护的失能老年人，逐步解决医疗机构中老年人"压床"问题，形成医疗护理与养老服务间的转介机制。

探索开展面向养老机构的远程医疗。按照《关于组织开展面向养老机构的远程医疗政策试点工作的通知》，开展相关政策研究。在远程医疗的操作规范、责任认定、激励机制、收费标准等方面，制定适用于面向养老机构远程医疗服务的相关政策、机制、法规和标准。

二、促进社区居家医养结合发展

加强社区卫生服务中心为社区托养机构提供医疗服务。由社区卫生服务中心与社区托养机构（日间照料中心、长者照护之家、综合为老服务中心等）签约，开展巡诊、健康宣教、慢病管理等基本医疗卫生服务。

推进高龄老人医疗护理计划试点工作。结合老年照护统一需求评估工作的推进，完善居家医疗护理的医保支付政策，逐步扩大覆盖面。

加快形成一批社会办的老年照护机构。明确老年照护机构的职能定位，加强对老年照护机构的引导扶持和监督管理，明确设置标准、审批流程。鼓励社会力量积极申请开办老年照护机构，大力提高社区及居家老年照护的供给能力。

深入推进家庭医生为居家老年人服务。继续将居家老年人群作为家庭医生签约服务的重点和优先对象，继续实施为 65 岁以上老年人开展免费体检和健康评估，建立和更新健康档案，加强健康管理、健康教育。

三、发展专业的老年医疗护理

加快发展为老年人服务的专业医疗机构。在充分利用现有的医疗资源基础上，逐步形成有梯度的老年医疗护理体系。在市级层面，成立具备医、教、研、防、管为一体的市老年医学中心和老年医学重点学科临床基地；在区级层面，建立区老年医院、综合性医院的老年专科，发挥区域老年医疗中心的作用；在社区层面，发挥社区卫生服务中心、老年护理机构、护理站的作用，开展机构护理、社区护理、居家护理服务。

努力提高综合性医疗机构为老年人提供医疗护理服务能力。二级以上综合性医疗机构（含中医医院、中西医结合医院，下同）有条件的应开设老年病科及一定数量的老年护理床位，以满足老年人的医疗和康复需求。对于区县所属综合医院设置老年护理床位的，给予一次性补助。

四、加强老年康复与中医药服务

上海鼓励各类养老服务机构配备康复设备与专业康复人员或引入专业的康复机构，开展康复服务。社区卫生服务机构为老年人提供基本卫生服务项目中的康复服务项目，并加大有关康复教育、宣传、培训等的力度。

同时，将"治未病"理念融入养老全过程。在养老服务机构中推广中医药健康养老知识和适宜技术。开展融入中医药健康管理理念的老年人预防、护理、康复服务。加强养老护理人员医疗保健、中医药技能培训。

（《湖南日报》2018 年 10 月 24 日）

江苏武进：探索中国养老社区的智慧样本

刘 洋　王 燕　镇晓丹

人口老龄化是我国现阶段面临的重大问题，积极应对老龄化已逐步上升为国家战略。"人间重晚晴"，每个老人都希望，在人生的暮年同样能够实现价值、享受幸福。金东方秉持的"居家养老，文化养生，机构服务，医养融合"养老新理念，既是贯彻积极老龄观、借鉴国际经验、发展适合我国国情的养老模式的新思维，也是切实打造积极、适用、精彩的现代老年生活新方式。

一、从"养儿防老"到社会养老

根据国家统计局最新数据，目前我国 60 周岁及以上人口有 24090 万人，占总人口的 17.3%，中国已经成为世界上老年人口最多的国家。武进在上世纪末就进入了老龄化社会，老龄化程度远高于全国平均水平。截至 2017 年 1 月，武进区 60 周岁及以上人口有 22.9 万人，占总人口的 24.77%。晚年时光去哪里度过？如何度过？成了许多老年人要思考和选择的重要问题。

改革开放前，武进区依旧延续着传统社会"养儿防老，积谷防饥"的传统，也就是居家养老。到 20 世纪 80 年代，为了兜底保障农村五保户，各镇先后成立公办公营的敬老院，属性为镇属事业单位。

2008 年，区政府出台《关于加快全区农村敬老院改造提升工程建设的意见》文件，不断加大对敬老院建设的投入力度，花费两年多时间、累计投入 1.2 亿元，完成了全区农村敬老院的硬件改造和提升。2011 年，又投资 2000 万元，对夕阳红康乐中心进行改造扩建，成立了武进区综合福利院。这项工程的实施，不但提高了农村五保户的集中供养率，也为敬老院开展社会化养老服务提供了保障。

　　与此同时，区政府还出台优惠政策，积极鼓励民间资本参与兴办民营养老机构。到目前，全区有20家合法养老机构在民政局登记，其中12家为民办。

　　不过，就武进区大多数养老机构来讲，还只能满足老人"老有所养"等基本需求。所以在2010年初，我得知金东方颐养中心作为江苏省首个养老示范工程、常州市重大民生项目，要把居家养老、机构养老和医养一体有机统一，打造一种全新的养老模式时，我便认定，这项事业大有可为。

二、全国首创"CCRC3+1"养老新模式

　　2010年11月9日，常州市政府召集相关单位负责人，就金东方养老项目建设问题进行专题协调，确定该项目实行会员制运作；2011年1月，金东方项目公司正式成立，同年被江苏省发改委列入年度重点项目。整个项目运营交由专门成立的金东方颐养中心，我担任金东方颐养中心理事长。

　　金东方养老模式通俗讲是持续照料型退休社区，类似于国外已经相当成熟的CCRC（Continuing Care Retirement Community）模式，它通过为老年人提供自理、介护和介助一体化的居住设施和服务，使老年人在健康状况和自理能力发生变化时，都能在一个熟悉的环境中继续居住并获得与身体状况相对应的照料服务。

　　我们借鉴国际成熟经验，对金东方进行本土化改造，形成了"CCRC3+1"服务模式。在金东方，老年购物中心全方面满足老人生活所需，五星级中央养生会所满足老人吃喝玩乐的多层次需求，常州市第二人民医院金东方院区为老人提供身心健康全面保障。我们聘请美国品质生活集团主席担任顾问，组建高品质服务团队，以"生活秘书""健康秘书"和"快乐秘书"为支撑，全方位为老人提供五星级的居家养老服务。现在，我们的服务团队已经有600人。

　　金东方是一个民办非营利养老机构，从项目建设开始，我们就坚决贯彻"不作房产销售，实行会员制经营"的原则，不销售房屋产权，而是采取会员制，针对不同客群设置了三类产品。一是长期会员，拥有长期居住权，在70年产权期内会员权利可以转让、继承；二是定期会员，只能居住一代人；三是年租会员，只能居住一年，到期可以续租。

不销售房屋产权，只赋予会员房屋使用权，也就意味着金东方从根源上避免了会员房被会员用作其他用途的可能性，既保证了会员不受其他物业行为的干扰，也方便了颐养中心的运营管理。

三、"文化养老"实现老有所乐

从 2014 年 10 月金东方颐养中心开园，到 2018 年入住会员 1000 多户、2000 多人，金东方的发展并非一帆风顺。我一直告诉我们的团队，要让入住的老人感受到超出想象的幸福感，进而建立起大家对金东方的信任。

伴随经济社会的不断发展，仅仅物质生活的供给和生活上的照料越来越不能满足当下老年人的需求，精神文化需求和心理慰藉需求凸显其重要作用。在金东方，"物质养老"是必备要件，我们追求高层次的"精神养老"，试图实现"文化养老"这个理念。

目前在金东方已经成立了两个组织，一是金东方颐养文化研究中心，从事养老文化的探索研究；二是金东方老年俱乐部，开展丰富多彩的健康活动，内容有琴棋书画、歌舞体操、球牌邮游、影视诗文、健演玩展等。我们还根据老人的个人爱好分别组建了书画、摄影、戏曲、垂钓、农艺、球类、棋牌、茶道等近 30 个兴趣小组，参加的会员有 300 多人。根据统计，目前入住金东方的老人平均年龄约 75 岁，他们中约 60% 会经常性地参加各类文化活动。

金东方让这里的老人实现了"老有所乐"，并且可以"老有所为"：以老年志愿者为主体，参与管理工作，在颐养中心管理上找短板、帮助公司提升服务水平。老人们自发捐献图书报刊，帮助编排节目，设计楼道文化，对孤独老人进行心理疏导等，有些老人还做到了"老有所学"。在金东方的工艺馆出现了一大批"旗袍奶奶"，学习编织、刺绣技术，自制旗袍上台走秀，成为本地"网红"。还有一些多年与土地相伴、闲不下来的老人，在中心开辟的农艺园内种植了番茄、辣椒、茄子、白菜，过了把农耕瘾。

四、探索"5+1"医养融合新路子

2015年底,《常州市深化医药卫生体制改革试点工作实施方案》出台,提出"通过特许经营,公建民助、民办公助等模式,支持社会力量举办非营利性医疗机构"。在这样的大背景下,金东方依托常州市第二人民医院的优质资源和技术平台,走上了一条"民办公助"医养融合的民营医院发展新路子。

为了起好步,减少风险,我们跟随常州市卫计委考察组,到汕头潮南民生医院学习取经,这是我国民办公助的第一家医院。我们借鉴他们的成功经验,同时结合本地实际,与常州二院签订了托管合作协议,实行分工合作、资源整合、责权明确的托管机制。在功能定位上,金东方医院走特色之路,采用涵盖健康管理、紧急救治、疾病治疗、康复护理、文化养生和机制保障在内的"5+1"医养融合新模式。

2016年2月28日,常州市第二人民医院金东方院区正式开业,一期设置床位100张,主要开设呼吸内科、心血管内科、神经科、肿瘤科、骨科等25个临床科室。许多特色专科都是针对老年人群体,尤其是心脏康复中心填补了市内空白,在省内也处于领先水平。

对于住在金东方的老人来说,医疗的便捷是外人很难体会的。医院就在自家楼下,必要时还有挂号绿色通道。无论是在家或是在社区内任何角落,从突发病痛到进院就诊,总共不过三五分钟。

未来,我们期待着在适当的时机,将金东方的养老模式复制并推广出去,让更多老年人拥有有尊严的幸福晚年。

(原标题:重磅!改革开放40周年武进记忆——探索中国养老社区的智慧样本)

(《武进日报》2018年7月27日)

河南郑州：扎实推进"五化"建设
着力构筑居家和社区养老服务体系

为积极应对人口老龄化，郑州市认真贯彻、不断完善老龄工作方针政策，以建设国家中心城市为契机，切实增强责任感、使命感，从全面推进居家和社区养老服务改革试点工作切入，扎实推动建立以家庭为核心、社区为依托、机构为补充、医养相融合的居家和社区养老服务体系，更好地满足老年人个性化、多样化服务需求，增进老年人福祉，提高老年人生活质量，促进社会公平和谐。

一、注重建章立制 构建"体系化"政策

2018 年以来，郑州市连续出台了《全面放开养老服务市场提升养老服务质量的实施意见》《加快建设郑州健康养老产业实施方案》《居家和社区养老服务改革试点实施方案》《养老院服务质量建设专项行动实施方案》《政府购买养老服务暂行办法》《资助民办养老机构实施办法》《城乡养老照料设施建设资助和运营管理暂行办法》《关于开展老年人助餐和助浴示范点建设的通知》《关于加强养老服务专项资金监管工作的通知》等 9 个相关文件。另外，《郑州市养老机构服务基本规范》和《郑州市社区居家养老服务规范》也将于近期出台，为推进居家和社区养老服务体系建设提供了政策保障和支持，具有很强的指导性和针对性，也将为做好当前和今后一个阶段的工作提供行动指南。

二、围绕改善民生 推动"普惠化"养老

探索建立政府购买养老服务机制，服务内容涵盖居家养老服务、社区养老服务、机构养老服务、养老服务人员培养、养老服务评估、养老服务岗位等 6 个

方面、42 项。其中，居家和社区养老服务政府保障的对象涵盖低保、低收入家庭中的中度、重度失能老人，年满 80 周岁以上的高龄老人，年满 60 周岁以上的失独老人，散居特困老人，市级及以上劳动模范称号、重点优抚对象、因公致残或见义勇为伤残等为社会做出突出贡献人员中的中度、重度失能老人；服务目录既有助餐、助浴、助洁、助急、助行、助医等上门服务和社区托老等护理服务项目，还包括消防安全评估等安全服务事项、养老护理员培训等人才培养事项、养老服务质量评估等评估事项和调研调查等政府履职所需辅助性事项，服务目录内容全面而丰富，涵盖了居家和社区养老服务的各个方面。积极实施高龄老人津贴"普惠式"福利制度，按照每人每月 100 元—300 元的标准发放 80 岁及以上老人高龄津贴；按照每人每年 1000 元的标准发放百岁老人"老年节"津贴，实现高龄津贴"全覆盖"。

三、完善服务设施 推进"便捷化"发展

市政府出台文件，要求各地按照人均用地不少于 0.1 平方米的标准，分区分级规划设置社区养老服务设施；新建居民住宅区要按照每百户不低于 30 平方米的标准配建社区居家养老服务设施，与居民住宅同步规划、建设、交付使用；对已建成居民住宅区，各地要按照每百户不低于 20 平方米的标准，通过购置、置换、租赁等方式配置社区居家养老服务设施。对社会力量建设的综合性养老服务中心，按照自建和改建分别给予每张床位 9000 元和 6000 元的建设补贴；社区日间照料中心（托老站）、居家养老服务站，根据面积及规模大小给予建设补助，面积 200 平方米及以上的补贴 10 万元，面积每增加 100 平方米增加补贴 5 万元，最高不超过 100 万元。日间照料中心（托老站）或居家养老服务站根据面积及规模大小给予运营补贴。面积 200 平方米及以上至 300 平方米以下的每年补贴 1 万元，面积每增加 100 平方米增加补贴 5000 元，最高不超过 10 万元。将形成城市社区"15 分钟养老服务圈"，为老人提供方便可及的居家社区养老服务。

四、健全"互联网+" 开展"智能化"服务

进一步加快健康养老服务大数据大平台建设，构建市、县（市、区）"两级平台"和市、县（市、区）、街道（乡镇）"三级网络"。在市级层面，构建统一的12349养老服务信息平台，建立公安、民政、卫生、人社等部门信息共享的"综合为老服务数据库"，为老年人提供养老政策、康复护理指导、健康管理咨询等服务。2018年，基本建成县（市、区）级健康养老服务信息平台，30%以上的老年人完成入网登记，开展服务运营试点。到2020年，全市健康养老服务"两级平台"、"三级网络"基本建成，80%以上老年人完成入网登记。目前，郑州市被确定为全国居家和社区养老服务改革试点市。荥阳市、新郑市、新密市等10个县（市、区）采取社会力量投资，市场化运作，政府资助监管的方式，建设智能化服务平台，开通"12349"公益服务热线，为老年人提供紧急救援、医疗保健、家政服务、生活照料等养老服务，享受服务的老人达39万人次。

五、加强人才培育 实现"全员化"培训

建立了市、县（市、区）两级养老服务人员培训基地，实行全员轮训制度，按照《养老护理员国家职业标准》，组织开展养老服务人员培训，提高职业道德、服务意识和业务技能水平。持续开展养老服务管理人才、养老护理员、营养配餐师、老年医学、康复理疗师等专业人才专项培训。并按从业年限，对服务老年人满1年不足5年的养老护理员，每人每月补贴100元；满5年不足10年的，每人每月补贴150元；满10年以上的，每人每月补贴200元。同时，各养老服务组织也积极招募志愿者，为居家和社区老年人开展志愿服务，丰富服务内容。

（郑州市民政局网站2018年9月26日）

北京通州区无照无证餐饮治理经验做法

通州区高度重视无照无证餐饮综合治理，治理显著成效。全区上下一盘棋，统筹部署、挂账督办、部门联动、持续攻坚，不仅在全市范围内率先开展了整治工作，打响了整治工作的第一枪，还摸索出了"双约谈、媒体公示曝光、高限处罚、限水限电"四个颇具通州特色的整治做法，得到了市领导的充分肯定，并在全市范围内进行了推广。

一、采取双约谈 让经营者知晓法律要求

针对摸排出来的无照无证餐饮商户，发动各乡镇、街道村委、居委会主任，先对相关餐馆经营者或直接负责人进行约谈，对其讲述无证经营的危害、全市整治工作要求及取缔无证餐饮单位的决心，告知其立即停止无证餐饮经营活动并尽快办理《食品经营许可证》，否则要承担法律责任。然后再对经营场所提供人（房屋所有人即房东）进行约谈教育。规劝房东不要将房屋出租给不具备食品经营条件的经营户，宣传食品安全法，劝导其收回房屋、主动清退无照无证商户。通州回民聚居区南街经过属地政府、食药监所、街道部门反复做工作，无照无证餐饮由原先的40余户降到现在的不足5户，入户约谈和细心劝导工作起到很大的作用。

二、借力媒体公示曝光 增加违法者危机感

在通州区电视台、通州时讯、大运通州网等区内媒体上对无照无证餐饮治理行动进行全程跟踪报道。2016年4月和10月，在《通州时讯》和社区报上全文刊登拒不关停仍从事经营活动的无照无证餐饮单位详细信息1824户，借助媒体"宣传员"的力量，呼吁社会各界了解、支持、参与无照无证餐饮整治工作，

凝聚社会监督力，让社会去监督，形成强大舆论压力，营造治理无照无证餐饮高压态势，让无照无证违法行为如过街老鼠人人喊打。

三、实施高限处罚 严惩违法行为

针对心存侥幸，不自行停业、不转型、反复劝说仍继续从事违法餐饮经营活动的无证餐饮商户，由食药部门进行立案调查，依据《食品安全法》第一百二十二条第一款的规定"违法生产经营的食品、食品添加剂货值金额不足一万元的，并处五万元以上十万元以下罚款；货值金额一万元以上的，并处货值金额十倍以上二十倍以下罚款"的高限处罚，让其付出高额代价，为其违法行为买单，严厉打击违法者的嚣张气焰。2016年，立案处罚无证餐饮案件25件，罚款4963003.25元，没收216871.51元，罚没款合计5179874.76元。

四、进行限水限电 切断经营链条

以乡镇、街道为依托，组织食药、工商、环保、城管、公安、消防等部门，对于无照无证餐饮聚集区和反复劝说无效的餐饮经营户开展联合执法行动。拆除其违法户外牌匾和标志标示，查扣违法经营工具，依法给予取缔。对少数顶风经营，屡教不改的顽固商户，用足用好整治手段，积极协调供水、供电部门，进行强制性的停水停电，迫使其停止违法经营行为，有力地震慑了餐饮行业的违法经营行为。

2016年，通州区无照无证餐饮单位共消减2209户，账内消减率达到了100%。在属地政府协调下，食药监局与环保、城管、工商、公安、消防等部共开展联合执法行动200多次，其中通州乔庄北街、知味街、物资学院路、玉带河大街南关附近、加州小镇附近、音乐学院附近等无照无证餐饮聚集区和宋庄市场周围、徐尹路两侧、玉浦上营村、胡家垡村等农村地区无照无证餐饮单位得到了有效治理。居民反映的因无照无证餐饮引起的扰民、占道、食品卫生、食品安全等问题得到了缓解和解决。

下一步，通州将继续发挥示范引领作用，坚定信心，持之以恒，让无照无证餐饮得到有效治理的目标毫不动摇，围绕北京城市副中心建设要求，结合食品安全示范区创建工作，固化经验做法，加强舆论宣传，在规范清理和品牌化餐饮的引进方面再加一把劲儿，让无照无证餐饮整治借势而上，深入推进无照无证餐饮整治工作，规范整治台帐记录，加大巡查和联合执法力度，防止复开和反弹，巩固治理成效。

（北京市政府网站 2017 年 2 月 28 日）

山东：质量兴农 确保舌尖上的安全

张 雪

2018年7月3日至6日，全国人大常委会农产品质量安全执法检查组来到山东德州市和滨州市开展执法检查，检查组成员不断对自己关心的问题发问，直言"民以食为天，百姓舌尖上的安全是天大的事，怎么管都不为过"。

农产品基地建设情况如何？怎样确保农业投入品安全使用？农产品安全监测制度如何更好发挥作用？百姓关心关注的农产品质量安全的方方面面，是此次检查组聚焦的重点。检查组深入田间地头，走进加工企业和监督机构，目的很明确，就是要发现开展农产品质量安全工作和法律实施中存在的主要问题，并推动其解决，让百姓吃得更安全、更安心。

一、产出来的质量放心

走进滨州市邹平县韩店镇伏生园韭菜专业合作社，一块电子屏上滚动显示着最新的农残检测结果，引起了检查组的注意。合作社理事长伏永恒介绍，2011年合作社成立，到目前已辐射带动周边2个乡镇400多户农民种植韭菜1500多亩，合作社坚持五统一，即：统一生产资料，统一管理，统一检测，统一销售，统一培训。"对于农药、化肥什么时间使用，使用多少，合作社有统一的标准，并且记录在案。"伏永恒说，生产环节的标准化操作能够更好地把控质量安全。2017年，合作社还配置了检测设备，方便每天开展农残自检。"我们的产品包装上有二维码，消费者扫描后就可以看到韭菜的检测报告，以及施用农药、化肥等情况。"

农产品质量安全，首先是"产"出来的。随着我国农业生产经营专业化、规模化程度的提升，农业标准化生产逐渐推广，农业生产经营的主体责任也得到了更好落实，农产品的生产关有了更严格的把控。据农业农村部农产品质量安全监管局局长广德福介绍，我国现已基本建立农产品生产全过程标准体系，农业农村部还支持开展标准化的生产示范创建工作，"菜篮子"大县龙头企业、合作社和家庭农场基本实现按标生产。并且，大多数农产品生产企业、农民专业合作社都建立了生产记录制度，一些大型农产品生产企业还逐步推进可追溯管理，把农产品生产记录电子化呈献给消费者。

投入品的质量安全和科学使用，一直以来备受百姓关注。在滨州邹平县长山畜牧兽医站，工作人员吴芹向检查组展示了养殖户存档的饲养档案，里面详细记录了投入品的使用情况。吴芹在畜牧兽医站工作了20年，她感觉，国家对投入品等的管理越来越严格，农产品的质量安全情况越来越好。

近些年，我国对投入品的安全使用下了很大功夫。农业部门通过"明白纸""口袋书"等易学易懂方式，向农民宣传投入品的使用规范，从源头上减少非法添加、滥用乱用现象。在农药管理上，我国已禁用39种高毒农药，限定高毒农药只能在棉花等非食用作物上使用，对还在使用的高毒农药则实行定点经营，要求专柜销售，实名购买、购销台账、溯源管理。对于兽药，我国规定了31类药物禁用于所有食品动物的所有用途，还制定了《禁止在饲料和动物饮用水中使用的药物品种目录》，收载了40种药物品种，以防止滥用违禁药品的行为。

二、管出来的质量安心

在德州禹城市，禹城市农业局的工作人员王倩倩向检查组演示了农业大数据综合管理平台。她介绍，利用这个平台，可以获取每个地块的周边环境因素、土地利用类型、农作物长势等情况，更重要的是，通过其中的农业环境监测、农产品质量安全监管等系统，可以实现对农产品生产全程的监管和追溯。

农产品质量安全一手是"产"出来的，一手是"管"出来的。建立农产品质量安全追溯体系，正是创新农产品质量安全监管方式的重要举措。2015年，国家发展改革委批复了国家农产品质量安全追溯管理信息平台建设项目，2017年6月份，国家追溯平台正式上线，并在山东、四川、广东三省开展试运行。

走进滨州市博兴县农产品综合检测中心综合理化检测室，检测员高婷正在对农业部门送来的抽检黄瓜样本做农残指标分析。检查组成员详细了解了抽样来源、检测频率以及发现的问题等情况。

建立对重点农产品和农业投入品例行监测、专项监测和监督抽查的一整套农产品质量安全监测制度，是确保农产品质量安全的重要管理手段。据广德福介绍，目前我国每季度例行监测一次，主要针对全国150多个大中城市约110种农产品，122种农兽药残留和非法添加物参数开展监测，主要目的是掌握农产品质量安全状况和水平，为农产品质量安全监管提供决策依据。专项监测每年度开展一次，对部分未纳入国家农产品质量安全例行监测的产品和参数开展专项监测。专项监测是例行监测的补充和延伸，以确定下一年度的监管重点。对监测中发现的突出问题，农业部门开展了专项整治行动，严厉打击违法违规行为，5年来共查处各类问题17万余起，查处案件6.8万件，有效形成了执法监管的震慑力。

韭菜是深受百姓喜爱的当家蔬菜，同时也是容易出现农残超标等问题品种。这个难题恰恰成了山东省探索管理机制创新的突破口。据山东省副省长于国安介绍，全省不仅绘制了精准的韭菜地图，把种植面积半亩以上的韭菜地块全部纳入网格化动态监管，更重要的是，还全面推广了韭菜合格证、销售凭证双证制管理，防止问题韭菜流向餐桌。检查组成员、全国人大代表于安玲表示，合格证把住准出环节，销售凭证把住准入环节，这实际上是一种倒逼机制，目的是建立全产业链条的监管模式，彻底切断问题农产品的流通。

三、检出来的质量信心

"通过执法检查，我们感到应该对我国的农产品质量安全有信心，只要持之以恒地抓下去，农产品质量安全的形势会越来越好。"检查组成员表示。

事实上，农产品质量安全法实施12年来，在各部门、各地方的共同努力下，我国的农产品质量安全状况已呈现稳中向好的局面。2018年一二季度，我国开展了两次全国农产品质量安全例行监测，结果显示，上半年抽检总体合格率为97.1%。

　　但是，问题依然存在。在执法检查中，有的部门工作人员反映，农产品质量安全法及相关配套规章制定实施 12 年来，从未进行过修订，有些规定已明显不能适应当前农产品质量安全监管形势，一些新问题甚至处于无法可依的状态。部分农产品质量安全标准严重滞后，给农产品的检验检测、监管执法带来困难。

　　此外，监管体系不健全和监管能力不足问题也十分突出，越往基层这个问题越突出。滨州邹平县明集镇农产品质量安全检测办公室主任牛方鹏介绍，办公室只有 6 名工作人员，要负责镇上所有蔬菜基地的检测工作，每周都要下去抽样，工作强度较大。让他们感到最头疼的还是对村里散户种植情况的监管，"目前只能依靠村干部兼任的监管员，这个工作的难度很大，管不管得好和个人的责任心有很大关系"。明集镇的情况还算好的。据统计，我国约有四分之一的县尚未建立监管机构，一些监管机构还同时承担检测、执法任务，工作难以有效推进。检查组成员、全国人大农业与农村委员会主任委员陈锡文也谈到，对小规模农户的监管与其说是问题，不如说是我国要面对的现实，现在亟需研究出怎样把农产品质量安全的一系列制度落实到小农户。

　　"从我省韭菜产品双证制管理专项监督抽检情况看，抽检来自外省的韭菜有 208 批次，涉及 5 个省份，其中检出了一些不合格样品。"山东省食品药品监督管理局副局长陈耕说，农产品全国范围流通的格局已经形成，但农产品合格证管理仅在部分省份试点，一些问题农产品还是会从外省流入。对此，他建议落实更严格的产地准出制度，形成有效的倒逼机制，将农产品合格证作为准入准出衔接、建设追溯体系的主要手段，在全国范围内对所有生产经营主体、所有品种同步推广实施。同时，明确要求生产经营各环节主体均有义务出具和使用农产品合格证，通过明示责任主体强化责任落实。

（《经济日报》2018 年 8 月 8 日）

佛山市高明区：建食品集中加工中心
创食品安全监管"高明经验"

2017 年 7 月，广州市从化区食品药品监督管理局一行 8 人专程到高明学习取经，实地了解高明区食品小作坊集中加工中心规划用地、筹建及运行情况，仔细询问高明区烧卤熟肉制品从原料采购、生产加工到质量检测的全链条监控体系。

据不完全统计，近两年来，就有 15 个以上的佛山市外以及省外的食品安全主管单位前来高明学习交流，其中既有江门、云浮、河源、惠州等省内市级行政主管单位，还有江苏常州、陕西宝鸡、广西崇左等省外市级行政主管单位，甚至还有天津市、四川省等省级行政主管单位，以及澳门特别行政区食品安全主管单位等。

高明食品集中加工中心、海天调味品工业游项目、食品安全示范街，浓缩了高明创建国家食品安全城市的丰富实践。然而，食品安全监管没有最好，只有更好。高明仍保持着清醒的头脑，食品安全监管部门自身也构建起常态化学习机制，把其他地区的优秀经验"引进来"，形成取长补短、互学共进的良性交流机制。

"民以食为天，食以安为先。食品安全直接关系群众身体健康和生命安全，必须始终把食品安全工作摆在重要位置。"高明区委书记徐东涛表示，高明下阶段将以创建国家食品安全示范城市为抓手，不断加强对食品安全从源头到舌尖的全程有效监管，构建具有高明特色的全方位、全领域、全链条食品安全监管体系。

一、集中管理 高标准建成食品集中加工中心

高明区食品集中加工中心是省内外各级食品安全主管单位集中调研的考察点之一。其厂房和车间根据产品特点、生产工艺和过程，划分为清洁作业区、准清洁作业区和一般作业区等功能区，在生产车间入口处设置了更衣室，食品生产

工人进入生产车间前，必须经过更衣、换鞋、消毒等必要程序，从细节开始就绷紧食品安全这根弦。

烧卤熟肉制品作为粤菜中的特色菜品，常常作为主菜出现在市民的餐桌上。但在食品集中加工中心建成投用之前，高明 30 余家烧卤熟肉制品加工作坊基本上为家庭式小作坊，加工地点大多分散于城乡结合部的民房中，个别直接建在鱼塘、垃圾堆旁边，环境卫生恶劣、食品安全控制能力较差。"以往全区每年受理的食品安全投诉举报及案件中，烧卤熟肉制品领域占到近两成，成为食品安全的一个重大隐患。"高明区市场监管局相关负责人表示。

为尽快排除这一隐患，高明区制定出台《食品集中加工中心建设方案》等多个文件，明确通过高标准建设食品集中加工中心对小作坊实行集中式管理。2015 年 7 月，总投资超过 5000 万元的高明区食品集中加工中心首期工程完成建设并投入使用。

高明区食品集中加工中心的建设模式和建设标准，颇受省内外各级调研团队关注，被多次重点询问。

"在建设模式上，我们出台鼓励政策，成功吸引社会资本参与建设。同时区委、区政府本着让群众吃得放心、吃得安全、吃得健康的理念，从资源紧缺的城镇建设用地指标中落实 33 亩土地指标用于建设，避免低标准要求、低水平规划而引起的外围环境差、配送不方便等弊端。"高明区区长梁耀斌表示。

用地指标有保障、建设资金充裕，为高标准打造食品集中加工中心奠定了坚实基础。"在建设过程中，我们采用全新设计、建设、配套的模式。"高明区食品集中加工中心负责人黄敏江表示，该加工中心从建设规划之初，就全程由省、市食品生产相关专家组指导规划，按照《食品生产通用卫生规范》等国家级标准要求进行设计布局，对厂房容积率、生产加工间规划、食品运输线路、厂区绿化等均按大型食品生产加工厂区设计、施工，从源头就注重避免食品交叉污染。

类似的高标准也应用到生产流程规划上。该加工中心的生产车间严格执行食品安全标准和环保要求，统一使用天然气、电能等清洁能源，污水处理、排烟通道、视频监控等管道和线路全部延伸至每间作坊，一次配备到位。同时，高明高标准配套建成佛山首家食品小作坊集中加工中心食品质量安全检测中心，可对出厂产品的大肠菌群、菌落总数、金黄色葡萄球菌、沙门氏菌等进行全面检测，具备对烧卤熟肉制品相关国家卫生标准的检测能力。

相对于以往的家庭小作坊式生产，生产经营者进驻食品集中加工中心后将面临租金、水电等成本上升，在此情况下如何调动生产经营者的积极性？这同样也是省内外各级调研团队重点问及的问题。

"我们坚持劝导说理和加大打击力度双管齐下，一方面通过培训等方式让生产经营者逐步意识到安全卫生是从业的安身立命之本，另一方面大力打击场外非法小作坊、查处来源不明肉类等，促使市场秩序逐渐走上正轨，营造起公平公正的市场环境，小作坊经营户逐步由被动转向主动。"高明区市场监管局局长臧继炎表示。

"进驻集中加工中心生产其实不仅仅是换了个场地，更大的作用在于为自己引进了一套成熟的安全卫生生产工艺，不仅提升了产品竞争力，而且赚着这样的钱心安。"烧卤熟肉制品经营户区卫红表示，作为集中加工中心的商户，从原料到成品各个环节都有严格监管，销售档口可悬挂"高明区食品集中加工中心销售点"标识牌，并有专门的二维码可供消费者查询进货来源信息，"挑烧卤熟肉制品要挑出自加工中心的"已成为消费者的共同选择。

截至 2017 年，高明区已建成烧腊、豆腐产品集中加工中心共 2 个，其中烧腊加工中心共有 18 家小作坊进驻生产，日均可生产烧卤熟肉制品约 3000 公斤，全面覆盖荷城街道和杨和镇范围 80 多家销售点，实现了指定区域内经营性烧卤熟肉食品 100% 来自集中加工中心、100% 标识销售、100% 可溯源。

在详细了解烧卤熟肉制品的监管成果后，四川省食品药品监管局负责人在座谈中表示，将结合自身实际，在豆腐作坊、豆瓣酱作坊等领域参照高明经验，逐步实现统一加工、统一监管。

二、分级管理 设诚信红黑榜让企业守信受益失信必损

位于佛山市海天（高明）调味食品有限公司内的"娅米的阳光城堡"，是

省内外各级食品安全主管单位集中调研的另一考察点。

在海天酱油灌装车间，偌大的恒温恒湿无尘车间内，仅有 4—5 名穿着洁净工作服的工人在操作，10 条来自德国的智能化灌装生产线正在高速运转，一瓶瓶酱油密集地在生产线上"排着队"自动前进，在智能 ERP 系统的管理下，这里每条生产线每小时均可灌装 4.8 万瓶酱油。

引人关注的是，智能 ERP 系统不仅大大地提高了企业产能，而且为海天建立起依托大数据监控的生产品质标准，有效保障食品生产环境的洁净、可控。以酱油灌装车间为例，其洁净程度已达 10 万级标准，也就是说工作车间里面每立方米微生物、尘埃等微粒可以控制在 10 万个以内，已经可以与药品行业的洁净标准媲美。除此之外，依托智能 ERP 管理系统，海天在选料、制曲、灌装、检测、仓储等生产环节中都实现了全流程监控、可追溯，质量控制水平走在了世界行业的前列。

在严苛的安全卫生生产和优秀的产品质量保障下，海天扎根高明 12 年来已成长为全球最大的调味品生产企业，也成为高明食品行业分级管理体系中的佼佼者，其部分先进经验也得到区内食品企业主体的学习借鉴。

截至 2017 年 5 月底，高明共有食品生产经营主体 8573 家，其中生产企业 72 家、餐饮服务主体 2916 家，为抓好市场主体食品安全工作，目前高明已在食品生产、流通和餐饮服务企业实行风险分级、积分管理制度。

在食品行业风险分级管理中，A 级代表安全状况良好，B 级代表安全状况中等，C 级代表安全状况一般。企业所获等级越高表明对质量安全控制能力越高。由于食品生产经营企业保障质量安全的能力是动态变化的，所以评级形成后并非一成不变，而是根据被评主体的实际情况进行动态调整，原则上每年调整一次。例如，被评为 A 级的企业，一旦在抽样检验中出现 2 次以上不合格或 1 次严重不合格，将被降级为 B 级甚至 C 级。与之同理，被评为 C 级的企业，如能证明其质量和安全保障能力达到上一等级的，可以晋级。

在对食品行业实行分级管理的基础上，为更加便利群众开展监督，加大对生产经营者违法违规行为的惩戒力度，高明还推出了企业诚信红黑榜，并定期在高明区市场监管局政务网站上公布。2017年1月，该局就公布了2017高明区食品药品违法违规企业"黑名单"，共有3家市场主体被曝光，曝光信息包括经营者的名称、主要违法违规行为、处罚依据、处罚结果等，以促进形成"守信受益、失信必损"的食品行业经营环境。

"通过量化分级管理制度，全区72家获证企业100%实施风险分级管理及受权人备案制度，5家企业实施了先进质量管理规范，全区食品餐饮服务量化分级率达99.05%。"臧继炎表示，下一步，将继续开展食品经营企业各类专题培训，推进生产、加工、流通、餐饮等全链条争先创优，以点带面促进全区食品安全水平提升。

三、示范带动 已建成3条省市级食品安全示范街

位于高明区中港城购物广场内的省级食品经营安全示范街，是省内外各级食品安全主管单位集中调研的第三个考察点。这里共有食品经营户28家，食品经营从业人员近500名，平均每天为近万人提供餐饮和食品销售服务。

走进中港城的每家食品经营店铺，均可见店家在收银台等显眼的地方公示自己的卫生等级证、员工的健康证等证明，不少店铺还通过显示屏实时展示厨房当中的工作状态。厨房中，清洗区、烹饪区、存料区等功能分区都用明显的标识划分出来，实行干湿、生熟分开。

"这种实时显示着烹饪区状态的显示屏叫'明厨亮灶'系统，顾客可以通过此显示屏对厨房卫生程度、厨师工作状态等一目了然，不但可以让顾客吃得更放心，同时对我们自身也是一个监督。"一家主营西餐的饮食店店长麦少玲表示，该店内部也建立起一套完善的管理标准，对食品安全进行规范管理，"例如我们的毛巾也根据不同用途分开使用、清洗、悬挂，洗碗、擦桌、擦玻璃等都有专用的毛巾。"

"自2016年5月份起，高明区市场监管局联合多个部门决定在中港城开展创建省级食品经营食品安全示范街工作，并迅速研究制定了有针对性的工作方案。"高明区副区长、区食安委主任谢志强表示，为充分调动食品经营单位的创建积极性，相关部门与创建区内28家食品经营单位均签订了食品安全承诺书，

引导餐饮单位做到工作常组织、环境常清洁等"五常"，天天清扫、天天检查、天天改进等六个"天天要做到"，使餐饮服务单位厨房工艺流程布局趋于合理，食品安全管理水平得到全面提升。

与此同时，高明区市场监管部门全力开展食品安全整治督查，采取"日巡查、周核查"的检查制度，开展了近4个月的集中整治升级改造工作，全面规范区域内餐饮单位的经营行为，健全完善食品安全索证索票和进销货台账制度。

得益于创建行动的多管齐下，截至目前，创建区域内餐饮服务单位量化分级全部达B级或以上水平，并已有A级单位6家。创建区内食品经营单位全部持证上岗，公示栏、操作规范、制度等全部上墙，食品经营许可证持证率、餐饮单位量化分级覆盖率及公示率、"明厨亮灶"建设率等均达100%。

群众的满意度提升是创建成效最直接的反映。2016年，该示范街未收到一起群众投诉，在高明区市场监管部门组织的食品安全抽检中，所有抽检样品100%合格。

目前，中港城已通过考评验收，成功创建为省级食品经营安全示范街，加上此前高明区文昌路、京柏城分别成功创建为省、市级餐饮服务食品安全示范街，高明已有省、市级餐饮服务食品安全示范街共3条，"明厨亮灶"餐饮单位共300家。

"高明的食品安全示范街创建工作做得很扎实，难能可贵的是充分调动起商户的积极性，使创建工作成为商户的'主动作为'，并共同维护已有的创建成果。"在实地查看了解后，多个省内外调研团队对高明食品安全示范街创建工作给予充分肯定，甚至安排所在市的县区级兄弟单位专程前来学习取经。

高明在与省内外各级调研团队充分分享自身实践的同时，也未停止自身外出学习取经的步伐。近年相继赴省内的广州、深圳，省外的重庆、成都、济南、威海等地，学习在市场准入、农产品快检溯源管理、信息化建设、"四小"摊贩管理等方面的先进经验，不断提升高明食品安全的监管和服务水平。

（《南方日报》2017年7月5日）

为"百姓吃得放心"把好关
——重庆渝北区加强食品药品监管

"舌尖上的安全"一直是牵动社会大众神经的焦点问题。对食药监管部门来说，让"人民群众吃得放心"，既是承诺，更是使命。

为了践行这一承诺，重庆市渝北区食药监部门不断落实"四有两责"，强化风险防控措施，实施食品药品安全放心工程，强化宣传教育，为百姓吃得放心把好关。

一、落实"四有两责" 提升基层监管能力

在渝北，无论是走进大型餐饮酒店，还是路边的小餐馆，都能在收银台前或是店内墙上，看到这样一个公示牌，上面显示了负责这家餐馆的监管人员头像、电话等信息。在就餐中发现食品安全问题，可以按照公示牌上的信息向监管责任人进行投诉举报。

公示监管人员联系方式，让群众发现问题"找得着"，是渝北食药监部门在食品安全面前的"自我加压"，也是食药监部门落实"四有两责"（即基层监管有责、有岗、有人、有手段，日常监管责任、监督抽验责任）、把食品药品监管责任落到实处的生动体现。

工作中，该区食药监部门进一步落实市局关于区、镇（街道）监管检查事权，实现权责一致。认真落实全区食品药品安全"十三五"规划，健全与食品药品安全监管职责相匹配的财政经费投入保障机制，加大人、财、物等方面投入，进一步加强基层监管机构规范化建设，确保"四有两责"落实到位。同时，充分发挥区食药安委的考核"指挥棒"作用，统筹推进食品药品安全监管工作，增强监管

工作的一致性、系统性、协调性。

二、深化风险防控　严守食品药品安全底线

持续开展"打假"行动，严肃查处危害人民群众生命安全的假药、假酒；严厉打击虚假广告、虚假宣传和消费欺诈；深入开展校园及周边"五毛食品"专项整治……

2018年以来，该区坚持立足当前、着眼长远，统筹监管、突出重点，以风险防控为核心推动全区食品药品监管各项工作，确保不发生系统性区域性食品药品安全事件。

在工作中，渝北区严格落实企业自查、行业协会排查、监管部门检查相结合的"三查"机制，大力实施风险管理，围绕重点区域、重点行业、重点企业、重点产品和薄弱环节，有针对性地组织专项排查和重点检查。针对群众关心、社会关注的重点难点问题，开展专项治理。按照处罚和教育相结合的原则，加大违法案件查处力度，加强"行刑衔接"，以"零容忍"的态度和决心，做到有患必除、除患必尽。同时，强化监督抽检，将食品药品安全从"事后监督"向"事前预防"转变。

三、实施安全放心工程　提升全产业链供给质量

餐厅吃饭，味道虽美，但菜品的制作过程究竟怎样，很多消费者往往会心生疑虑。很想了解菜品制作过程是否安全、卫生，但一张"厨房重地闲人免进"的告示牌，往往令消费者感到无奈。

为了让消费者吃得更安心，近年来，渝北的一些餐饮门店开始通过安装透明玻璃窗、视频显示、隔断矮墙、设置参观窗口等方式，主动将餐饮服务的加工制作关键环节进行展示，把以往深藏在餐厅内部的后厨"亮"出来。"我们希望通过开展'明厨亮灶'工作，让餐饮企业更加注重食品安全。"区食药监分局负责人说。

据了解，为提升食品安全水平，渝北区深入开展"放心肉菜示范超市"创建，

培育一批示范超市。开展餐饮业质量安全水平提升行动，推进"明厨亮灶"和量化分级管理，加强网络餐饮服务监管，鼓励"后厨直播"，督促餐饮单位做到"线上""线下"餐食同标同质。同时，深化"放管服"改革，进一步贯彻落实药品医疗器械审评审批制度改革，鼓励创新的配套政策和措施，促进医药产业上档升级。通过一系列措施，着力提升食品药品全产业链供给质量。

四、强化宣传教育 助推社会共治共享

7月25日，渝北区2018年食品安全宣传周集中宣传活动在新光天地启动。活动中，区级各相关部门围绕"尚德守法，食品安全让生活更美好"这一主题，通过现场宣讲、发放宣传资料、接受现场咨询等方式，向群众和经营者宣传食品药品安全相关法律法规和科普知识。

事实上，类似的活动还有很多："安全用药月""食品药品安全科普大行动""安全护肤日"……2018年以来，区食药监部门围绕"保安全、促发展、惠民生"这条主线，进一步加强食品药品安全宣传策划，有效提升群众安全消费意识和生产经营者守法诚信意识。在推进诚信体系建设中，渝北区全面实施食品药品行政许可和行政处罚信用信息"双公示"制度，完善"黑名单"制度；充分发挥行业协会作用，严格行业准入，坚持奖优罚劣，推动行业自律，营造"良币"驱逐"劣币"的法治环境。建立健全投诉举报制度，积极落实食品药品举报投诉举报奖励办法，鼓励群众参与监督，从而进一步遏制食品药品违法行为，提高食品药品安全水平。

（《渝北时报》2018年9月11日）

以"双安双创"为突破口
创全国食品安全监管四川模式

周 炜

2016年12月14日，在湖北宜昌举行的国家食品安全示范城市创建推进会上，国家食药监总局首次公布了全国第二批15个试点城市创建中期绩效评估情况，对第二批试点创建城市成都落实食品安全"党政同责"、"四有两责"、加大资金投入、加强监督执法等做法予以了充分肯定。在此10多天前，国家食药监总局在《食品药品监管简报》中专题介绍了泸州被纳入第三批国家食品安全示范城市创建试点后，在强化资金保障、创新农村宴席监管等方面的先进经验。

四川省两个试点创建城市，都获得了国家食药监总局高度认可，巧合背后绝非偶然。自全国食品安全城市和农产品质量安全县创建（以下简称"双安双创"）试点工作启动以来，四川省以创建工作为突破口，以点带面，探路、立标杆、树榜样、作示范，引领带动全川食品安全治理能力和保障水平整体跃升，开创了食品安全监管的"四川模式"。

一、以上率下全省一盘棋高位推动示范创建

2012年，四川省率先开展食品安全示范县、农产品质量安全监管示范县创建工作，探索构建"工作体系健全、监管责任到位、机制制度完善、监管措施有力"的监管模式。全国"两个创建"工作启动后，省食安委迅即印发方案，召开推进会、现场会作出安排部署，从"顶层设计"上做好创建规划，全省市、县踊跃争取进入试点范围。试点市、县把创建工作作为"一把手工程"，均成立由主要领导担任组长的领导小组，统筹推进创建工作。2016年10月21日—22日，

全国食品和农产品"双安双创"工作成都现场会召开后，省委、省政府对四川省"双安双创"和食品安全监管工作提出了更高的要求。

2016年11月1日，省委召开常委会会议，会议指出，全省各级各部门要认真学习贯彻全国食品和农产品"双安双创"工作现场会精神，持续用力、久久为功，把全省食品安全和农产品质量安全工作做得更好。会议要求：一要进一步深化对做好食品安全和农产品质量安全工作重大意义的认识，层层压紧压实责任，坚决贯彻落实"四个最严"要求，坚决打好保障食品安全和农产品质量安全的攻坚战持久战。二要继续坚持问题导向，在看到成绩的同时清醒认识存在的不足，有针对性地完善政策措施、增添工作举措，突出抓好种养标准化建设、农产品"互联网+"质量追溯体系建设、从田间到餐桌全过程全链条信息化监管等，下大气力补齐短板。三要充分发挥政府作用和有关行业协会作用，加快资源整合和优化配置，大力培育特色优势品牌，不断提高食品和农产品的知名度美誉度和市场占有率。四要及时总结、宣传推广各地的好经验好做法，不断提升食品安全和农产品质量安全工作的制度化规范化水平。五要以法治思维和法治方式加强监督管理，对危害食品安全和农产品质量安全的违法犯罪，坚持零容忍，发现一起查处并曝光一起，绝不姑息。

2016年11月28—29日，为贯彻全国"双安双创"工作成都现场会精神，总结部署全省农产品、食品安全监管信息化和技术体系建设工作，全省食品和农产品"双安双创"工作现场会在乐山召开，会议要求以"双安双创"为突破口，严格考核和问责，不断提升食品安全和农产品质量安全保障水平；要加强协调齐抓共管形成整体工作合力，落实"三位一体"责任体系，不断创新工作举措和机制，借助"互联网+"等现代化监管手段，加强检验检测区域中心规划建设，加大"双安双创"工作正向激励力度，形成有效管用的食品安全和农产品质量安全监管新机制。

二、创新引领打造"双安双创"四川模式

经过2年的试点创建后，从2016年11月开始，省食安办通过委托第三方，

对首批 31 个省级食品安全示范创建县进行评估验收，评估以群众满意为主旨，从组织管理、监督执法、落实企业主体责任、应急管理和社会共建共治等 5 个方面明确了 34 条硬性标准，充分发挥了示范创建的"指挥棒"作用。验收合格后，将授予含金量十足的"四川省食品安全示范县"称号。目前省食安办已开始启动第二批省级食品安全示范县申请创建工作。

以"双安双创"为抓手，全省探索出了一系列开创性的经验做法。特别是自全国和全省"双安双创"工作现场会相继召开后，我省大胆创新食品安全监管方式，在食品安全监管工作制度、管理措施和监管技术等方面，积攒了多项可复制、可推广的经验做法，全国食品安全监管"四川模式"初步形成。

在加速推进"双安双创"过程中，省食药监局利用抽检"大数据"精准捕捉"风险因子"，啃下农村坝坝宴、学校食堂和"三小"这三大基层监管"硬骨头"，并创造性地提出了监管工作信息化、技术体系现代化、监管所建设标准化、日常监管网格化等"四化"建设思路，力争逐步实现科学监管、精准监管、效能监管。同时出台全省食品安全追溯体系建设规划，强化源头治理同生产经营监管无缝衔接，强化与农业部门合作，共同建立从田间到市场的监管合作机制，提出到 2020 年建设统一权威的食品安全追溯管理信息平台。全省各市县普遍将监管工作信息化融入当地智慧城市建设，成都市采用"互联网 +"实现食品安全溯源监管和促进电子商务经营的管理模式，将政府监管与企业经营结合起来。

食品安全监管，重心在基层。四川省坚持以基层为监管执法的主战场，出台网格化监管工作指导意见，县（市、区）按照"定区域、定对象、定职责、定人员、定奖惩"要求，普遍将所属乡镇（街道）和有关部门主要负责同志纳入食安委成员；在设立片区监管所基础上，整合农业、卫计、食药监等部门相关职能，设立乡镇（街道）食品安全工作站；在村（社区）设立食品安全工作室，把监管触角延伸至最末端。

为了落实企业主体责任，全省开展了食品重点企业分级培训，试点推行食品安全责任保险制度，建立食品生产企业风险问题报告制度，将 12 种食品安全违法违规行为纳入"黑名单"管理，在生鲜乳、蔬菜、猪肉、食用油等易于标识产品中试点完善追溯体系。2016年，省食药监局完成食品安全抽检7.7万余批次，重点抽检安全风险高、市场占有率高、消费者关注度高的食品，公开监管执法信息和抽检监测信息；全省食品药品监管系统共立案查处食品安全领域违法案件20571件，结案23911件，涉案金额4049.01万元，没收物品货值金额737.98万元，收缴罚没款16287.38万元，取缔无证经营户404户，捣毁制假售假窝点26个，移交司法机关264件，配合公安机关抓获犯罪嫌疑人78人。

自全国"双安双创"工作成都现场会召开后，四川"双安双创"工作的诸多经验赢得了国家食药监总局等部委领导及兄弟省（市、区）同行的高度认可，10多个省（市、区）食药监局领导专程来川学习取经；国家食品药品监管总局相关司局领导多次来川调研指导信息化工作。采用"互联网+"实现食品安全溯源监管和促进电子商务经营管理模式的成都市食品溯源电商平台开启了全国快速扩张模式，近三个月来，该平台已被上海、河北、广西、贵州等6个省（市区）采用，食品安全监管的四川经验开始加速向全国输出。

（《四川日报》2017年1月12日）

陕西：探索食品小作坊监管新模式

王京臣

食品小作坊的安全，一直是食品安全监管的难点工作。近年来，陕西省市场监管部门深入开展食品小作坊规范提升活动，全面加强食品小作坊监管，基本实现了食品小作坊"五化"，即管理制度化、检验清单化、包装规范化、加工阳光化、排放达标化。初步探索出一条食品小作坊加工园区建设标准化、规范化的路子，使传统特色食品加工集约发展，业主质量意识明显提高，加工经营条件显著改善，食品质量安全大幅提升。

一、政策护航 落实主体责任制

2019年4月19日，"全国食品生产小作坊监管工作交流会"在浙江省杭州市举行，来自全国监管系统的110位代表参会，其中浙江、山东、内蒙古、吉林、江西、陕西的6位代表分别就小食品监管创新经验进行了发言。陕西省市场监管局副局长耿普霞在会上向来自全国市场监管系统的参会代表介绍了陕西的经验和做法。耿普霞介绍说，长期以来，食品小作坊一直生存在政策边缘，是监管的难点。2016年，《陕西省食品小作坊小餐饮及摊贩管理条例》（以下简称《条例》）颁布实施后，陕西及时配套制定了《陕西省食品小作坊监督管理办法》《陕西省食品小作坊生产许可指导目录》《食品生产加工小作坊"一票通"制度》。

2017年出台了《陕西省食品小作坊产品检验项目清单》《陕西省食品小作坊生产经营规范》《陕西省食品小作坊食品安全管理制度》和豆腐、粉条、面皮等32个《陕西省食品小作坊操作指导规范》。

2018年针对高风险品种和食品小作坊存在的问题，制定印发了《陕西省白酒小作坊生产经营管理办法》《陕西省肉制品小作坊生产经营管理办法》和《陕西省食品小作坊风险与信用分级管理工作规范》。

耿普霞指出，法规制度的健全和完善，基本解决了长期以来食品小作坊生产加工缺失规范、检验监管无标准无依据的问题，使其生产加工过程和日常监管有章可循，达到了既提高小作坊规范管理水平、又确保食品安全的双赢目的；健全档案，实现信息化监管。截至目前，陕西省23666户食品小作坊已全部录入省级监管信息系统，并建立电子监管台账，实现了信息化监管。今年，陕西将继续深化许可制度改革，推动监管重心向事中事后转移。

耿普霞表示，陕西建立了一承诺（向社会公开承诺，保证自身食品安全）、一公示（所使用食品及添加剂公示牌）、两账册（添加剂使用账册和工器具消毒账册）、三台账（进货台账、生产台账、销售台账）、四制度（食品安全主体责任制度、原辅料管理制度、生产加工管理制度、卫生管理制度），全面落实食品小作坊业主主体责任。

二、突出整治　严惩违法行为

对于违法行为，应该如何整治？耿普霞表示，首先把"一票通"制度落实情况作为突破口。加强对食品小作坊原料来源，成品去向的监督，使食品小作坊的食品"来源可追溯、去向可查询、风险可掌控、责任可追究"。二是通力协作，严查重处。三是定期督察，全面推进。去年省局派出检查组，先后到西安、渭南、延安、商洛、韩城等地市现场检查综合整治工作成效。据统计，2018年陕西省共检查食品小作坊6.8万户次，关停的小作坊560户；责令整改1475户，立案调查268户。

三、创新思路　提高监管水平

耿普霞表示，在如何提高小作坊监管方面，陕西省市场监管局打破传统，勇于创新，从以下四方面入手：一是推行集中园区建设。针对小作坊小、散、乱、差的现状，积极探索建立食品小作坊集中加工园区模式，实行园区"集中生产、统一标准、统一管理"。目前，未央、阎良、韩城、杨凌等区县积极探索，取得了明显成效。二是树立标杆，示范引领。既规范了食品生产管理，又有效解决了制约小作坊发展的场地问题、污水处理问题和营销推广问题。三是探索建立补偿机制。在省局的全力推动下，各地市积极争取政府支持，推动园区建设和食品小作坊规范提升工作。一些地方政府还列出专项经费，用于食品小作坊设施改造、人员培训和检验检测等。汉中市对升级改造的食品小作坊，每户奖励 500 元；杨凌示范区对改造提升小作坊每户奖励 800—1000 元，对入园小作坊除给予 2 年的房租全额财政补助外，还对每户奖励 1000—4000 元。四是强化信用与风险管控。进一步强化了食品小作坊的风险管控，引导守法诚信经营，促进监管部门把有限的力量更多地用于高风险、低信用食品小作坊的监管，提升了食品安全水平。

陕西省食品小作坊安全监管工作取得了显著成效，但依然存在一些问题。一是食品小作坊监管难度较大。二是食品小作坊集中园区建设进展缓慢。三是基层队伍监管能力不足。基层监管人员承担的工作任务十分繁重，往往一人身兼多职，加之食品小作坊作为新业态出现不断变化，监管指导能力明显不足，在缺乏专门的业务培训的情况下，日常监督有落实不到位的现象发生。

耿普霞强调，下一步，陕西省将认真贯彻落实总局安排部署，以此次参加全国食品小作坊监管工作交流会为契机，积极学习借鉴兄弟省好的经验做法，继续探索创新、完善制度、强化措施，努力实现陕西食品小作坊安全监管新成效，为保障全省人民群众饮食安全，促进经济社会高质量发展做出新的贡献。

（中国食品报网 2019 年 4 月 19 日）

江西：以新理念推动中医药产业发展

郑俊俊

中医药产业，成本低、效益高，对于壮大村集体经济，推动乡村振兴发展，促进经济绿色健康发展具有重要拉动作用。近年来，江西省立足中医药文化底蕴、资源禀赋和产业发展等比较优势，大力推进中医药事业产业发展，密集出台了《江西樟树"中国药都"振兴工程》《江西省森林药材产业工程》《江西省中药材产业发展工程》等政策，这些政策机遇的不断叠加，政策红利的不断释放，为江西发展中医药产业提供了强有力的保障。

一、加大机制创新 推动"中医药 +"模式

产业融合有助于推进产业结构优化，是产业发展的现实选择，在人们生活水平不断提高，全国旅游产业大发展的今天，将中医药产业与旅游深度融合。一方面推进中医药产业 + 文化旅游。江西省中医药历史文化源远流长，名医名派辈出，在中医药界占有重要地位。在"中国药都"樟树，通过围绕樟树道教、药俗、药膳及"樟帮"等历史文化、古迹的深入挖掘整理，依托樟树药、酒、盐、古、道、闲等特色资源，彰显了"中国药都"特色旅游品牌，为中医药产业注入了灵魂，实现了中医药与文化产业链的共赢。另一方面推进中医药产业 + 乡村旅游。中草药种植是健康农业的有机组成部分，将中草药种植园辟为旅游景点，使之与乡村旅游结合。例如，乐安县在金竹和谷岗等山区乡镇开辟的数千亩中药材种植基地，选准牡丹、百合等观赏性极佳的药材种类，与当地其他景点有机结合，不仅为当地精准扶贫助力添翼，还进一步做大了中医药产业，产生了更多绿色健康经济效益。可见，创新中医药发展机制，推动中医药产业与旅游深度融合，优势

明显，实力强劲，提高了区域之间的贸易效应和竞争效应。

二、提升科技创新 拓展中医药新领域

随着人民群众对健康养生的需求日益增长，健康产品的总需求急剧增加，中医大健康产业有着巨大的市场潜力。江西省以生物技术和生命科学研发为先导，以创新健康食药材和中医药养生为方向，实现中医药科学创造性转化、创新性发展。近年来，全省选准中医食疗产品为新的发展方向，通过聚集和培养优秀科技人才，开展前沿技术、共性关键技术研究，大力推进新产品研发、新成果转化，将传统的中医药食疗配方与现代食品相结合，选择药食两用的原料，用"制药精神"研发相关食疗产品，用"药品临床"验证新产品效果，探索建立了食疗新产品评价体系，发挥了中医药在治未病中的主导作用，有效的促进了江西中医药大健康产业发展。可以说，科技创新为该省中医药产业高速与高质量发展注入了新动能，让该省中医药产业迈上了转型升级发展的快车道。

（摘编自中国江西网 2018 年 6 月 25 日）

海南：探索多元模式发展大健康产业

作为我国最南端省份，海南将医疗健康产业纳入全省 12 个主导产业，利用生态环境优势和国际旅游岛政策优势，以多元化社会办医、特色中医药等为重点，积极探索医疗业与养老旅游服务业的深度融合，使医疗健康产业发展在全国率先取得突破。统计显示，2015 年大健康产业已占海南全省 GDP 超过 11%，高出全国平均水平一倍。

一、打造"健康海南"

"海南是国家批准的唯一国际医疗旅游先行区，承担着为全国医疗健康产业探路的重任。"海南省卫计委主任韩英伟说，2013 年，国务院批复设立海南博鳌乐城国际医疗旅游先行区，赋予海南 9 项突破性的优惠政策支持，其中包括国际医药器械同步上市等。以此为基础，海南在全国率先提出把医疗健康产业作为支柱产业加快推进。目前海南已与 17 个省（区、市）实现异地医保报销。

海口市人民医院院长白志明等专家分析说，作为国家批准建设的国际旅游岛，海南生态、政策的"双优势"明显，加快医疗健康产业发展前景广阔。

首先是养老服务需求。海南在旅游度假和休闲养老方面已领先全国，为发展医疗健康产业聚集了旺盛的人气。据海南省旅游委统计，2015 年全省接待国内外游客 5300 多万人次，比上年增长 11.4%，其中接待旅游过夜人数接近 4500 万人次，增长 10.6%。特别是冬季各省市"迁徙"海南休闲、养生、养老的"候鸟"人群达到 110 万。

其次是康复护理需求。据国家有关机构调查，目前全国有康复需求的老年人约有 7000 万，有康复需求的残疾人接近 5000 万。若全国有 1% 的老人来海南享受康复护理服务，一位老人每月护理支出按 2000 元计算，每年仅老年人康复护理支出就达到 140 亿元。

"发展健康服务业不仅有利于提升国民体质，对经济的拉动效应同样明显。"中国 (海南) 改革发展研究院海南研究所所长夏锋认为，海南加快健康服务业发展，将带动本地购物、教育、文化、金融、信息、房地产等服务业转型升级。以房地产为例，如果把健康服务、健康管理、康复护理融入到房地产开发和物业管理中，将明显提升传统房地产的品质和使用价值，从而盘活空置房地产，提高海南房地产业抗风险能力，形成新的经济增长点。

"目前我国健康产业占 GDP 比例不足 5%，远远低于发达国家，甚至落后于部分发展中国家。"海南省卫计委体制改革与健康产业处处长洪峰说，相比之下，海南省健康服务业发展迅猛，已占全省 GDP 超过 11%，从业人员近 10 万人。

二、探索多元服务模式

海南在加快医疗健康产业发展探索中，突出"两手抓"，即在不断夯实基本医疗和公共卫生服务体系基础下，积极探索多元化社会办医、"医养结合"和"医疗旅游"等多元服务模式。从产业空间布局看，海南省规划了"五中心、四集群、多点分布"，目标是形成"一小时三级医疗服务保障圈"。

一是引入社会资本办医。采取 PPP 模式投资 22 亿元的海南省肿瘤医院今年已开业。投资这家医院的海南第一投资控股集团董事长蒋会成向本刊记者介绍说，我们与公立医院同等收费，只要医院的病人达到一定比例，医院就可以做到收支平衡。

二是探索"医养结合"养老模式。作为海南首家与医院合作共建的社会养老机构，海口市恭和苑健康疗养度假园借助有针对性的个体康健服务，吸引了各地来海南度假的候鸟老人。副院长吕加华说，好的养老机构离不开优质医疗资源的支撑。除了满足养老群体的功能性需求外，我们还提供"吃、住、医、养、娱"的综合服务。近年来，海南省充分挖掘旅游客源，探索发展医疗健康产业，涌现了一批像海口恭和苑、三亚中医院、澄迈一龄国际医疗等不同模式的康体养生机构。

三是"借梯上楼"引进国内外资源。据洪峰介绍，针对本地医院资源基础薄弱的现状，海南提出"借梯上楼"，广泛开展与全国知名医疗院所的合作，目前全省已有 20 家医院与全国 23 家著名医疗院所开展交流合作，其中不乏北京 301 医院、华西医院等国内知名医疗机构。此外，海南还积极引进国际医疗合作项目。据介绍，海南博鳌乐城国际医疗旅游先行区，已与欧洲、韩国、台湾等地进行医疗健康项目合作。海口也与澳大利亚园美集团签署了合作协议。

四是深挖"南药基地"，探索"医疗旅游"模式。医药是大健康产业的核心基础。海南素有"天然药库"之称，近年来抓住"南药基地"建设，不断延伸医疗健康产业链条，积极推动医疗旅游等产业融合，初见成效。

海口是全省医药产业发展的"龙头"，特色中药生产发展较快。据省卫计委中医药管理局副局长徐清宁介绍，近些年来，海口市累计投入 30 亿元打造"药谷"工业园，培育出"养生堂""再林""快克""康芝"等 4 个中国驰名商标和 22 个著名商标，园区多家企业取得欧盟 EDQM 认证、美国 FDA 认证等国际市场"通行证"。

海口高新区党工委书记顾刚告诉记者，有一家药企生产裸花紫珠含片，2015 年仅在广东地区的销售额就达 7000 多万元。来自海南省工信厅的数据显示，2015 年海口市 55 家制药企业完成总产值 145 亿多元，占全省医药工业总产值的 97%，同比增长超过 19%。

与此同时，借助中药生产基地建设，海南还积极探索以特色中医为代表的"医疗旅游"模式。三亚市中医院院长陈小勇说，该院近些年来大胆探索，以"中医 + 旅游"的模式接待俄罗斯、瑞典、挪威等国境外游客，并开展国外疗养包机服务。到去年底，全院已为包括多位外国政要在内的 4 万余外宾提供高端定制健康服务，效益突出。

"国内医疗旅游发展起步晚。中国是医疗旅游的出口大国，每年有超过 10 万人赴境外开展医疗旅游。"陈小勇说，正因为国内医疗旅游发展严重滞后，发展前景才更广阔。

据海南省副省长陆俊华介绍，未来海南将以博鳌乐城国际医疗旅游先行区为引领，协同推进中医药健康服务、健康养老、健康保险、中药种植及应用、互联网医疗健康产业等七大领域事业，加快全省医疗健康产业发展步伐，最终建成具有国际影响的"旅游岛""健康岛""养生岛"。

三、为产业升级清障

尽管海南凭借生态环境优势成为度假胜地，但其医疗健康产业整体上还处于"培育期"，供需结构还不完全适应市场需求。

夏锋认为，从医疗健康产业链条来看，从高端的房地产、旅游，到中端的保健产品、保健护理、生活护理，再到低端的家族赡养、养老、养生，产业链条一经完善；即可迅速带动上下游相关产业。目前在海南，除了满足医疗健康群体的功能性需求外，"吃、住、医、养、娱"的综合服务配套不足，真正高端、知名的医疗健康品牌相对较少。

"做强医疗健康产业，目前的短板主要是人才稀缺。"海口市恭和苑副院长吕加华坦言，从实际需求看，具备一定医学素养的医疗保健人力资源严重不足，目前海南每年培养的7000名相关专业学生有很多去了药店、美容店。按每千人口中至少有2名健康服务专业人员的标准计算，至2020年海南的缺口达2万人以上。

受访的有关人士认为，海南医疗健康服务业遇到的问题在全国带有共性。当前亟须以开放市场倒逼行业改革，清除行业融合发展的体制机制障碍，打造"大健康"产业集群和服务品牌，加快推动服务业转型升级。

从顶层设计入手，加力医疗健康产业发展的区域协调、供需协调。中国(海南)改革发展研究院院长迟福林等建议，为避免各地重复建设、同质竞争，各省市应尽快出台支持社会办医、支持中医药保健服务发展，以及医疗健康产业合理布局的专项政策；同时鼓励保险公司与医疗、体检、护理等机构合作，积极开展健康管理、健康咨询业务，带动产业上规模、出品牌。

扩大健康产业市场开放，加快医疗健康产业龙头建设。有关专家表示，国家已提出"健康中国"战略，地方政府应围绕"投资便利化、行政高效化、贸易自由化"原则，从土地供应、投融资、财税等方面给予支持，建立政府投资补助政策，通过公办民营、民办公助等方式，支持民间资本举办非营利性健康服务机构，尽快形成龙头。

加快建立科学完善的行业标准和职业规范。清华大学卫生与发展研究中心研究员刘庭芳认为，有关部门应在医疗旅游、职业培训、养老地产和健康社区等方面建立相关标准。作为国际旅游岛，海南要坚定走国际化路线，在人员准入、非医疗服务等方面设置国际化的准入制度，并引导相关健康机构积极参与国际认证。

"医疗健康产业链条很长，对经济转型和消费增长的拉动效应突出。"夏锋等人认为，我国的"大健康"产业潜在规模惊人。建议国家进一步推动配套改革，加快体制机制"清障"，力促行业做大做强。

（摘编自《瞭望》2016 年 8 月 29 日）

陕甘中药材产业发展的经验与启示

张文妹 陆中华 王志安

中药材是我国农业的传统特色产业，更是新兴朝阳产业。据有关资料显示，中药材国内市场需求量以年均15%的速度增长，市场空间和前景十分广阔。陕西、甘肃是我国中药材大省，中药材种植历史悠久、品种繁多、品质优良。近年来，当地高度重视中药材生产，加强规划、加大投入、加快品种改良和科技创新，促进了中药材产业的发展，在增加农民收入中起到了举足轻重的作用。

一、合理规划 突出区域优势

陕西省结合资源状况和农民种植习惯，精选用量大、品种独特、产地地道、历史悠久的中药材30—35种，以形成各地特色产业和经济增长点为目标，结合规范化、标准化及产业化进行科学合理规划，建成中药科技示范县5个，优势中药材规范化种植基地10个。

甘肃省定西市依据中药材产地适宜性优化原则，重视"地道药材"的地理学和"原产地"概念，主要药材种类种植向优势区域集中，形成布局科学、结构合理的优势产业群。当归GAP（生产质量管理规范）种植示范基地以岷县为主，辐射带动渭源、漳县、陇西3个县；党参GAP种植示范基地以渭源为主，辐射带动陇西、岷县、临洮3个县；红（黄）芪GAP种植示范基地以陇西为主，辐射带动渭源、定西、通源3个县，各主产区的主栽药材明确，特色主导品种明显。

二、依靠科技 提高生产水平

科技创新是中药现代化的灵魂，陕西省2002年开始实施《陕西省中药现代

273

化科技行动计划》，积极发挥科研院所、大专院校和制药企业的作用，目前已建立中药研究基地 10 个，致力于中药新药开发、中药临床应用、中药材品种纯化、育苗移栽、野生驯化、中药材复方制剂、中成药质量鉴定、中药生产质量监控等方面的研究。建设中药现代化科技示范县、中药材现代化种植基地、中药材规范化技术研究中心等。通过加大科技创新力度，大力推进中药种植规范化、研发生产标准化。定西市将大专院校、科研院所作为中药材产业开发及其国际化、现代化进程中的主要技术支撑力量，与西北中科院高原生物研究所、化物所、甘肃中医院、西北师范大学、兰州大学、省农科院等建立长期稳定的技术合作关系。已在当归辐射育种、规范化种植技术研究、生物肥料应用、低残留农药筛选、组织培养等方面获得了突破性进展，在野生资源人工驯化、工厂化育苗技术上也取得了新的成就。还依托科研单位、大专院校的技术、人才优势，建立中药材高科技园区，集中药材引驯、试验、示范、繁育、辐射带动、观赏等多种功能为一体，通过园区的示范，将现有技术组装配套，编制成通俗易懂的"明白纸"，并进行广泛散发宣传，辐射带动周边地区大面积栽培。科技示范园区在 GAP 试验研究、新品种引进驯化和标准化育苗等方面取得了显著的成效，大大提高了当地的中药材生产水平。

三、建立基地 扩大经营规模

2001 年陕西被国家科技部定点为国家中药现代化种植基地后，积极推广"公司＋基地＋农户"模式，建立中药材规范化生产基地，扩大种植规模。2004 年，丹参、薯蓣、酸枣仁、山茱萸、绞股蓝、秦艽等 6 个品种已进入规模化、标准化、产业化示范。其中，薯蓣在汉江流域种植面积达 3.3 万 hm^2，是我国最大的薯蓣种植基地，商洛的丹参基地已成为现代中药"丹参滴丸"的标准化生产"车间"；汉中佛坪、洋县有山茱萸 700 万株，年产量 50 万 kg，占全国的 30%延安也建立 0.67 万 hm^2 的优质酸枣仁基地。在科技行动计划中，将建立 10 个中药现代化科技示范县，18 个优势中药材规范化种植基地，7 个示范园，最终将秦巴山区建成中药现代化产业带。定西市也建立了 88 个中药材标准化生产示范基地，共计示范面积 2.43 万 hm²。陇西县与三九医药、千金药业等制药企业联合，建立了 0.53 万 hm² 党参、0.34 万 hm² 黄芪、0.07 万 hm² 甘草和 0.07 万 hm² 柴胡基地，推动了产业的标准化生产和规模化发展。通过基地建设，产生了稳定品种、稳定面积、稳定区域、稳定发展的效果。

四、拓展市场　完善流通体系

西安万寿路中药材专业市场和兰州市黄河中药材专业市场，2 大专业市场在带动中药材产业发展上发挥了极大的作用。另外，还以公司、特色农产品市场的形式配套发展了许多中小型中药材市场。仅定西市就建有陇西文峰、首阳，渭源会川，岷县城郊 4 个中药材市场及其它小型综合交易市场 127 处，中药材年交易量 16 万 t，交易额 19 亿元。陇西县文峰、首阳 2 大药市常驻客商 2000 多人，经营人员 1 万多人，药材收购遍及西北各省，产品销售扩散到全国各地及香港、台湾地区，韩国等国家，年集散各类药材 600 多个品种 15 万 t，成交额 5 亿多元。陇西的市场已成为全国最大的药材集散地之一，被誉为"西北药都"，首阳市场更是确立了全国党参、黄芪集散地的地位。被誉为党参、黄芪价格行情的"晴雨表"。专业市场和其它多种形式的市场组成了一个庞大的中药材流通体系，拓展了营销空间。

五、注重质量　塑造特色品牌

注重道地药材的原产地保护和品牌建设，以确保药材质量，生产出"绿色、安全、无污染"的产品，提高中药材产品的市场竞争力。近几年，定西市全面启动实施品牌战略，打造出一批优势明显的品牌，已注册完成了岷归、条宝党参、陇源牌黄（红）芪等中药材商标和岷归及其系列产品的地理标记注册保护。陇西、渭源、岷县被中国特产之乡组委会分别命名为"中国黄芪之乡"、"中国党参之乡"和"中国当归之乡"。

（摘编自《浙江农业科学》2005 年第 3 期）

江苏：多措并举破解群众"健身去哪儿"难题

吕 翔

随着经济的发展和生活水平的提高，中国人越来越关注健康，健身和保健逐渐成为生活的组成部分。"今天去哪健身？"成为人们的热点话题。在刚刚结束的全国群众体育工作电视电话会议上，江苏省体育局副局长刘彤详细介绍了近年来江苏为着重解决人民群众"去哪儿健身"难题做出的努力。

一、强化政府发展全民健身设施的主体责任

一是健全工作机制。省政府印发《江苏省全民健身实施计划职责分工方案》，省、市、县三级政府全部建立全民健身工作领导协调机制，统筹协调全民健身设施建设。各设区市都以打造体育特色城市为目标，优先发展全民健身设施。

二是做好顶层设计。省政府与体育总局签署共建公共体育服务体系示范区协议，明确发展全民健身设施的目标和要求。此外，省体育局、住建厅、发改委联合实施《公共体育设施基本标准》，省体育局出台《公共体育服务体系建设规划》和《公共体育服务指标体系》，指导全民健身设施建设、管理和服务。

三是加强督查推进。省政府每年把全民健身设施相关工作纳入年度重点工作和民生实事项目，按季度督查。各地把全民健身设施重点项目纳入经济社会发展规划、政府工作报告、财政预算和民生实事，向社会公示，接受群众监督。

二、推动全民健身设施开放融合发展

一是发展生态休闲体育设施。省住建厅、体育局出台意见，指导全省建成健身步道1万多公里。全省建成体育公园1300多个，其中有一定规模的近600个。

"十三五"期间，全省将建成有一定规模的体育公1000个。实现健身小公园城乡社区全覆盖。

二是建设体育健康特色小镇。按照政府引导、企业为主体、市场化运作的模式，14个县级政府与省体育局签署协议，合作建设体育健康特色小镇。到2020年，全省将建成20个省体育健康特色小镇。

三是打造体育服务综合体。以大中型体育设施为基础，坚持存量资源功能拓展和增量资源业态融合，在"十三五"期间打造40个体育服务综合体。目前，省体育局认定了首批14个体育服务综合体。

四是发动社会力量参与。采取企业冠名、社会赞助、市场运作等方式，鼓励社会力量建设了一批公共体育设施，参与体育场馆的管理和运营。

三、推进全民健身设施建设重点项目

一是推动农民体育健身工程。先后实施万村体育健身工程、苏北农民健身设施提档升级工程、苏中苏北结合部农民健身设施提档开级工程、乡镇多功能运动场建设，推动全民健身设施城乡一体和区域协调发展。目前，江苏绝大多数乡镇都建有小型全民健身中心和2000平方米的多功能运动场，行政村基本都建有健身房、篮球场、健身路径、乒乓球台，乃至健身广场，一大批农民集中居住区和较大自然村也配有体育设施。

二是打造城市社区"10分钟体育健身圈"。2015年，江苏县级以上城市社区全部建成"10分钟体育健身圈"。此外，相关部门还采取线上线下互动、室内室外结合的模式，持续提升"10分钟体育健身圈"的服务内涵。

三是推进体育设施"新四个一"工程。目前，各设区市基本建成包含5000坐席体育馆、30000坐席体育场、游泳馆的体育中心和5000平方米的全民健身中心，各县(市、区)基本建有标准塑胶跑道田径场、3000坐席体育馆、游泳馆和3000平方米的全民健身中心。

四是创造条件建设冰雪场馆。江苏积极贯彻国家"三亿人上冰雪"和"北冰南展"计划，鼓励各地配置制冰制雪设施，引进仿冰仿雪技术，建设冰雪场馆。

目前全省共有冰雪场馆 27 个，场地面积总计 50 多万平米。

四、提升全民健身设施服务水平

一是提升大型体育场馆开放水平。省政府发布《体育设施向社会开放管理办法》，通过立法来规范各类体育设施开放。省财政每年安排 5500 万专项预算，补贴 100 多个体育场馆免费低收费开放。省体育局每年在全省发放 5000 万体育消费券，激励群众到体育场馆健身。

二是打造智慧体育场馆。各地依托公共体育设施，建设了一批覆盖城乡的公共体育服务信息平台。各大型体育场馆积极引游互联网、物联网等技术，向群众提供网络场馆预订、智能赛事给织等服务。

三是建立室外健身器材的管理长效机制。落实责任单位和人员，通过签订责任状、服务外包、智能化管理等形式，解决了室外健身器材管理维护难题。

总体看来，省体育部门在破解群众"健身去哪儿"难题上付出了相当大的努力。目前，江苏省城镇的体育健身设施已经基本满足群众的健身需求。刘彤表示，"下一步，江苏将认真贯彻本次会议特别是赵勇副局长的重要讲话精神，借鉴兄弟省市的先进经验，推进全民健身高质量发展，努力为体育强国建设作出江苏的积极贡献"。

（中国江苏网 2018 年 4 月 20 日）

第四部分
国际经验

英国医疗保险制度的发展对我国医保制度的启示

石菲菲

中国的医疗保障制度需要借鉴英国的医疗保障制度发展的经验，警醒英国医保制度的弊端，不断的进行完善和改革。

一、医疗保障水平一定要与我国国情相适应

从英国的医保制度来看，全民医疗服务覆盖全民，福利水平高，NHS 的运行使得政府财政负担过重。福利是具有刚性的，一旦设置的高，想下来也是不容易。从这一方面，给了我们一个启示，要建立适应我国国情，从实际出发，制定我国合理的医疗保障水平。中国的人口众多，幅员辽阔，经济发展水平虽然是总量很高，但相比于英国，人均经济水平低下，这也一定意义上决定了我国要制定合理水平的保障。水平还需与我国的生产力水平和各参保人群的承受能力相适应，要从实际出发，一步步来提高水平。

二、政府承担责任 介入医疗卫生的管理

英国医疗保障制度的显著特点是政府行为贯穿医疗卫生全过程，这一特点有其明显的优势。政府可以基本合理配置医疗资源，公平的为全民提供医疗服务。且政府可调节卫生服务的供需求情况，统一配置医疗基金再购买医疗服务可有效地控制医疗费用的上涨。因此，我国须加大管理力度，承担相应的责任，介入医疗卫生的管理，调配医疗资源，合理配置，提高公平性。而且政府应承担起经济责任，对于老年人等弱势群体加大补助和照顾，确保每一个公民都能享受到其应得的医疗服务待遇。

三、医疗保险基金筹资应多渠道

医疗保障制度建立医疗保险基金的一个重要目的是分散风险。其中保险基金的规模越大，保险系统的抗风险能力就越强。英国医疗保险基金主要是政府依靠法律筹集来的税收基金，比较单一，因此造成英国政府财政压力较大，并且国家提供医疗基金，支付工资，医院医护人员积极性不高，医疗效率低下。看到英国这样的弊端，我们国家的医疗保险基金筹资应以此为戒。我国应要多渠道筹资医疗保险基金，依靠政府、企业和个人共同筹集资金，尽到自己的责任，以此更能表明我国医疗保障发展向全民医保的目标迈进。

四、医疗保险发展要兼顾公平与效率

英国医保制度体现了公平性，但是效率低下。我国医疗保障制度应借鉴其优点，针对不公平的待遇，应加快制定路径整合城职医保，城居医保和新农合制度，不能一蹴而就，要结合我国的国情和实际情况，统筹谋划，有步骤的推动全民医保的实现。英国医疗保障制度的一大问题是效率低下，医院低效运营，其监管制度并不严密。在我国，医疗服务机构或定点医疗保险药店由于缺乏有效的监管机制，已经出现了各自为政的情况，制约了医疗服务的效率，浪费资源，我们应该从英国医保体制中汲取经验教训，需要建立起合理有效的服务、管理和监督机制。

（《中国科技博览》2015 年第 13 期）

医保制度：韩国样本的经验

金彩红

中国医保制度的发展演变与韩国有许多相似之处。我国遇到的一些难题在韩国医保制度发展过程中同样经历过，比如不同人群负担差距、基金管理成本增加、医疗服务费用控制等等，他们的一些解决方法值得我们参考。而对一些"老大难"问题的求解，比如对医疗机构采取怎样的支付方式更为公平有效，医保药品的确定和采购如何兼顾成本和质量等等，韩国至今仍在求索。

一、全民医保提供基本医疗保障

韩国的医保制度始于 1977 年，采取的是社会医疗保险模式。1977 年，韩国开始在大企业中建立强制性的职工社会医疗保险，此后逐渐扩大到中小企业职工和政府雇员。职工医保根据就业企业参保，大企业建立自己的医疗保险基金，中小企业则根据地区统筹为一个地区性的医保基金。保费按工资比例缴付，由雇主和职工各承担一半。1981 年，韩国开始试点城乡自我雇用人员医保。按居住地参保，保费根据收入和财产进行计算。所有参保者都以家庭为单位参保，家属则参加户主所在的医保基金。1989 年医保覆盖所有人口。

2000 年以前，韩国医保体系包括 1 个政府雇员和教师医保基金、140 个职工医保基金以及 230 个自雇者和 5 人以下小企业职工医保基金，另外还有财政出资补助穷人的医疗补助基金，纳入医保统一管理。2000 年，各类医保计划合并为统一的国家医疗保险计划。目前，国家医疗保险计划覆盖了约 96% 的人口，另外 4% 的人口由政府医疗补助计划覆盖。

二、私立医院主导医疗服务体系

韩国的医疗服务主要由私立医院提供，私立医疗机构随着收入增加以及医疗保险覆盖的扩大而不断发展。医疗机构分为综合医院、地方医院和诊所。1999年，仅有20%的综合医院和7%的地方医院是公立的，诊所则全部都是私立的，87%的病床属于私立医院或诊所。这种状况至今没有大的变化。诊所拥有住院设施，医院也依靠门诊获得收入，因此两者的竞争非常激烈。

韩国医疗服务体系的另一个特点是营利性医院比例很高。1998年，约有50%的医院是营利性医院，44%是非营利性医院。大部分的非营利性医院是私立的，虽然从法律上来说是非营利的，但实际的行为与营利性医院并无差别。大部分的私立医院，不管是营利还是非营利，其收入完全来自医疗服务，没有慈善捐赠或政府补贴。有些医院前身就是拥有住院设施的诊所，在企业家医生的经营下发展成为医院。全民医疗保险计划促进了医疗服务利用，医疗服务需求和供应之间的差距就由这些从诊所发展起来的私立医院来填补了。

医保对诊所和医院实行相同的定价。病人在选择医疗服务时基本没有什么限制，可以随意选择医院或者诊所就诊。医保曾试图建立病人转诊制度，但没什么效果。自由就诊带来的是医疗服务利用的增加，韩国的年人均就诊次数和平均住院时间均高于经济合作与发展组织（OECD）其他国家的平均水平。

三、财政投入保障制度公平性

公平是社会医保制度的一个重要考量。在医疗保障制度的发展过程中，韩国政府一直致力于采取措施促进整个制度的公平性。

在合并为国家医疗保险制度前，职工社会医疗保险和城乡自雇者医疗保险的筹资能力存在较大的差距，政府就为城乡自雇者医保基金提供财政补贴，促进这一部分人群的医疗可及性。1988年财政补贴达到该类基金收入的44%。2000年医保基金合并成立统一的国家医疗保险以后，政府继续为基金提供财政补贴，占基金总收入的20%左右，其中14%是一般税收，6%来自专门的烟草税。

同时，在合并前，政府还在制度设计中增加了一个风险平衡机制，划出一部分资金作为风险平衡基金。根据保险计划参保者的年龄结构和大病支出的发生率进行风险调整，对年龄结构偏大和大病支出发生率高的保险计划，从风险平衡基金划出一部分资金进行补贴。例如，1998 年，自雇者医保基金收入的近 11%来自风险平衡基金。

在医保待遇方面，即便不同的人参加的是不同的医保计划，所有参保者获得的医保待遇是相同的。

（摘编自《解放日报》2014 年 11 月 3 日）

欧盟社会保障改革趋势及经验借鉴

王延中

一、人口老龄化需要退休年龄更有弹性的多支柱养老保障体系

人口老龄化在欧洲已经成为现实。随着时间推移，该问题将日益严重。中国已经进入了老龄社会的门槛，也要面对老龄化社会的各种保障压力。欧洲从19世纪末开始建立老年保障制度，尽管在欧盟25个成员国中老年保障的具体模式和运转机制各不相同，但均建立了面向劳动者和所有国民的养老保障体系，并且成为社会福利制度甚至福利国家的重要支柱。随着时间发展，欧洲的老年保障体系在人口日益老龄化、经济增长迟缓和日益激烈的国际经济竞争压力下，日益成为欧洲劳动力市场和社会模式改革的重点。

欧洲社会保护模式的一个重要教训，是在老年保障制度建立初期尤其是在战后经济繁荣时期实施了刺激提前退休的养老金政策、失业保障和社会福利政策。这一政策在人口老龄化和经济增长乏力的情况下显现了一些不良后果，因此不得不进行改革。延迟退休年龄，延长工作年限，激活接近退休年龄阶段的劳动力继续留在或者返回劳动力市场，是从北欧开始的一个改革措施，已经逐步向各成员国扩展。提前退休制度的改革是应对上述挑战的重要举措，也是中国从欧洲可以借鉴的一个教训。职工提前退休，不仅减少劳动供给和养老金的积累，还提高了养老基金赡养比例并使老年保障水平难以提高，加剧了老年保障负担。欧洲目前已经注意促使50-67岁人口继续参与劳动，这是中国可以从欧盟学习的一个经验。

在建设多支柱老年保障体系方面，欧洲学者认为，老年保障体系必须走向多支柱，否则难以应对老龄化的危机。目前欧洲老龄化是人们寿命延长和生育率

下降的共同结果，传统的老年保障制度难以适应这个变化。在这种情况下，不仅要延长退休年龄，还必须建立合理的养老金结构，以保证制度具有财务上的可持续性。欧洲一些国家尤其是新加入欧盟的新成员国已经根据世界银行推崇的"三支柱"养老保障模式进行了一些改革。但是，要建立全面覆盖的老年保障体系，仅仅依靠"三支柱"是不够的，因为总有一些社会成员难以覆盖在"三支柱"体系之内。因此，要实现养老金财务的可持续性及扩大社会保障覆盖面的双重目的，应当建立比"三支柱"更多的支柱，比如在社会化的养老保险体系之外，还应当建立以税收为基础的社会最低养老金制度以及建立以家庭为基础的非正式老年保障体系。欧洲学者认为，这是"五支柱"体系，对于中国来说可能比"三支柱"体系更有推广价值。

建立多支柱的老年保障体系将使在职人员为自己的老年进行积累和储蓄，这也意味着老年保障体系从现收现付制向部分积累制或者积累制转变。向部分积累制或者积累制转变的养老金有利于提高储蓄率以促进经济增长，并有利于实现不同代际之间的收入平衡。但是，建立了部分积累制或者积累制的养老金制度必须与有效的投资结合在一起才能发挥上述作用，这就需要一个完善的资本市场与之相适应。如果不具备上述条件，建立一个空账运行的记账式积累制也是有价值的，这是一些欧盟成员国尤其是一些经济体制转轨国家的做法。这样做有利于明确个人的养老保障权益，实现保障模式的转换，又不需为账户资金（实际为空账）进行投资。当然，这仅仅是一种权益之计。针对中国的养老金制度改革，欧洲学者认为，不同的养老金制度应当有不同的目标，中国养老金制度目前聚集的因素太多，不同地区之间还存在不同的供款制度，而且面临着资本市场不健全、储蓄率居高不下和经济体制转轨等多种因素的制约，将基本养老保险制度中的个人账户部分转变为完全的积累制是否有必要值得研究。根据一些欧洲国家的经验，没有必要将个人付费的个人账户制度做成实际的积累基金，作为计账使用的名义账户可能更好。当然，这只是暂时的、阶段性的做法。

二、日益增长的医疗费用需要改革卫生服务模式和医疗保障制度

遍及所有居民的医疗保障制度是欧洲社会模式的重要组成部分，也是欧洲福利国家和社会保障体系的重要支柱。但是，由于医疗保障制度涉及医疗服务供需双方、经费筹集、质量监管、费用控制等多因素、多环节影响，使其成为十分复杂、管理难度最大的一种社会保障制度。世界各国国情各异，医疗保障制度设计和运行机制千差万别。在欧盟内部，以英国为代表的国家医疗服务体系模式（包括爱尔兰、丹麦、瑞典、芬兰、意大利、西班牙、葡萄牙、希腊、马耳他、塞浦路斯等国）和以德国为代表的社会医疗保险模式（包括比利时、法国、奥地利、卢森堡等）是最具有代表性的两大模式。其他欧盟成员国的医疗保险和医疗服务体系在某种程度上综合了上述两种典型模式的要素，同时又在某些环节上有所创新，形成了一些新的医疗保障类型，比如目前广受推崇的荷兰新医疗保险模式。

英国国家医疗服务体系（NHS）建立于 1948 年，经历半个多世纪的运行，体现了其优越性，也暴露出一些问题。该体系旨在为英国的全体国民提供免费医疗服务，由英国各级公立医院、各类诊所、社区医疗中心和养老院等医疗机构（也称为联合体）组成。这些医疗单位能够提供国民日常所需的医疗服务，从而满足大多数患者的需要。该体系的运转费用主要来源于财政拨款，在控制费用方面具有很硬的约束机制，英国医疗费用在欧盟内部和发达国家中几乎是最低的。这对中国有一定的借鉴价值。但是，英国模式也存在不少问题，主要是转诊看病等待时间长，医疗服务总体质量有待提高。不少患者为了及时得到治疗只好选择私立医院，近 13% 的公民购买个人医疗保险。英国在控制费用与保证医疗服务的高质量的平衡方面侧重于控制费用，对其他欧洲国家来说，英国模式在保障患者的医疗服务的质量方面并不高。由于国家医疗服务体系工作人员的工作积极性不高，各类医疗事故索赔案件不断增加，导致非正常开支过高。根据 2003 年通过的《基础医院法案》，英国对基础医院的管理监督权下放到由选举产生的各社区代表委员会管理，同时允许基础医院向私营者融资、投资、借贷以及高薪引进优秀医护人员。这些改革措施的方向受到质疑（担心导致国家卫生服务体系瓦解和私有化），

其实际效果还需要进一步观察。

德国是世界上最早实施社会医疗保险制度的国家，其基本原则是通过这个体系实现团结、互助、社会共济。该制度以法定医疗保险为主、私人医疗保险为辅两大系统组成。凡收入在一定标准之下的人都有强制性参加法定医疗保险的义务，收入超过该标准的人可以自由选择加入法定医疗保险或私人医疗保险。参加法定医疗保险者保险费由雇员和雇主各付一半，按照一定百分比从工资中扣除。保险费取决于投保人的经济收入，收入多者多缴，少者少缴，无收入者不缴，但投保人享受的医疗服务并无差异。德国的医疗保险体制曾被德国人引以为骄傲。一是保障水平高，二是服务质量好。但由于德国经济近些年来发展缓慢以及人口老龄化问题日益严重，该体制也暴露出很多弊端：在这种"吃大锅饭"体制下，投保人、医院、药房、保险公司都没有降低医疗费用的意识，结果是医疗费用年年增长，保险费率也年年增加，法定医疗保险公司赤字严重，不得不靠财政弥补。汉堡大学冈特·丹纳教授认为，目前仅德国法定的各种医疗保险基金会每年支付大约 1500 亿欧元。加上约 10% 高收入人口的医疗保险，德国医疗费用已经超过 GDP 的 10%，已经成为一个成本仅次于美国的运行体系，并成为德国经济的沉重负担。近年来，德国政府通过了不少新的医疗改革方面的法律，尝试对医疗保险体系进行革新，主要强调增加国民的"自我责任"，要求投保人个人分担部分医疗费用，但在具体改革措施等方面还存在不少分歧，能否进行下去还有不少障碍。

荷兰传统医疗保障由政府提供公共资金，经常导致卫生机构费用和卫生服务设施不足，不能满足人民的需要。如何在适当控制费用的前提下提供较高质量和恰当的服务，是荷兰政府进行医疗改革的目的。荷兰新的医疗保险改革法律规定，所有人都必须根据收入状况（低收入群体通过个人收入退税机制参加）参加法定医疗保险（过去 20% 的高收入群体可以选择不参加），其目的是使富裕人口参加法定保险，保证医疗保险基金的可持续性，所有人都得到公平的医疗服务。为了促使保险公司节约费用、提高服务质量，荷兰政府规定，投保人可以自由选择保险公司，2006 年约有 20% 的投保人改变了保险公司。医疗保险体系改革的重点是在保证提供优质医疗保护的前提下，强化市场竞争的作用，形成受到监管约束下的市场化结构。荷兰医疗改革是在医疗保险机构之间引入竞争机制，试图用新的方式将私营公司、市场效应和社会公平结合起来。这种出发点是好的，这也是中国医疗卫生改革可以借鉴的。医疗服务等公共服务改革面对着两个基本命题：公平和效率。前者是公共服务的基本特征，后者则是公众为这项服务付出的代价。如果把医疗服务变成一个政府包底的全民服务，其代价很大，虽然能解决公平问题，但不能解决效率的问题。但是，如果仅仅为了控制政府的财政成本而减少甚至弱化对公民提供公共服务，也可能导致牺牲公平并最终影响效率的后果。

三、欧盟社会保障制度改革对中国和谐社会建设的一些启示

欧洲在几百年工业化之后尤其是近 100 多年来，通过不断建立和完善社会保障体系，形成了现代福利国家和遵循社会团结理念、协商对话和互助共济机制的欧洲社会模式，这对我国社会主义和谐社会建设具有借鉴意义。

社会保障制度对社会团结、社会整合甚至和谐社会建设具有十分重要的基础作用。欧洲各国的历史和现实充分证明了社会保障体系的巨大作用，中国建设社会主义和谐社会，首先要发展尤其是经济发展，但是经济发展必须与社会发展有机协调起来。健全和完善社会保障体系就是达到经济社会协调发展的战略举措，必须纳入国家发展的宏观战略层面考虑，纳入新的体现科学发展观要求的新的经济社会发展规划和考核指标之中。我们目前仍处于快速发展的战略机遇期，这就意味着我国的社会保障体系必须抓住有利时机加快改革和建设，为今天和今后的长远发展奠定坚实基础。

欧洲经验表明，任何制度都不是一劳永逸的。社会保障体系建设也必须与时俱进，必须根据新的情况改革不适应现实需要的旧制度，建设符合现实需要和未来发展趋势的新制度。促进就业的失业保险和社会福利制度，具有持续性的老年保障制度，维持健康和生活质量的医疗保障制度，作为现代社会保障制度的三大支柱，更需要紧密结合现实需要进行及时有效的改革。社会保障制度改革要注意处理好几大原则：公平与效率兼顾、不能偏废原则，政府主导与市场及社会力

量协同配合原则，普遍覆盖与激励贡献有机结合原则等。

从欧洲社会保障发展的历史与现实可以看出，社会保障必须覆盖到全社会，哪怕是外来移民甚至国际移民。如果覆盖面有缺口，不仅有违社会保障制度的宗旨，也将限制其作用的发挥。借鉴欧洲经验，我国目前应当把扩大社会保障覆盖面作为首要目标。在这方面，政府应当承担更加积极的责任，加大对社会保障制度改革和建设的投入（社会保障支出占 GDP 和财政的比例应当进一步提高），尽快实现"社会保障全覆盖"和"人人享有社会保障"。

在老年保障方面，我国家庭体系的至关重要作用仍需要重视和强调。但是，由于城乡之间、地区之间巨大的发展差异以及经济社会结构的剧烈变革，不能把全部力量放到城镇基本养老保险制度和家庭老年保障制度这两个重点上，必须树立"多支柱"观念和做法，加快制定符合多支柱老年保障体系的法律法规和相关政策。其中对高龄老人尤其是贫困老人实施国家税收（或者以收入为前提的社会保障税）为基础的国家基础养老金制度，应当成为我国完善社会养老体系的重要支柱，加紧推进。加快医疗保障体系建设刻不容缓。要形成社会各阶层共同拥有的医疗保障价值观，保障医疗的质量和公平性，形成合理的利益机制和激励机制。在有限资源情况下，均衡分配资源很重要。可以借鉴许多国家已经采取的降低医疗费用的多种有效措施。比如，不能使医疗保障资金的使用和提供的医疗卫生服务绝对分开，但可以借用适当竞争的机制促使服务者提高效率，使接受服务方拥有更大的自主权，可以在数量与质量方面选择保险及医疗卫生服务的提供商。政府尤其是财政部门要利用国家经济发展成果，用更多资金发展全民卫生保障事业，把公共服务与有监管的市场有机结合起来。

（《中国党政干部论坛》2017 年第 1 期）

挪威全球养老基金的成功经验对我国的借鉴意义

李东平　　姚远

面对人口老龄化挑战，全球都在进行养老金制度的探索和改革。利用本国的资源禀赋优势建立养老储备基金，是一种国际通行的有效做法。其中，挪威政府利用石油资源建立全球养老基金，是一个成功的范例。截至 2012 年 6 月 30 日，挪威全球养老基金的总资产约合 5940 亿美元，持有全球 1% 的股票，成为全球第二大主权财富基金。挪威建立石油资源支持型养老基金的成功经验，对改变我国养老金积累不足、管理相对落后、运行效率不高等状况具有重要借鉴意义。

一、挪威全球养老基金的建立与发展历程

挪威属于经济合作与发展组织（OECD）中典型的高收入福利型国家，人口密度小但老龄化比较严重。2010 年挪威 65 岁以上人口占比为 15%，预计在 2020 年和 2030 年将分别上升至 17.6% 和 20.4%。挪威 1969 年在北海发现石油，很快成为北欧最大的产油国和世界第三大石油出口国，每年从石油中获得的收入大约为 400 亿美元，占该国国内生产总值（GDP）的 8% 以上。

为了缓冲油价波动对经济造成的影响，应对石油资源的不可再生性和人口老龄化带来的挑战，挪威政府于 1990 年以石油收入为来源建立了石油基金。2006 年，根据《挪威养老基金法》，挪威石油基金改组为挪威全球养老基金。该基金是挪威为应对未来养老金缺口而建立的养老金储备，尚未对其使用时间和方式做出具体规定。

二、挪威全球养老基金的资金来源与政府支出限制

（一）积极利用石油相关收入积累养老金

挪威政府秉持将现在的资源开采收益留给后代的理念，通过挪威全球养老基金集中管理石油相关产业收入，储备资源收益，以此应对人口老龄化挑战。该基金获取石油资源相关收益的范围非常广泛，涉及资源税收、收益分红和污染物排放收费等，主要包括：石油税收和特别收益金；对石油开采活动收取的碳排放费用；政府发放石油开采权牌照的收益；国家石油公司的分红；以及出售石油公司权益所得收入等。

（二）财政赤字与养老金规模挂钩，约束财政支出

挪威全球养老基金还是政府财政政策工具之一，与财政政策指引共同约束政府支出。挪威全球养老基金预期的长期收益为4%。因此，在挪威2001年财政政策指引中明确规定，在长期不含石油收入的政府结构性财政赤字，不得高于全球养老基金资产的4%。当然，在短期内也允许有弹性，即政府每年不含石油收入的财政赤字口径，可以根据当年情况略高于或低于全球养老基金资产的4%。随着基金规模的不断扩大，4%基金资产水平的财政赤字在未来也可能变得十分庞大，需要更积极地控制财政支出规模。

三、挪威全球养老基金的投资管理

（一）实行全部投资海外的策略

目前，挪威全球养老基金全部投资于海外市场，持有全球8000多个公司的股份。全部投资海外的主要考虑：一是分散风险，分享全球经济成长，以获取良好投资回报；二是避免因石油收益产生大量外币流入，导致汇率非正常波动；三是减少非石油行业受石油行业波动的影响，促进挪威经济的平衡发展；四是挪威全球养老基金规模巨大，但国内资本市场狭小，养老基金集中投资国内，会产生市场波动、流动性过剩的风险。

（二）逐渐放宽投资范围的限制

挪威全球养老基金最初主要投资政府债券，后大幅提高了股票市场投资上

限，广泛参与海外股票市场，包括新兴市场。目前，除奥斯陆外，挪威全球养老基金已在纽约、伦敦、新加坡、上海等地设有分支机构。

挪威全球养老基金投资策略比较稳健，注重长期回报。挪威政府石油基金最初对单个公司的所有股权投资上限设定为1%，2000年提高到3%，2006年提高到6%。

为分散风险，2008年挪威政府允许全球养老基金投资不动产，上限为5%。2010年11月，挪威全球养老基金用42亿挪威克朗购买了英国伦敦著名商业街113座建筑的四分之一收益权。2011年7月，和法国一家保险公司合作，动用55亿挪威克朗，买下法国巴黎7处不动产。

（三）坚持长期投资，取得良好回报

挪威全球养老基金采取长中短结合、注重中长期投资的策略，长期投资回报稳健。尽管受到美国次贷危机的影响，2008年投资回报率仅为 -23.3%，但1998年以来的年均投资回报率却高达9.75%。

四、借鉴意义

根据第六次全国人口普查数据，我国60岁及以上老年人口已达1.78亿，占总人口数的13.6%。预计2020年老年人口将达2.4亿，占总人口数的17.2%，面临深度老龄化问题和养老金支付高峰风险。挪威建立全球养老基金的经验，对解决我国养老保障问题具有重要的借鉴意义。

（一）利用优势资源，扩充养老金来源

挪威政府利用不可再生的石油资源收益，成立专门的资源支持型养老基金，不仅为人口老龄化提前建立了丰富的储备，也是"弥补未来"、造福后代的重要举措。"弥补未来"是挪威全球养老基金建立的基本信念。

我国养老保障资金来源不足、不可持续的矛盾日益突出。借鉴挪威经验，可以根据不可再生资源的储备与消耗情况，利用我国经济资源优势，建立以资源为支撑的养老金补充渠道。

（二）集中管理与专业化管理相结合

挪威全球养老基金在集中管理的基础上，通过外包服务等方式，提升了专业管理水平，节约了管理成本，提高了运营效率。具体包括将证券托管外包给摩根大通和花旗银行；将风险管理外包给摩根士丹利；将信息技术支持业务外包给全球领先的信息技术服务提供商。挪威全球养老基金实行集中管理、专业化运作的经验，对改变我国养老金分散管理、专业化不足、运营效率不高的状况，同样具有重要的借鉴意义。

（三）引入定期评估机制，适时调整投资范围

挪威每隔三年就要修订一次全球养老基金的投资政策，投资范围从最初的国债逐步扩展到债券、股票、房地产以及新兴市场等多个领域。定期评估调整的做法，有助于实现基金规模增长、投资范围扩展与投资管理经验积累之间的平衡。

投资范围法定，并辅以行政控制是我国养老保障资金管理的重要特征，已很难适应形势发展的需要。建议引入定期评估调整机制，根据市场变化、管理模式、经验积累等因素，定期调整投资范围。

（新华网 2013 年 3 月 3 日）

美国食品安全监管经验借鉴

徐安安

食品安全治理一定是食品安全、药品安全、环境安全的"三安"共治，这是全球面对的挑战。即便是被认为全球食安监管最细致的美国，平均每年约有4800万人遭遇食源性疾病，12.8万人住院，3000人死亡，被污染食品中7成食品被召回，食安事件由2009年约300起上升到2014年约500起。中国的食品安全状况与欧美的历史比要好很多，并且常有"弯道超车"。

一、食品安全监管制度

美国监管制度呈金字塔结构，更多的权利下放到了地方和各州郡政府，他们被赋予食品监管的具体职责，由此形成了多维度综合管理体系。联邦政府对自身职责主要定位在四个方面：定标准、临检、书审下级文件和教育培训。联邦政府订立的标准简明扼要、可以实施，并且是国家最低准则。各个州郡可以根据自身情况订立符合自己特点的地方食品安全标准，前提是地方订立的标准一定要高于联邦政府的标准，如果发现低于联邦政府的标准，就要受到很多处罚，比如预算减免、行政处罚等。此外，美国针对所有标准，都有相应的法案和不断更新的补充案，譬如2016年5月强制实施的《预防食物故意掺假法案》。联邦政府的另一个重要任务是对全系统进行细致的教育培训，主要涵盖三方面内容：对立法和法案的解读、技术培训和争议处理。有网络教学和面授两种形式，教学视频可以免费下载观看。

美国除了食品药品管理局对食品安全进行监管，农业部、卫生与公共服务部、环保署、财政部、商务部、国土安全部、联邦政府贸易署都有对食品安全进行监管的责任，在制度设计上各有分工又相互关联。

二、基层监管人员权力及全民监管

美国基层监管人员被赋予了充分的执行权利，一旦在检查过程中发现了潜在风险，监管人员有权利要求企业立即关停并等待核查结果。可能有人会问，基层监管人员权利这么大，会不会被行贿？美国基层食药监管部门的监管人员不仅没有动力接受行贿，而且还争先恐后地去落后地区工作。据了解，美国的食品企业如果被查出食品安全问题，将会面临巨额罚款。而被没收的罚款，将根据食药监管部门公开、透明的原则纳入本部门的"小金库"，再按照相关规定拿出一定比例奖励给在企业查处问题的监管人员。奖励数额要远高于受贿金额，因此监管人员不仅没有受贿动力，而且愿意去落后地区工作。被没收的罚款除了用于监管人员奖励外，还有一部分经过同意，可以用作当地其他相关工作。

为了提高全民监督食品安全的积极性，美国专门设立了举报专线，并充分公开食品安全防护与检查知识技能，如果发现问题可以马上拨打专线进行举报，经查属实后，举报公民会领到奖励金。所以，很多美国公民都在扮演食安稽查员的角色，时常对食物进行自测，有问题就拨打电话报告。

三、企业注重自我监管

美国对企业食品安全监管两大基本制度分别是企业自我监管制度和强制召回制度，其中，企业自我监管占比重最大。企业需要向监管部门提交自我监管和应急处理报告，要以签订契约的方式提交到监管部门。监管部门对报告的适宜性和有效性审核通过后，企业提交的这份报告将作为监管部门监管企业的执行依据。企业自我检查主要涉及三个层面，一是原材料企业的自我监管，以良好作业规范为基础；二是加工生产企业的自我监管，主要以危害与关键控制点体系（HACCP）与ISO22000为基础；三是运输过程的监管，主要以温度控制和全程视频监控为基础。美国食品药品管理局也非常重视对企业的培训，要求每个企业必须设有食品安全员，针对食品安全员培训的内容都要进行严格的记录。很多第三方培训服务机构扮演了培训师的角色，这些机构大都是非营利组织，如美国食品保护协会等。

另外，针对企业出现问题食品时，美国出台了非常严厉的强制召回制度。如果企业出现问题产品没有及时召回，这家企业将面临停产倒闭，企业法人也不允许再从事食品行业，惩罚性赔偿时所有股东的股权、之前享有的财富积累绝大部分都要被没收。所以，美国的企业一有食品问题都会马上主动召回。

四、快速检测方法丰富

美国监管部门的监管内容主要有三个层面：日常一般性监管、进出口监管和危机控制。其中，危机控制主要针对致病性风险进行现场快速检测和筛查。每一种检测方法和理论都有其适用性和不足之处，因此，针对检测目标运用不同检测方法进行交叉比对给出综合结论是保证快速检测数据准确性的关键。一旦现场交叉比对疑似有高致病性食安风险，则立刻启动关停程序，样本移送仲裁实验室进行最终确认，仲裁最终确认风险后，则将对企业进行系统性全面检查。欧美对残留物、非法添加、生物毒素、重金属等有很多现场检测方法，可在5—15分钟内快速给出检测结果，微生物检测可在30分钟—2小时内给出检测结果。

欧盟在2001年就出台了《食品与饲料安全快速检测应急体系》（RASFF）。欧美对快速检测工具并不做统一规定，欧美联邦政府相信地方有能力判断检测工具的适用性，快速检测工具由地方自主选择。取得国际通行认证的快速检测产品在欧美并不一定受欢迎，因为取得这些认证大都耗时几年，说明产品基本是几年前的。因此，美国的快速检测行业繁荣且多样，创新工具和方法层出不穷。美国虽然在快速检测工具和方法上不做统一部署，一旦发现有数据无法解释，或发现职权滥用的现象，检测人员将受到严厉处罚。

（《食品安全质量检测学报》2018年第14期）

加拿大食品药品安全监管经验

健全的食品安全监管体系。加拿大食品安全监管体系实行联邦、省和市三级行政管理体制。联邦卫生部主要负责制定所有在加拿大销售的食品的安全及营养质量相关要求；加拿大食品检验局（CFIA）负责跨省销售的所有国产和进口食品和预包装食品的监管，并根据卫生部的健康风险评估，执行和实施卫生部制定的食品安全法规和标准。省级食品安全机构负责管辖范围内相关食品生产加工企业的监管并对企业生产食品的质量进行检测。市政部门负责向辖区食品经营者、饭店、商店等提供公共健康标准，并对标准的执行情况进行监督。各级政府及其食品安全监管部门之间既有分工又有协作，共同维护加拿大的食品安全。

完善的监管机制。一是多方协作机制。部门、各层级政府间协作——在发生食源性疾病时，加拿大食品检验局、公共健康局检查人员共同参与调查；加拿大食品检验局和卫生部共同进行风险研判。多方参与——安大略省食品加工企业联盟代表小型食品企业参与食品安全立法；奎尔夫大学的加拿大食品安全研究所从事食品加工技术、风险分析、食源性疾病研究等，其研究成果作为有关法规制定的参考；高等学院、社区学校以及社会培训机构参与食品安全知识、食品从业技能等的培训工作。二是行政与司法无缝衔接机制。食品安全监管部门的检查人员有一定的行政处罚权限，当企业存在严重违法违规行为或对风险隐患整改不到位时，监管部门就把企业起诉至法院，进入司法程序。比如，多伦多市公共健康部在2001年—2010年，共处理食品安全问题6698起，其中提交法院2346起，约占总数的30%。三是信息公开机制。加拿大的食品安全信息公开，在培养居民健康饮食习惯，激励企业加强自律，提高食品安全保障水平方面发挥了重要作用。比如，《多伦多市餐饮安全规划》规定，食品安全监管部门必须向社会公示日常监管结果，以帮助公众了解相关信息，作出合理选择。这一做法客观上起到了激励食品经营企业遵法守法的作用，消费者也可以通过网站、拨打电话等方式查询当地所有餐饮单位近一年来的有关信息，以选择质量安全保障水平较高、监管记录良好的餐饮单位。四是食品召回机制。加拿大食品检验局（CFIA）负责全联邦高风险生产加工食品的监管工作，设有食品安全和召回办公室，负责食品安全风险评估和发布召回信息。加拿大食品召回分为责令召回和主动召回，当企业不配合或无法找到生产企业时，由农业部长签字后，即可按照及时、恰当、一致、彻底的原则，实施责令召回。加拿大食品检验局（CFIA）食品召回分为三级，召回级别的确定基于对卫生部风险评估报告以及易感人群、媒体关注程度、以往经验等因素的综合考虑，通过对积累数据的分析，评估风险危害程度，以此作出科学合理的召回决定。食品召回的程序为：风险出现—情况调查—实验室分析—风险评估—作出决定—召回实施—召回有效性确认和跟踪随访。

有效的食品安全控制体系。除上述机制外，为进一步加强食品安全防控，加拿大食品核验局（CFIA）正致力于建立以 HACCP（科学、简便、实用的预防性食品安全控制体系）为基础的检验管理系统，比如食品安全促进计划（FSEP）和质量控制计划（QMP），目的在于期望行业采纳这种检验管理体系以保证消费者的健康和安全。

质量管理计划（QMP）——这是一个基于 HACCP 的计划，其最大优点在于将政府、企业、社会三者同时纳入加拿大食品安全管理控制系统，政府扮演游戏规则制定者角色，以社会公共利益最大化为目标，领导整个社会食品安全管理控制系统建设，政府不是以孤立的、游离社会之外的监管者的姿态参与食品安全公共事务管理。加拿大政府在食品安全决策过程中，能够广泛听取社会各方的意见，并给予科学家、社会学家、食品生产企业一定的决策参与权，尽量消除意见分歧，以保证最终决策体现多元利益的统一。

食品安全促进计划（FSEP）——食品安全促进计划是针对加拿大农业食品领域超过 2000 家注册企业设计的。该计划应用国际公认的 HACCP，旨在保障食品安全，保障消费者消费安全。食品安全促进计划具体包括：第一，实行食品安全促进计划的企业必须达到基本卫生条件，并有专门的检查表。第二，HACCP培训、建立通用的 HACCP 模式、危害分析手册、HACCP 评审，合格后颁发 HACCP 证书（类似食品流通许可证）。

微生物检验、药物残留监控计划——加拿大政府对肉类产品参照美国大肠杆菌和沙门氏菌操作限量标准进行检验。企业每年取一组样品做大肠杆菌检验，送官方认可实验室做沙门氏菌检验，以判定产品和加工过程的卫生状况。驻厂的 CFIA 检验员按照药物残留监控计划做快速抗生素和磺胺药筛选试验，对每个批次生产的食品按计划取样，送指定的实验室检验。检验员有权根据食品质量检验情况作出是否准入市场的决定，其责任是确保每个批次流入市场的食品都是安全的。加拿大食品立法、生产、销售、行政管理、检验检疫、新闻监督，全部实现"分权制"，力求通过权力制衡措施，确保社会公共利益最大化。

食品物流的溯源追踪机制。加拿大生产经营规模最大的猪肉生产加工商枫叶食品公司建立了猪肉追踪系统，养猪场必须提供并及时更新生猪血液和毛发样本，枫叶公司从样本中提取 DNA 资料输入数据库。该系统可在数小时内对其销往各地的猪肉制品追溯到生猪出生地。公众对于政府的食品安全信任度较高，直接原因在于加拿大政府的溯源管理能力较强。

案源发现机制。加拿大政府食品安全管理最大的特点在于案源发现机制及效率。加拿大政府对于案源发现的专项经费投入不遗余力。加拿大政府认为这是食品安全防控的关键环节，并立法规定每个财政年度必须制定年度残留监控计划，根据毒理学、药理学和生理学知识，确定哪些农药残留对公共卫生影响大，同时确定其限量标准。加拿大政府高度重视案源发现的跨行业合作和国际合作，跨组织管理能力和管理效率较高，在跨组织食品安全管控领域尤其明显。

加拿大实行"医药分业"制度，即诊所、医院和药房分别设立，独立经营。家庭诊所不设药房或药柜，病人在诊所就诊后凭处方到药店拿药。加拿大药店较多，较大的日用品商店都设有专门药柜，居民购药非常方便，而且每个药店的药品品种比较齐全。在加拿大，家庭医生一般都与其服务的患者建立了长期稳定的关系，医生掌握病人的疾病史，病人随时可以打电话向医生咨询病情，医患关系比较友好。在加拿大，医生开药很谨慎，特别是抗生素类药品，而且不随意改换新药，更没有医生因拿回扣而让病人服用不必要药品的情况。即使有大的制药公司以会议或旅行等方式接近医生，但很少有医生为此牺牲自己的前途。因为加拿大对医生的监督很严格，医生接受药品回扣或贿赂，严重的会被吊销执照，而拿到行医执照在加拿大非常不易。比如，在魁北克省行医执照考试中，著名的麦吉尔医学院只有 30% 的通过率。此外，加拿大医生还受到医生协会的监督，该机构是独立的，专门受理病人投诉，评估医生职业水准。

（国家市场监督管理总局国际合作司网站 2018 年 11 月 15 日）

国外多层次养老服务模式及启示建议

姜秀谦　朱　峰　李　坤

我国正快速进入老龄化社会。截至 2016 年底，60 岁以上老年人口已达 2.3 亿，占总人口的 16.7%。根据第六次全国人口普查测算，2030 年 60 岁以上老人比重将达到 25%，2050 年前后将会达到 35%，届时老年人口规模将达 4.87 亿。加快发展养老服务，建立健全多层次社会养老服务体系，是积极应对老龄化、补齐养老服务短板的迫切需要，也是促进经济发展新的增长点。近期，我们对一些发达国家养老服务的有关情况进行了梳理研究，现简要报告如下。

一、发达国家养老服务主要做法

许多发达国家根据老年人的身体状况、经济能力、个性特点，建立了多层次的养老服务体系，满足老年人在生活照顾、医疗护理、精神慰藉、资金保障等方面的多样化需求。

第一，针对不同群体推出多种养老模式。居家式养老，这是西方发达国家的主流养老模式，适合有一定自理能力且不愿意离开原有熟悉环境的老年人。目前欧美等发达国家接受居家养老服务的老年人比例在 80% 左右。公寓式养老，这是针对生活可以自理老人的一种相对高端的机构养老服务，类似于老年人长期居住在星级宾馆。这种模式的突出优点是兼备私密性和互动性，关上门是"小家"、打开门是"大家"，强化了安养—照护—快乐—送医等功能，可以规避单纯居家养老的风险和困难。"半托式"养老，主要形式有"日间照管中心"等，就是老人白天在养老机构生活，晚上回到自己家中。比如，芬兰在全国有数百个老人服务中心，为 65 岁以上的居家老人提供日托服务，周一到周五负责用残疾人出租车接送这些老人，为他们提供早餐、午餐和其他相关服务。全托式养老，主要依托养老院等机构，优点是设施齐全便利，老人能得到专业化的照顾和医疗护理服务，缺点是成本较高，也使老人离开了家庭和亲情，目前西方发达国家只有5%至15%的老年人采用机构养老，住在养老院的一般是失能、半失能或孤寡老人。

　　第二，围绕居家养老提供精细化服务。实行分层级的养老服务。英国为老年人提供分类服务，对于能独立居家生活的老人，可以免费提供家居辅助设备，如浴室加装扶手、可升高的马桶座圈等；对于独立养老有一定困难的老人，可提供护工上门服务；对于完全需要社会养老服务的老人，则会尽快联系与其需求匹配的养老院。提供个性化居家服务。冰岛、瑞典等国根据居家老人需要，提供"菜单式"服务，主要有三类：一是日常生活照料，包括助餐、助浴、助行等；二是服务内容更为丰富的家庭照料，包括散步和读报等陪伴项目，生病时照料、帮助修理花园或铲雪等；三是一般性医疗检查、治疗、换药等护理服务。引入先进技术和设备。美国则发挥技术优势，大力开发家庭智能养老监测系统，互联网与电脑、电视、电话和一系列传感器共同组成了一个监测网络，浴室、厨房、入口、卧室等老年人活动及容易受到伤害的关键地点都设有"电子眼"，如家里一段时间没动静或系统评估发现老人的异常行为，系统就会向其子女或邻近机构发出警报。通过电视界面，家人还可以给老人发送短消息、天气预报等。积极倡导"亲情养老"，强调对老年人的情感补偿和精神慰藉。比如，日本在努力让老年人"脱离医院、回归社区、回归家庭"的同时，针对老人"空巢"现象，提出了"一碗汤"距离的概念，即子女与老人居住距离不要太远，以送过去一碗汤不会凉为标准。这样子女既有自己的世界，又能够方便照顾长辈。新加坡颁布法令，子女不依法履行赡养义务，将被罚款1万新元或判处1年有期徒刑；但如与父母同住，可享受2万新元的公积金房屋津贴。德国社会福利机构则安排一些独居老人和单亲家庭住在一起，组成"三代同堂"的临时家庭。老人平时可以和"孙子孙女"一起生活，体验"祖父母"照顾孙子的快乐，单身母亲或父亲也能省下请保姆的费用。

　　第三，积极鼓励私营机构参与养老服务。私营机构在养老服务中唱"主角"。美国拥有5.85万家长期照料服务机构，其中私营机构占93.5%，营利性机构占

64.4%。私营机构已成为美国养老服务的"顶梁柱"。同时，政府对私营机构进行严格监管。美国马里兰州政府每个月都会派人到私营机构检查，重点检查接送老人车辆的安全状况、相关设备和医药是否齐备、食堂及卫生间的卫生状况、护士及工作人员服务态度等。检查非常认真仔细，一旦发现问题就会要求整改，并进行复查。鼓励养老服务机构充分竞争。瑞典政府积极鼓励私营投资进入养老服务领域，让其享有与公立养老机构的同等待遇。老人可以根据需要向当地政府部门提出申请，自愿选择公立或者私营养老机构，最终花费完全一样。

第四，多渠道做实养老服务资金及福利保障。设立政府养老基金。挪威政府在 2006 年将国家"石油基金"更名为"政府养老基金"，与"国家保险计划基金"共同构成挪威政府养老基金的"基石"，到 2014 年市值已超 6.4 万亿挪威克朗（约合 5 万亿元人民币）。目前，挪威每月最低养老金由两部分组成：基本养老金 7506 克朗和补充养老金 7506 克朗。由于挪威失业率较低，多数挪威人退休后都能领到远超最低养老金的数额，这为老年人享受高水平的养老服务提供了坚实的资金保障。实行护理保险。德国自 1995 年推出护理保险制度，使之成为继医疗保险、失业保险、养老保险、法定工伤保险之外的第五大社会保障支柱。护理保险保费相对较低，为税前收入的 2.35%，由雇主和员工各缴纳一半。护理保险不能覆盖全部护理费用，部分护理费需要自理。选择居家养老的人可向保险公司申请护理金或护理服务，也可二者同时选择。鼓励个人养老储蓄投资。加拿大构建起了多层次的养老金保障体系，既有非缴费型、完全由政府税收支付的福利型老年保障金，主要保障低收入人群；也有建立在劳资双方分担缴费基础上的"加大养老金计划"，其中包括退休金、死亡津贴、遗属遗孤津贴、残障津贴等，额度一般是退休前收入的 25%。同时，政府鼓励公民开设"个人注册养老储蓄金"账户，通过定期存款、股票、债券、保本基金、劳工基金等增加个人养老金的来源，而政府对这一账户里的所得，包括利息、红利及资本增值等提供税收减免优惠。提供老年社会福利支持。欧美发达国家养老服务还积极为老年人营造良好的社会福利环境，特别是在交通、医疗、住房、福利设施使用等方面加强对老年人的特殊照顾。比如，英国的国家医疗服务体系（NHS）大多数医疗项目对 60 岁以上老人给予免费；国家还投入大量资金有计划地帮助老年人和残疾人改善住房。日本依据《老年人福祉法》设立"一日服务中心"等老年人福利设施，为老年人提供免费或较低费用的康体健身、休闲娱乐等方面服务。此外，不少发达国家还为老年人提供交通补贴或优惠，低收入老年人可以享受近似免费的优待。

第五，创造条件促进老年人口就业。一些发达国家面对年轻就业人口减少、社会养老负担沉重的现实，努力挖掘老龄人力资源潜力，为老龄人口就业提供保障。比如，英国政府一方面采取措施增加老年人就业的机会，取消65岁退休年龄的规定，保障老年人在退休选择上的自主性；另一方面，政府还积极推动雇主转变观念，让企业认识到能从雇用和培训老年员工中得到收益。据统计，2015年8月英国在职老年劳动者数再创新高，50—64岁之间的在职劳动人口超过820万，较上年同期增长23.5万人。冰岛政府积极开发老年人劳动力资源，虽然法定退休年龄为67岁，但允许员工推迟至70岁退休。据统计，冰岛65岁以上老年人在劳动力市场的参与度高达20.6%，其中65岁至69岁老年人占53.2%。

二、多措并举构建我国多层次养老服务体系

借鉴发达国家开展养老服务的模式和经验，结合我国实际，就推动发展多层次养老服务提出以下建议：

一是大胆创新加快发展形式多样的养老模式。着力发展居家养老服务。建立功能齐全的家政服务网，为居家养老的老人提供全天候服务。积极推进家庭养老设备信息化建设和无障碍设施改造，鼓励针对居家养老的市场服务创新。完善充实社区养老服务。作为居家养老的重要支撑，社区养老服务应坚持物质养老和精神养老相结合，既要加强社区配套设施建设，为社区养老发展创造基础条件，也要不断拓展服务项目，对老人的不同需求提供相应的人性化管理和特色化服务。创新提升机构养老服务。支持发展功能完备、收费合理的新型养老机构，推动养老机构公办民营和公建民营，提高养老机构服务质量和效率。此外，各地还可结合实际积极推广互助养老、旅游养老、乡村养老、老年志愿活动等新型养老模式。比如，由某些公益慈善团体发起的组织退休老教师到贫困山区定期志愿支教，既

充分利用了老年人的人力资源，也能提高老年人的精神愉悦和收获感。

二是大力引入社会资本推动养老服务社会化市场化。应进一步完善机制，加快培育多元投资主体。加强公办养老机构建设和运营。保持政府对公办养老机构的投入力度，重点保障"三无"特困老人养老，发挥好公办机构的养老托底作用。鼓励民间资本投资运营养老服务机构。降低民间资本进入门槛，简化手续、规范程序、公开信息，为民间资本投资养老提供便捷服务。在财税、金融、用地、人才、技术及服务模式等方面给予政策倾斜和扶持，充分调动企业、社会组织等参与养老服务业的积极性，满足多样化养老服务需求。

三是深入推进医养结合为老年人提供便捷医疗服务。目前全国养老机构床位空置率高达50%，一个重要原因就是养老设施的规划建设脱离了老年人实际需求，特别是缺护理、就医难。建议加快落实医疗卫生与养老服务相结合的有关政策，顺应老年人养老医疗需求，积极构建养老、医护、康复、临终关怀"四位一体"相互衔接的医养结合服务模式，实现老年人在养老机构与医疗机构之间的便捷对接。充分发挥基层医疗卫生机构、家庭医生的作用，强化与社区和家庭合作机制，把医疗和养老服务引进社区家庭。

四是强化资金保障构建多支柱养老支撑体系。除基础养老金外，还应大力发展企业年金、个人储蓄养老金、理财和以房养老等多种养老"支柱"，增强老年人的养老消费能力。根据物价水平，逐步提高基础养老金水平。推动建立高龄补贴、养老服务补贴和护理补贴等制度。此外，还应积极探索建立长期护理保险制度，通过护理保险来扩大资金供给，刺激养老服务及相关产业发展。

五是完善政策支持老年人口就业。适应我国人均预期寿命和人力资本周期"双延长"等新的形势，在统筹兼顾不同群体利益诉求的基础上，研究制定渐进式延迟退休年龄方案，为老年人继续就业创造条件。根据老年人特点，大力开发非全日制的就业岗位，促进老年人尤其是高技能的老年人才继续发挥余热。同时，还应加强老年人就业培训，维护好老年人的劳动权益。

（《社会治理》2017年第3期）

瑞士应对人口老龄化的措施与启示

杨宜勇　李　爽　张本波

　　瑞士是全球人口老龄化较为严重的国家之一，也是老年人生活环境最佳的国家之一。国际助老协会发布的全球老龄观察指数显示，瑞士老年人宜居程度排名第一位，其首都伯尔尼市被世界卫生组织列为全球老年友好城市之一。为了考察瑞士在应对人口老龄化方面的主要做法，调研组对瑞士相关政府部门以及养老机构进行了实地调研，以期为我国应对人口老龄化提供借鉴。

一、瑞士人口老龄化现状与发展趋势

　　长期以来，瑞士的人口保持了较为稳定的增长。世行数据显示，2016 年，瑞士总人口达到 837.2 万人。过去 100 多年间，瑞士的人口出生率和死亡率都呈现出了显著的下降，自上世纪 80 年代以来，瑞士的总和生育率水平较为稳定地保持在 1.5 左右。尽管生育率远低于世代更替水平，但得益于外来移民数量的持续增加，瑞士人口规模仍不断增长。

　　除了生育率低以外，女性的生育年龄也在不断推迟。越来越多的女性将更多的时间用于接受教育和培训，更晚地进入就业市场，进而造成了瑞士生育年龄的延迟。2015 年，瑞士女性的平均生育年龄为 31.8 岁，而在 1970 年，女性平均生育年龄为 25.3 岁，35 年间生育年龄推迟了 6.5 岁。

　　此外，瑞士人口的预期寿命在持续提高。2015 年，瑞士人口出生时的预期寿命女性高达 84.9 岁，男性为 80.7 岁，分别比 1970 年（女性 76.2 岁、男性 70.1 岁）提升了 8.7 岁和 10.6 岁。

　　这些因素都带来瑞士老年人口数量的不断增加、人口老龄化程度的持续加深。从人口金字塔变化情况来看，过去 100 多年，瑞士的人口年龄结构分布发生了显著的变化，年轻人口越来越少、老年人口越来越多。上世纪 80 年代以来，瑞士就已进入深度老龄化时期。到 2015 年，瑞士 65 岁及以上人口占总人口的比重超过 18%。百岁老年人的数量稳步增长，2015 年瑞士有 1562 名百岁老人，其中女性占到了绝大比例。尽管移民在一定程度上缓解了瑞士的人口老龄化程度，但受上世纪 60 年代人口出生潮的影响，并不能改变其人口持续老化的态势。据瑞士联邦统计署的预测，未来 50 年，无论低、中、高三种移民方案，瑞士老龄化程度都呈显著加深的发展态势。

二、瑞士应对人口老龄化主要制度和政策

（一）政府间养老服务事权划分：高度分权

瑞士是联邦制国家，其政府层级划分为三级，即联邦政府、州政府和市政府，全国共有 26 个州（20 个全州及 6 个半州）和 2350 个市。尽管瑞士国家不大，但养老服务的事权划分体系却十分复杂。在养老服务任务分工方面，联邦与地方（州和市）的任务明确分开，各州在养老服务决策领域具有非常大的自主权，自主决定各州与市的任务划分和相关政策，因而在地方政府层级上，州以下的养老服务分工模式和具体政策各异。

瑞士养老服务事权划分秉承联邦制和权力下放的原则，联邦政府、州政府和市政府三级政府之间具有不同的任务分工。在此原则指导下，联邦政府主要是起到辅助和为地方赋权的角色，地方政府更多扮演养老服务政策实践者的角色。

在联邦政府层级，主要承担三方面的养老事务。一是相关社会保险的法律框架与资金支持，包括养老保险、疾病保险以及失业保险等。联邦的养老服务责任主要在于提供养老保障体系三大支柱的财政支持，即养老与遗属保险和补充福利、职业养老保险、自愿的养老储蓄。二是与地方政府共同承担对有需要的老年人的额外资金支持。三是促进老年人独立生活的其他支持措施。

在州政府层级，主要承担养老服务的提供与相关财政支持，包括全部照料服务（居家照料服务和机构照料服务）的资金支持，养老专业照料人员的教育培

训相关资金支持，以及对有需要的老年人的额外资金支持。

市级政府根据州政府的委托实施相关事务（不同的城市情况各异），确保服务提供给需要的人群，市级政府养老事权的大小取决于州政府是否委托相关事务，一般情况下市级政府不承担养老服务的相关财政支持责任。以伯尔尼市为例，由于上一级政府并未委托过多的养老服务事务，伯尔尼市在养老服务领域主要开展打造老年友好社会、邻里互助、提升公共空间老年便利性、发布相关信息等项目。

（二）老年人的长期照护：现状与挑战

瑞士养老保障体系基于"三大支柱"制度。第一支柱是养老与遗属保险（国家性的养老保险制度），由联邦、州和18岁以上的具有劳动能力的人口共同出资。第二支柱是职业养老保险，雇员强制参加，保险费从雇员每月工资中直接扣除，雇主为雇员缴纳同等数额的保险费。养老与遗属保险金和职业养老保险金的总和，可达到退休前最后月工资的60%。第三支柱是自愿性的养老储蓄。人们可自愿开设特殊的储蓄帐户，存入养老储蓄金，同时可以享受税负和利息优惠。

从社会保障对老年人长期照护的覆盖情况来看，主要包括家庭照料护理、第三方援助（无助津贴 helplessness　allowances）、护理院提供的照料服务、向老年人提供的紧急护理等方面。《瑞士联邦医疗保险法》规定了家庭照料中医药和护理的承保范围，对于医保中没有支付部分则由被保人个人以及州政府支付，各州自行决定家庭照料护理服务中其支付的类型和比例。无助津贴的覆盖对象是日常生活中永久性依赖第三方或他人帮助且是养老金受益人，具体额度则取决于疾病程度的轻重。对于护理院提供的老年照料服务，医疗保险对老年人所需的照料服务数量进行评估并支付相应的费用。此外，医疗保险业覆盖有相应授权的公立或私立医院的老年紧急护理服务。

随着瑞士老年人口的增加，老年保健护理的财力保障也面临挑战。2011年，医疗保险、养老保险、联邦政府、州政府以及社区等用于老年保健护理的总费用累计达61亿瑞士法郎，到2045年，这一数值估计将大于195亿瑞士法郎。长期护理费用占居民家庭可支配收入的比重2011年达0.7%，到2045年这一比重将继续增加0.8个百分点；除了长期护理之外的医疗支出占居民家庭可支配收入的比重将由 2011 年的 7.4% 增长至 2045 年的 9.1%。

（三）专业机构的为老服务支持：NGO 与社会企业

除了政府部门之外，很多非政府组织也在瑞士的养老服务体系中发挥了至关重要的积极作用，它们中的很多组织还会收到政府的相应补贴。联邦政府通过养老与遗属保险资金与护老组织 ProSenectute、瑞士红十字会、瑞士老年痴呆协会、Spitex、瑞士老年协会等非政府组织签订服务协议，并提供相应的财政补贴。以Spitex 为例，Spitex 是瑞士提供家庭护理服务的专业医疗保健服务提供商，属于非营利组织，在瑞士医疗保健和社会福利系统中有着重要作用。Spitex 在全国拥有 3500 家雇员，每年为约 25.5 万名病人提供照护服务，覆盖瑞士各州共计 572家地方分机构。其提供的主要服务包括注射等家庭护理、日常生活支持、咨询和预防等。此外，一些社会企业也参与瑞士的为老服务支持，比如专门收治重度老年痴呆病人的 Domicil 中心。Domicil 运用专业的医疗、心理、护理理念，综合运用灯光、颜色、声音等多种方式，通过情绪引导与病人沟通和治疗，打造老年痴呆病人的感情之家。

三、瑞士应对人口老龄化的经验与启示

（一）按服务提供补贴

与国内养老服务政府补贴方式（"补砖头"或"补人头"）不同，瑞士政府的为老支持更多地通过"补服务"的方式来进行，根据老年人的实际需求，对提供的老年服务进行补贴，补贴的针对性和有效性更强。以联邦政府的护老机构补贴为例，享有补贴的护老机构需要满足以下条件，一是提供全国性的养老服务，二是机构必须是非营利组织，三是根据法律提供相应的养老服务。例如，接受联邦政府补贴最多的护老组织 ProSenectute（每年约 5400 万瑞士法郎），主要提供助老咨询、社区老年支持服务、专业讲座等为老服务，政府与机构签订协议并根据提供的服务情况从社会保险中给予补贴。

（二）鼓励居家养老

瑞士政府认为居家养老可以让老年人活得更长久，除了在理念上鼓励居家

养老之外，更在具体的政策方面支持居家养老，让更多的老年人有条件在家庭享受照料服务。对如 Spitex 等专业提供居家养老服务的机构组织，政府提供相应的财政补贴支持；在居家护理等政策上更为完善，如支持专业医疗人员提供上门护理服务等。此外，老年人还可自行决定享受居家照料或护理院的照料服务，当居家照料服务的成本过高时，社会保险只会负责同等条件下护理院提供的照料服务的成本部分。

（三）兼顾就业与家庭照顾

兼顾就业和家庭照料是瑞士养老服务制度的又一特点，瑞士在这方面开展了大量的研究和政策计划。瑞士联邦政府委员会制定了《关于家庭护理者的行动计划》，提出了信息与数据、协调家庭照料与就业、照料喘息政策等多方面行动计划，为居家养老提供了更多的政策支持。

（百家号）

澳大利亚的"退休统筹管理"制度

游志斌

澳大利亚的退休金计划起源于 19 世纪中期，当时政府机构、大型企业等单位开始为资深的雇员支付退休金，实际上，各州政府直到 20 世纪初才相继落实退休金制度。但直到 1985 年，适用于绝大多数雇员的"退休统筹管理"制度——退休金计划终于正式实施。随后，1992 年通过的《退休金保证法》（2012 年进行了修订）进一步明确，雇主都需要为雇员缴纳 3% 的退休保证金，并逐年调高保证金的缴纳幅度，截至 2013 年年底，已经调整到 9.25%，在 2021 年预计将达到 12%。

一、澳大利亚退休基金统筹管理制度

澳大利亚采取养老金制度的方式来保障劳动者退休生活水准，其主要资金来源是按照劳动者平均收入 25% 的固定比例缴纳。为了让所有劳动者都能安享退休生活，在上世纪 80 年代中期，澳大利亚政府建立了退休金强制缴纳制度，以补充原先养老制度的资金缺口。澳大利亚 1992 年制定了《退休金保证法》，使政府立法强制雇主为雇员缴纳退休金，大幅减轻了政府的财政负担，而劳动者可选择一次性领取雇主为其缴纳的退休金，也可分期慢慢领取在其退休金账户中的退休基金。

从政府的具体角色来看，政府并不直接控制退休基金，只对劳动者的退休金作有限度的监管。各种类型的基金只要能通过政策审查，都有可能成为劳动者退休基金的选择。现在基金的种类已经有逐年减少的趋势，但仍有大量基金类型供劳动者来选择投资。而在澳大利亚退休金的投资方面，劳动者必须独立承担自己所选基金的投资风险。从退休基金的结构来看，澳大利亚的退休基金是由受托人来管理，受托人是基金资产的法定持有人，但其决策必须以投资者的最大利益为考量，并且须对基金的投资绩效和管理承担责任。而退休基金信托的责任会在法律及信托合同中都有详细记载。现今在澳大利亚退休基金的投资趋势，主要着重于股票投资、海外投资、未上市公司及基础建设投资方面。2013 年澳大利亚退休金协会表示，澳大利亚缺乏待售的合适的基础设施资产，这种情况使得澳大利亚的基金纷纷投资外国资产，包括中国和欧洲地区的资产。

从退休基金的收费情况和安全性来看，经营退休基金的受托人会向投资者收取一定比例的管理费。而管理费的总额通常取决于账户中的资金余额和每年固定收取的保管费用的累加。而由大企业来办理的退休基金所收取的手续费通常会比较小规模的基金来得低。如果劳动者在投资退休基金方面，有了被受托人诈欺或是盗窃基金的情况，可以向退休金申诉法庭来提出救济。该申诉法庭认定者对于退休金的投资认为有违法争议时，可对其开展政策审查，这是保障劳动者退休金权益的重要举措。另外，劳动者有权对受托人要求揭露对于操作基金上的相关信息，但并不是所有信息对投资者都是有用且必要的。目前，在政府所扮演的角色上，对劳动者提供退休金相关的咨询服务以及对基金受托人的适当监管，在这两方面必须同时兼顾是当前澳大利亚政府所面临的重要挑战。

二、退休基金的主要类型

澳大利亚的退休基金的管理大致分为四类，主要包括：一是企业基金。企业基金是针对特定雇主或公司工作的人士开放，雇主可运营自己的基金计划，或通过投资经理或信托公司来运营。二是行业基金。行业基金针对特定行业或参加特定行业薪酬计划的对象开放。少数行业基金向全体大众开放，三是零售基金。零售基金向普通大众开放，该类型基金通常由金融机构负责运营。四是自管基金。自管基金一般仅针对雇员本人。为了获取特殊公积金优惠，雇员必须参加符合法律规定的公积基金。此外，雇员也可以将退休金缴入在银行或其他存款机构开立的特殊储蓄账户的退休储蓄账户。比如，若金额达到 10000 澳元或以上，雇员可考虑能够带来长期更高回报的其他退休金计划。

　　实际上，雇员退休收益的价值取决于雇主和雇员缴纳退休金数额。一般来说，雇员的基金通过投资且扣除成本和税款后获利多少。投资所得会添加入其账户，同样，也会从该账户中扣除投资亏损。对于该类基金，雇员要承担基金投资业绩的风险并获得相应回报。退休时，雇员可以提取账户余额。澳大利亚的基金都收取相关费用，服务越多意味着费用越高，从而使雇员必须认真考虑对这些服务的需求程度。比如，假设每年费用多开支1%，则30年内雇员的退休收益最高可能损失20%。2013年，澳大利亚证券与投资委员会曾提示公众，佣金往往占到账户退休储蓄余额的0.4%到1.2%之间，通常情况下，如果您接受了一名理财顾问的意见，投资了某个退休基金，那么这名理财顾问就可以获得这笔尾随佣金。企业和行业基金通常收费低于零售基金。零售基金通常要为代销基金的理财顾问支付佣金。在考虑零售基金的额外投资方案或其他额外服务情况时，雇员必须重视理财顾问意见。

三、退休金的缴纳和领取

　　目前，领取政府退休金的年龄是65岁，今后将逐步上调至67岁。澳大利亚大约一半退休人士从政府领取全额退休金，约1/4部分领取，还有1/4因为收入和财产价值过高而不能领取退休金。依据2012年修订的《退休金保证法》的规定，雇员一旦受雇须参加退休基金的缴纳，同时，雇主必须为雇员缴纳退休金。若属于自谋职业的，则可以决定自己是否要参加基金并缴纳。若目前没有受雇，或从未受雇，仍可以在65岁前参加基金缴纳。目前雇主必须缴纳雇员收入的9.25%作为退休金，例如，若雇员年收入50000澳元，则雇主应为雇员缴纳的退休金则为4625澳元。

　　从申报来看，雇主在雇员入职时，必须提供退休金选择表给雇员填写，并切实执行雇员的缴纳意愿，如果雇员未表达明确的退休基金选择意愿，则雇主须缴纳至雇主预设的退休基金中。一般来说，雇员必须提供给雇主想选择基金的详细资料，并且其选择的基金是经过政策审查的。如果雇员缴纳税后缴纳费并受雇工作，雇员还可根据自己的收入及自缴数额，得到政府的共同补助。另外，个体经营者也可享受，但要满足某些特定条件。

澳大利亚政府建立了较为完善的配套制度。如果雇主同意从雇员的税前收入中缴纳更多费用，则收入较高的雇员也能受益更多。雇员如自愿缴纳退休金，就可以用自己的钱来构建公积金，并可以享受税收减免和其他政府优惠政策。投入公积金后的钱，在雇员退休前都必须留在公积金账户里。另外，雇员的公积基金享受税收减免，通常通过公积金投资比投资于公积金外的相同资产更能提高资金的使用效率。特别是，如果雇员愿意自行缴纳更多的退休金，通常雇主也会愿意为其配套缴纳一定的退休金，从而鼓励雇员积极投入，进而保障雇员退休金后的生活。还有，雇员还可以为配偶缴纳退休金，若雇员配偶为低收入或零收入，雇员还可以享受税收减免政策。

（《决策探索》2014 年第 8 期）

新加坡如何养老

"叔叔""阿姨"，在新加坡，无论你做什么，这都是最常使用的称呼，因为那些为你服务的人，很多都是五六十岁以上的"乐龄人士"。所谓的"乐龄"，其实是对于 60 岁以上老年人的另一种称呼，希望他们能够晚年生活祥和安乐。不过，新加坡的老年人往往会选择在退休后继续工作，因为养老金和生活的压力需要他们继续赚钱。

一、轻福利政策减轻政府养老负担

新加坡的法定退休年龄是 62 岁，不过，政府于 2012 年年初实行了《退休与重新雇佣法令》。在该法令下，凡是年满 62 岁法定退休年龄的员工，只要健康状况和工作表现良好，雇主都有法律义务为他们提供重新受雇的选择，直到他们 65 岁。新加坡人力部的数据显示，目前，几乎所有满 62 岁的员工都获得重新雇佣。而在 2015 年，65 至 69 岁年龄段的新加坡人中，有超过四成依然在工作，这个比例大大高于 2006 年的 24%。因此，政府最近正式宣布，将在 2017 年提高重新受雇年龄顶限至 67 岁。

之所以有如此多退休人士仍然坚持工作，是因为新加坡一直以来都推行轻福利政策，政府认为欧美的高福利政策只会养出一批懒人，对严重依赖竞争力的小国新加坡不适用。政府不愿为此背上养老的重担。

在新加坡，最主要的养老保障为中央公积金体系（CPE）。CPE 为强制储蓄，为员工提供包括医疗、教育、养老、住房等综合性的保障服务。CPE 一般分为 3 个账户。普通账户可用来购房、购买 CPE 保险、投资和子女教育；特别账户用于养老及购买相关金融产品；保健账户则用于支付医疗费用。而一旦会员达到退休年龄，政府则会为其设立一个新的退休金账户，符合要求者可在 65 岁后按月领取退休金。

尽管听起来这项保障已经涵盖了生活的方方面面，但事实上，新加坡的养老体系规定相当严苛，而提供的保障也相当基础。其中最有争议的就是账户的最低存款额。根据规定，会员退休后账户须有16.1万新元的最低存款额，才可以支取超出该额度的部分，且最多可以提取20%。此外，从2013年开始，规定要求在最低存款之上，保健储蓄户头里的存款也必须高于4.35万新元。这就意味着，会员退休后，户头里必须至少存有超过20万新元的冻结资金，才可以从自己的户头里提取剩余的存款。

如果会员的账户余额符合要求，在65岁后，每月便可以领取1200新元的退休金，一共可以领20年。如果余额不够，便一分钱都拿不到。这项规定对于很多低收入者是巨大的压力。也因此，很多人不敢轻易退出职位。

不过，这并不代表着政府就置老年人不顾，实际上，新加坡政府在近年来也制定了许多针对老年人的政策，因为新加坡正在快速迈向老龄化社会。

二、大力推行家庭养老计划

根据官方数据，新加坡总人口为547万，其中公民为334万。从人口结构上看，新加坡公民中，65岁以上的人口比例接近13%。而由于出生率持续低迷，近年来，一名老人对应的工作公民已从2004年的7.6人下降到5.2人。这意味着目前新加坡仅有不到6名工作公民负责供养一名老人，而且供养的老人还在增多，而工作的公民在减少，反差不断加大。

然而，单纯依靠政府提供养老显然会造成较大的财政负担，因此，新加坡政府出台了一系列政策，帮助和提高老年人的生活质量，其中包括组屋套现的补贴计划，鼓励子女与父母同住的家庭参与养老组屋补贴计划，兴建针对老年人的乐龄公寓等。

其中，组屋套现是指拥有组屋的居民可以通过屋契回购计划、大屋换小屋以及出租组屋等方式每月获得额外的收入，这主要针对经济困难的居民。

新加坡人口以华裔为主，政府也在近年来不断提倡和强调尊老爱幼的传统美德。作为福利性质供应给本地居民的组屋,就在设计建造时专门设计了适合几代同堂的户型,并在购房价格上给予优惠。这种户型类似打通了的两套住宅,以客厅相连接,两户既分又合,使长辈和晚辈能够和谐共处。另外,对于愿意与父母住得近的子女家庭,在购买政府组屋时政府会提供高达 4 万新元的现金减免。而单身人士购买组屋若与父母同住,也可享受 2 万新元的公积金房屋津贴。

三、着力提升老年人生活质量

当然,仅仅是解决了养老的问题还不够,老年人的生活质量才是政府更加关心的课题。事实上,新加坡社会的养老设施非常完善,从日常生活上可以说是最适合老人居住的国家之一。例如,新加坡的多数公车均可以实现轮椅上下,司机和乘客会耐心帮助行动不便的老人上下车;每座组屋都为老人和儿童设立了活动区,还设立有食阁和公车站,屋主下楼就可以吃饭,而从家门口到车站均建有封顶的绿色廊道,方便居民雨天出行,这也大大减少了老年人滑倒事故。

2016 年 3 月,新加坡政府又针对老年人推出了"幸福老龄化计划"。在该计划下,政府将投入 30 亿新元,推动涵盖医药保健、退休、就业、住屋和交通等 12 个领域的超过 70 项计划。

从该计划披露的内容来看,新加坡政府在关怀老人上真正做到了周到细致。首次在完整报告中出现的新计划包括,陆路交通管理局将在非尖峰时段,把地铁车厢门的开关时间延长 2 秒至 6 秒,让年长者有更多时间进出车厢。此外,巴士站和的士站将更换成装有扶手的座椅,助年长者起身。人民协会将借助现有设施和社区网络,在健乐项目下提供医疗服务、推广保健教育和乐龄学习,目标是在每个社区打造一个健乐中心。

这种关注细节的做法也体现在政府近年来修建的乐龄公寓的设施上。例如,楼梯和走廊两侧添加了扶手,在所有改变方向和高矮的地方用显眼的色彩提示。考虑到老人弯腰驼背,开关、门铃和门窗把手等设施的位置都适当降低。老人视力、听力一般都不太好,因此公寓房间的照明度是普通住宅的两倍,煤气等各种开关上的字很大,报警系统的音量也适当提高等。此外,每个乐龄公寓都设有邻里联系站，老年人可以到这里来参加各种唱歌、读书等活动，也可以相互之间聊天打发时间。

对于不住在乐龄公寓的人士，新加坡的每个选区也都设有民众俱乐部、社区联络所以及康乐中心，这些场地由政府拨款并承担部分营运经费，定期举办文化、社交、休闲活动，并提供健康检查、信息咨询、日常护理等服务。此外，新加坡也有日托养老和各类社会养老机构。对于无暇照顾老人和孩子的家庭，新加坡成立了"三合一家庭中心"，将托老所和托儿所有机地结合在一起，让"老小孩"和"小小孩"共同生活。老少集中管理，即顺应了社会的发展需要、解决年轻人的后顾之忧，又满足了人们的精神需求，增进了人际交往与沟通。

正是这种对老年人实际生活的关注，让新加坡的老年人不被禁锢在家庭内，并能够享受相对丰富的老年生活。而为了避免老年人在职场上受到歧视，政府修改规定，宣布从 2017 年 7 月 1 日起，取消允许雇主为年满 60 岁员工减薪的法律规定。该规定是新加坡政府在 1999 年将退休年龄从 60 岁提高至 62 岁时提出的。在该规定下，雇主可以在延长员工退休年限时为其减薪最高 10%。这一规定的取消为老年人重入职场畅通了道路。

（《中国社会工作》2017 年第 11 期）

日本养老机构建设与运营经验

陆继锋　陈　偲

为应对老龄化挑战，日本构建了结构完善、门类齐全的养老体系。通过加强领导、重视研究、完善法规为机构建设提供支援和指导；提供类型多样、专业护理、服务人性化的养老服务有效满足不同老人的多样化需求；多方参与、开展评估、运营标准化来构建养老服务机构的监督体系，保障老年人权益。

日本早在 1970 年就已进入老龄化社会，1994 年进入老龄社会，2006 年成为世界上最早迈入超老龄社会的国家之一。日本社会老龄化速度之快，全球少有。为应对老龄化挑战，日本构建了结构完善、门类齐全的养老体系。养护老人之家、特别养护老人之家、痴呆老人集体之家、轻费老人之家、护理老人保健机构、疗养院、日托所等养老机构发挥了重要作用，也积累了很多经验。

一、加强领导，重视研究，完善法规

加强领导。为加强养老事业领导，日本设有内阁总理担任负责人，内阁官方长官、相关行政部门部长组成的"高龄社会对策会议"，负责制定和审议高龄社会养老策略，协调各部门行动。日本劳动厚生省承担国民健康、社会保险和社会保障等职责，是养老机构建设运营的主管部门，管理全国养老机构法人和协会组织，出台机构建设运营标准，为机构建设提供支援和指导。

重视研究。日本劳动厚生省设有统计情报部和政策统括官等机构，成立有"65岁现役社会研究会"等组织，开展养老机构建设在内的相关调研。政府各部门和相关研究机构也承担相应的研究任务。日本每年都发布《人口老龄白皮书》、《养老事业白皮书》、《高龄社会对策报告》等，为相关政策制定和决策提供咨询建议。

完善法规。1950年代以来，日本政府针对老龄化制定了一系列法律。如，《国民年金法》（1959年）、《老年人福利法》（1963年）、《老年人保健法》（1982年）、《社会福利及介护士法》（1987年）、《高老龄社会对策基本法》（1995年）、《介护保险法》（1997年）等，搭建了养老机构发展的法律框架。1989年制定了《黄金计划》，完善了社会保障制度；1994年制定了《新黄金计划》，明确了社会养老的基本原则；2002年又推出了《黄金计划21》，构建面向全体公民的养老服务体系。为确保养老机构和入住老年人双方权益，日本建立了契约制度。政府部门制定契约蓝本，对双方权利义务、服务内容、收费标准、注意事项和纠纷解决等条款予以详细规定。契约具有法律合同效力，以约束不当行为，规范养老机构运营。

二、类型多样，专业护理，服务人性化

类型多样。日本的养老机构类型多，按功能定位可分为福利型、保健型和医疗护理型三类。福利机构是主要类型，占半数以上，主要面向医疗护理需求少和有特殊照护需求的老人；保健机构则面向有长期照护需求的老人；医疗照护机构属于专业、长期的疗养型机构；依据经营性质可分为营利性机构和非营利性机构，前者由财团法人经营，后者由社会福祉法人、医疗机构法人等经营；按收费额度又可分为完全免费、低收费、普通收费和高收费型养老机构。各类型机构服务内容明确，均集不同服务于一体，有效满足了不同老人的多样化需求。

专业护理。日本养老机构从业人员分为介护保险管理师、介护士和非专业人员三类。前两类人员都要具有福利、医疗和保健等知识背景，需接受系统的职业道德、专业理论学习和专门实操训练并经过严格认证考试方可从业。其中，介护保险管理师负责依据养老对象资格、等级、健康状况和医生建议、老年人具体要求等制定个性化护理方案，核算和管理经费；介护士一般是专门护理学校毕业生，承担具体照护工作。非专业护理人员需接受正式和非正式专门培训。正式培训为长期培训，一般在正规护理学校接受系统的理论学习并参加技能实训；非正式培训是短期的，主要在养老机构接受护理要领、经验和医疗知识的学习。介护

人员薪资标准与其专业等级和服务内容挂钩，非专业人员可通过自身努力考取专业资质。

人性化服务。日本养老机构选址远离城市喧嚣，但要求交通便利且靠近医院。机构内电梯、桌椅、餐具、浴室、床铺等设施按照老年人特点设置，处处体现老年人感受和需求。入住机构的老人可以享受到人性化服务，甚至一些细节都体现关怀。如，餐饮搭配方案具体到人，护理记录详细标明每个老人注意事项；服务者要求使用敬语、微笑表情，会养殖花草；如入住老人离世，机构人员会根据家属要求设计告别方案，亲自献花并参加遗体告别，尊重逝者，安抚家人。日本老年人立法体现伦理道德，追求人性和法治的结合，收费标准充分考虑不同老年人需求，服务质量评价指标将老人感受和满意度作为重要依据。

三、多方参与，开展评估，运营标准化

多方参与。日本《高老龄社会对策基本法》规定了政府、社会组织和公民在应对高龄社会中的角色、义务和责任。全民皆照护制度允许企业和非营利机构提供介护服务；而护理保险制度则进一步促进了养老机构民营化和市场化。日本养老机构投资主体由政府、企业法人、民间组织和志愿者组成。除政府依法投资外，企业直接投资建设，承接外包服务。企业经营的养老机构除提供护理服务外，还开办护理学校，销售保健产品和护理设备，连锁化经营。仅倍乐生集团就经营近300家养老机构；松下公司发挥家电产品生产优势，研制的大量产品被应用于养老机构。慈善组织等民间组织也开展定期定量投资，志愿者的投资主要是募捐和无偿服务。

开展评估。日本建立了入住老人评估制度，由专业人士对申请者身心状况、行为能力和生活能力进行数十项的调查评估，并辅之以医疗调查，最终确定入住资格和等级。为提高机构运营和服务质量，建立了评估体系，开展机构自评、老人评价和第三方评价。自评主要由机构自身遵照政府法规和有关标准从结构、管理和服务等方面进行；老人评价从受服务者体验和感受出发进行过程和结果评价；第三方由县区评价机构、质量监督组织和医疗护理结构人员组成，不涉及机构和

受服务者，主要从机构的构成、服务内容、服务过程和结果等方面展开。评估结果在官方网站公布，全体公民可在线查询，老人及家属可依据评估情况选择入住机构。评估有利于监督机构运营、保障老年人权益和服务政府决策。

标准化运营。日本厚生劳动省针对各类型养老机构特点制定了涵盖设施、人员配备及运营标准，其中营利性养老机构另行制定标准。每种类型养老机构人员数量等严格执行配备标准。以养护老人之家为例，要求每50名老人配备工作人员15名，其中院长、办公人员、看护人员、营养师、生活指导员、医生（可兼职）各1名，厨师4名，护理人员5名。在建筑设计方面，对机构服务设施和安全设施都有明确的标准。

（《理论导报》 2018年第9期）

大健康产业发展：美国方式与经验

李　敏

一、美国大健康产业界定

在私营医疗制度下，美国的健康产业可以定义为提供预防、诊断、治疗、康复和缓和性医疗商品和服务的部门的总称，通常包括医药工业（包括制药、生物科技、医疗器械制造业等）、医药商业（包括医药批发、医药零售、医疗器械流通等）、医疗服务（包括医院、门诊等）、保健品（健康食品、有机食品等）、健康保健服务（医疗保险等）等领域。

美国的医疗健康制度以私营医疗体制为核心。美国的医疗健康支出大多由私人和家庭支付，占全部健康支出的57%。联邦政府和州政府通过联邦医疗和联邦医助项目覆盖了43%的医疗支出。

二、美国大健康产业发展态势

到2015年，美国占国际医药市场支出的份额将从2005年的41%下降到31%，而位于国际医药市场支出份额第五名的欧洲的国家同时也将从20%下降到13%。同时，17%高增长新兴市场将有中国引领，到2015年它所占份额将从2005年的12%上升到28%。

美国是世界上最大的医药消费国和生产国，是全球最大的医药市场。美国在生物医药产业领域领先世界，主要得益于其长期不懈的巨大财政投入和雄厚的知识储备。美国在生物学、化学和医学等基础科学领域拥有一大批世界一流的科学家和设备先进的实验室。多年的原始创新和知识积累，为美国生物制药产业发展带来了足够的知识和技术储备。

医疗服务体系协同化趋势加剧。1989—2009 年美国医院数量变化不大，但集团化医院数量增加很快。集团化有多种模式，其中最普遍的有两种：

一种是"连锁化"模式。其特点是医院之间相对独立，每家医院有自己的董事会和院长，院长既对医院的董事会负责，同时也对集团董事会负责。但集团内实施统一的财务制度和信息化管理系统。如哈佛医学院所属两大医疗集团之一的"伙伴医疗集团"，以麻省总医院、布莱根和妇女医院等大型医院作为住院医院，并与社区医疗中心和个体执业医生组织通过合同建立联系，组成一个整合型的医疗服务系统。这种方式通过资源整合共享，可以降低成本、提高效率，有效弥补不同医疗机构之间、同一医疗机构不同科室之间的信息孤岛、服务孤岛、盲目无序竞争等碎片化管理弊端，同时集团也可以提高与医疗保险机构谈判的主动性和筹码。

另一种是"集团化"（一体化）模式。如贝斯以色列医院集团将原来五个医院的外科整合成一个大外科，便于资源的统一调配和紧密合作。目前这两种模式都在改进完善之中。

目前美国的健康保险已经取代医疗服务成为整个健康产业链中的核心。健康保险自身由于在上世纪 90 年代期间完成了由传统的"被动支付型"向"主动管理型"的华丽转身。据报道，在美国，整合了"健康风险管理"服务的主动管理型健康保险已经占据了 3/4 的市场份额，并在 20—30 年内迅速产生了众多世界 500 强企业。主动管理型健康保险是保险公司为了摆脱由于医疗费用迅猛增长导致保费增长及赔付率升高这一恶性循环，而发展并逐渐完善起来的现代健康保险经营模式。

主动管理型健康保险的核心是保险公司提供"院前、院中、院后"的全程健康风险管理服务。财富全球 500 强中 5 家主要经营主动管理型健康险的公司在 2008—2009 年的全球金融危机期间业务收人均保持持续增长，其中 4 家公司在 500 强中的排名还有所上升。主动管理型健康保险公司不但经营业绩良好，而且成长十分迅速。

三、经验借鉴

强大的健康产业研发政策扶持。美国制药业、生物科技等行业在世界范围内都居于领导者地位，这与政府对研发的大力支持有关：美国著名的研发税收抵免法案从 1981 年即开始实施，对各个产业的研发提供了很大的动力。政府政策支持带动整个社会对健康产业研发投资的增长，形成了良好的研发投资环境。美国联邦政府一直保持对生物医药领域的投入力度，作为直接领导和开展各类生物医药科学基础研究的美国国立卫生研究院（NIH），得到了联邦财政的强力支持，是除国防外获得政府财政支持最多的科研单位。

医疗资源配置市场化。美国的医疗体制建立在私营医疗的基础上，医疗资源几乎全部由市场配置，辅助以公共医疗资源的供应，提高了医疗资源的配置效率。高度市场化的经济体制使得资本进入健康产业的通道畅通，促进了产业发展。与之相比，非市场化的医疗体制使得中国的医疗资源无法得到最优配置，一方面是医疗资源严重短缺，另一方面是医疗健康相关人才的收入不高：虽然部分解决了公平问题，但束缚了医疗资源的合理配置。

商业医疗保险与医疗机构深度合作。美国的医疗保险业是大健康产业的钱袋子看门人：健康产业的再分配几乎都是由医疗保险业实现的，保险公司收取一定的保费支出，为投保人选定医生和相关医疗机构，利润的驱动使得其通过与医院的合作加强成本控制，提高了成本节约度；另外，在与医院的合作中严格划定好诊疗程序和相关收费标准，有利于医疗资源的社会化配置的优化。中国的商业医疗保险还停留在简单的医疗赔付制度上，没有根据医疗保险特点进行深耕，整体收入规模也偏小。未来商业医疗保险可以根据中国的实际情况进行行业深耕，如可推出针对高收入群体或老年人的特殊医疗保险，从保险延伸到服务，创新模式，深耕市场。

美国没有"看病难"问题得益于美国全科医生制度。美国将全科医生制度称为医疗卫生体系的"守门人"制度、医疗保险基层就医首诊制度。规定所有参加医保人员患病后必须接受全科医生的首诊，在全科医生诊断之后再向专科医院或综合医院转诊。全科医生充当了健康"守门人"。全科医生的工作以预防保健、简单疾病治疗、慢性病治疗、持续跟踪治疗为主。但在医疗资源不足的地方，全科医生的作用会大大提高，他们除了看病治疗外，有能力的医生可以在符合其诊疗范围内做手术、接生、处理急诊以及心理卫生、公共卫生等基础医疗工作，还可能负担起社区的卫生教育、疾病管理、疫苗接种工作，对社区居民医疗保健极为重要。

美国全科医生占全国医生总数的60%，卫生业务量占一半以上，一个全科医生一般签约3000个左右社区成员。签约成员和全科医生的关系密切，成员有任何疾病一般都会首先向自己的全科医生询诊，全科医生对签约成员全程服务，如有需要，可以邀请专科医生会诊，但最后如何诊治由全科医生而非专科医生决定。全科医生根据诊断和治疗情况，决定是否转诊。

综合来看，美国大健康产业的快速发展得益于国内相关医疗政策、金融、行业体制的健全。其中商业态势与医疗机构的高度融合为大健康产业顺利市场化提供了畅通的内外环境，提升了大健康产业的市场吸引力，为各类资金进入及大健康产业链的细化提供了良好氛围。

（健康界网站 2018 年 10 月 30 日）

国际医疗旅游经验及其对我国医养小镇规划的启示

陈卉 张照 王骏

我国 2000 年开始进入老龄化社会，全国老龄办预计 2015–2035 年将是中国老龄化急速发展阶段，老年人口将从 2.12 亿增加到 4.18 亿，占比提升到 29%，老龄化形势严峻。况且这一时期步入老龄化阶段的主要为独生子女家庭，赡养老人的压力更加巨大，找出如何应对的方法刻不容缓。

随着经济发展和思想观念改变，相较美国的"抱团养老"、德国的"同居式"养老，"旅居养老"逐渐成为受我国老人欢迎的养老新模式。2016 年国务院发布的《"健康中国 2030"规划纲要》指出，应积极促进健康与养老、旅游、互联网、健身休闲、食品融合，催生健康新产业、新业态、新模式。由此旅游业与相关产业相结合的趋势越来越明显。

世界卫生组织预测，到 2022 年，旅游业将占全球 GDP 的 11%，大健康产业将占到 12%，医疗与旅游两大产业的有机结合，将成为现代服务业的新亮点和重要的经济增长点。世界医疗旅游协会预测，未来全球医疗旅游产业将保持 15% ~ 25% 的年增速，而 2017 年的市场份额也将达到 7000 亿美元。以医疗养生为目的游客比普通游客多消费 130%，医疗旅游的收入效应将远远大于传统的旅游产业及医疗产业。

2016 年 7 月，三部委联合发布《关于开展特色小镇培育工作的通知》，提出到 2020 年培育 1000 个左右特色小镇。当前，特色小镇的建设工作正如火如荼地展开，必将成为我国旅游业和大健康产业相结合的医养特色小镇发展的黄金时期。

一、国际医疗旅游的特点和经验

旅游者间流传这样一句话"日本体检、德国看病、瑞士抗衰老"，反映出国际医疗旅游市场已发展成熟，且主要被德、瑞、日等国占领。基于《旅游业21世纪议程》中提及的国际医疗旅游典范案例，同时综合考虑医疗旅游项目类型、规模和所在城市的社会经济实力等因素，研究选取日本、德国、瑞士、新加坡和韩国的6个医疗旅游项目，梳理其成功经验，试为我国医养特色小镇的规划建设提供借鉴。

（一）市场定位精准

医疗旅游强国均有准确的市场定位和特色的医疗旅游产品。抓紧"医"的核心，将强项的医疗技术打造为强势磁极，专注打好一张牌，做到"人无我有、人有我优、人优我精"，使该项竞争力在区域内无法被取代；做足"养"的魅力，延长消费深度，在"医疗吸引核"外打造特色的"休养聚集区"，实现患者从"医"到"养"的停留；延展"产"的功效，带动区域发展，通过"产业延伸环"整合上下游的全产业生态链，产业内与产业外"纵、横向延展"共进。

1.治疗度假型——顶尖医疗带动产业

日本静冈医药谷以县立静冈癌病中心为依托，作为日本癌症发病率最低的地区，借助得天独厚的温泉资源、教育资源及医疗器械和制药产业的优越条件，打造具有强竞争力、高集约化的医疗、科研、企业三位一体的产业集群，创造医学研究—药品开发—门诊治疗—康疗保健的完整产业链开发模式，建立起世界水平的癌症治疗、生物试验、保健、度假为一体的新型健康基地。

新加坡凭借世界顶尖的生物医药技术、众多知名的生物医药专家、发达的医疗保健基础设施和赏心悦目的城市风光，成为集医疗保健服务、商务、休闲旅游于一体的国际医疗旅游目的地，也是亚洲领先的医疗枢纽。新加坡共有11家医院通过了JCI认证（JCI是世界公认的医疗服务标准，代表了医院服务和医院管理的最高水平），被世界卫生组织列为具有最佳医疗系统的亚洲国家。

2.康复度假型——优质健康管理服务

德国巴登巴登小镇以闻名世界的康复医疗技术为核心，依托温泉水疗和宜居的气候资源、全面的健康管理服务、成熟的医疗专家团队、健全的度假配套，成为全球温泉康复疗养胜地。

3. 体检度假型——环境优越"疗""旅"并重

日本长崎以世界先进的体检器械为支撑，拉动区域养生旅游产业发展。长崎医疗体制健全、医疗质量和服务水平高：拥有世界第一的高端医疗器械台数，世界前十的主要医疗检查器械数，肿瘤治疗经验与临床成绩均为世界最高水准。游客先在医院接受诊断、体检，再享受长崎市的温泉水疗、花疗、食疗等旅游服务。

4. 美容度假型——特色美容高端度假

瑞士蒙特勒作为羊胎素的发源地，已有 70 多年的历史。蒙特勒立足于全球著名的抗衰老专业机构——静港医疗中心，提供抗衰老体检、细胞活化治疗等高端医疗美容服务。同时充分挖掘山水人文特色，医疗机构的建设与城市自然风景和人文资源交相呼应，形成了抗衰老、养生、度假的全套服务链，充分满足高端市场的需求。

韩国是世界美容、整形强国，首尔市江南区狎鸥亭洞一带集聚了 200 多家的整容中心，此地也是首尔最繁华的地区，周围的高端潮流购物区也为等候治疗的患者提供了休闲观光服务。

（二）生态和谐，规模集约

医疗旅游目的地都必然具有生态环境优越、宜居的特点，充分利用优美的自然景观、舒适的气候条件、丰富的历史人文等本地条件，"医疗吸引核"集约布局，控制规模，使城与自然和谐发展，增添医疗旅游"养"的魅力。

德国巴登巴登小镇背靠黑森林，沿着山谷蜿蜒伸展，小镇核心区约 4 平方公里，拥有 8 家私人康复诊所和医院。瑞士蒙特勒坐落于日内瓦湖东岸，在约 3 平方公里的湖畔弧形地带中，11 家高端私立医院、74 家酒店和众多家庭旅馆依山面水而建。首尔狎鸥亭洞"整容一条街"约 3 平方公里的范围内集聚了全市三分之一的整容中心。

（三）区位优越，配套完善

优越的交通区位条件是这些医疗旅游目的地成功发展不可或缺的一部分，

尤其是公共交通的便捷。对外，需要快捷的交通网络吸引国际游客；对内，需要完善的交通系统联系国内重要城市。静冈位于日本的交通要道，拥有国际机场、港口、高速公路，极大地拉近了与世界的距离，有力地促进了健康基地的发展。新加坡因得天独厚的地理位置，拥有最佳机场和最繁忙的港口，航空交通和航运非常发达，仅航空方面全球就有 180 个城市与之通航；新加坡还拥有高效的公共交通系统，公交出行比例达 59%，1 小时内到达目的地的公交出行占 70% 以上。瑞士蒙特勒是医疗旅游小镇，每小时有数班列车通往洛桑和日内瓦，全程也不超过 1 小时。

完善的城市配套设施也是医疗旅游的重要支撑。新加坡凭借先进的城市管理建设和优质的城市配套设施为医疗旅游的发展奠定基础。瑞士蒙特勒也以完备的配套服务著称，兼顾硬件和软件全面发展，以独特的视角和行程安排让游客体验到城市本身的美。

（四）政府扶持，部门协作

医疗旅游强国的政府或多或少都承担了"宏观政策调控者、市场秩序监督者、产业发展服务者和利益协调者"的角色，出台相关政策法规推进医疗旅游产业发展，提供优惠便利条件，规范行业秩序。多部门共同协作，政府与民间力量合作，成立行业机构，整合医疗旅游资源。同时投入大量人力物力，重视宣传推广平台搭建。

1. 政府主导型

2010 年 6 月 28 日，日本政府颁布了"新成长战略："活力日本复苏计划"，将医疗旅游作为国家支柱产业之一，欲凭借在癌症和心血管疾病防治方面的优势，将日本打造为亚洲高端医疗与体检胜地。静冈医药谷就是由政府牵头，公、私共同开发。国家政策启动静冈医药谷计划，推动静冈癌病中心的设置；地方政策则因地制宜地提出一系列鼓励性政策，制定了"建设卫生基础设施—建立卫生产业—人力资源开发—建立健康社区—全球发展战略"的发展战略五部曲。并通过"故乡融资计划"提供资金支持，依托静冈为日本绿茶第一大生产地优势，举办"世界茶文化节"向世界推广。

"新加坡国际医疗"是 2003 年新加坡卫生部发起的一项政府与企业之间的合作计划，获得经济发展局、企业发展局、旅游局三个政府机构的支持。为提高医疗产业治疗，新加坡政府将生化产业列入国家发展计划；促进当地医疗机构与美国著名医院形成固定的合作关系；在印尼的 8 座城市举行宣传路演；在世界 15 个国家设立办事处进行大力推广。

2. 政策扶持型

德国旅游局将德国定位为实力雄厚的专业医疗圣地，通过放宽入境政策、扶持医疗旅游机构成立、提高旅游景点品质和政府大力宣传推广等吸引国际游客。更将 2011 年定为"德国健康与健美之旅"主题年，同年在德国旅游局网站专门开辟了医疗旅游栏目，介绍两类医疗旅游项目。第一类是健康旅游类，包括一系列高水准的健身美体机构和健康膳食与有机酒店；第二类是康复度假类，推广德国境内 300 多个康复和高级温泉疗养胜地。德国旅游局在迪拜与俄罗斯等主要客源国搭建了医疗旅游宣传点，在北上广的签证处发放宣传册，足见德国政府宣传医疗旅游的决心。

医疗旅游强国的发展脱离不了各维度支撑要素的综合作用，不能偏废，同时也形成了不同项目的鲜明特色。通过对上述医疗旅游项目特色与经验的梳理，将为医疗旅游产业在我国以医养特色小镇形式发展提供有价值的启示。

二、我国医养小镇的发展现状

国际医疗旅游的快速发展和巨大的市场前景，也推动了我国医疗旅游产业发展，并催生出"医疗＋生态旅游＋养老＋互联网＋文化"的医养新模式。特色小镇作为具体承载平台，受到中央和各省市的重视，医疗旅游在国内发展迎来了黄金时期，涌现出一批旨在满足"长宿型"医疗养生和"旅居养老"需求的医养特色小镇。

这些医养特色小镇都紧紧依托优越的自然环境，抢先发展医养产业，各项目对应落实投资企业，但仍存在四方面不足，可能影响其未来健康可持续地发展：

1. 主题不明，业态雷同。目前仅浙江省就有 8 个在建的及规划中的医养小镇，占全省特色小镇总量的 8.86%，区域内同质化竞争明显。以浙江省第一批特色小镇中的 4 个医养小镇为例，仅磐安江南药镇是立足于当地历史悠久的中药产业，其他医养小镇均以健康养生为主题，医疗养生的技术特长不明，业态雷同、宽泛；且当地缺乏医养产业基础，如此凭空发展具有一定的困难。

2. 政府职责规定不明。医养小镇的运作多为政府和社会资本合作的 PPP 模式，建设、经营由龙头企业挑大梁，而政府主要对利益分配、风险共担的相关机制做出较明确的规定，但设备与人才的引进、土地与财政的优惠政策、市场与行业的监管、宣传服务等方面还未制定明确的工作框架。

3. 交通区位优势弱。小镇虽毗邻高铁站或客运站，但到达所在城市基本需 1 小时以上，相较国外医疗旅游项目位于大城市一小时交通圈内，交通成本高。

4. 用地布局"新城化"。"小镇"非"新城"，由规划图不难看出，用地规划如新城开发一般蔓延，未引景入城、有机生长。

三、对我国医养小镇规划的启示

（一）明晰定位，因地制宜

医养小镇的核心在于"医养"而非"旅游"，否则依靠度假为主要目的的产业链拉动效果差，"游"的目的是附加于"医养"的强势。医养小镇须努力塑造区域内的医养"唯一性"，差异化发展才能在激烈的医养旅游市场上成为稀缺资源，具备竞争力。"好钢用在刀刃上"，走"专科强势"而非"综合开发"的发展路径。"专科强势"的关键之一就是"在地化"，即与当地医养资源相结合，这种资源可能是专治某一疾病、某一项特殊的医养技术或当地独特的自然资源。区别于静态慢生活的桐庐健康小镇、奉化海滨养生小镇，平湖航空运动小镇依托自身山海优势，发展"动静结合"的运动康养体系，打造全省第一家集运动、医养为主题的特色小镇。这便是"在地化"的成果。"在地化"是医养小镇的专科优势和打造鲜明特点的基础。另一关键就是把握游客需求，如重视当前庞大的养老需求，医养小镇能很好地实现老年人追求医养高品质、完善人生历程的"旅居养老"。随着中国传统医疗科技和民族医学在国际上受到肯定，把握国际市场需求吸引海外游客。

（二）政府推动，扮好角色

在医养小镇发展中，政府应积极推动并担任好以下 4 个角色："宏观政策调控者"，制定相关扶持政策，如确定医养产业定位与发展，加强"多规融合"信息平台建立，制定土地、财政等优惠政策，放宽医疗专家和游客入境政策，降低医疗设备进口税等；"市场秩序监督者"，健全行业法律法规，制定严格的准入政策，支持 JCI 等标准认证，建立行业协会促进健康发展，优化保险体系降低医养纠纷风险；"产业发展服务者"，政府机构间多部门协作，加强顶层设计，建立官方网站等推广宣传平台，促进医养小镇品牌树立，实施人才战略，培育医养、旅游行业相关优秀人才；"利益协调者"，通过 PPP 投融资模式撬动社会资本，既可缓解政府财政压力，又利于形成产业集群，政府应制定利益协调机制，促进生态环境与社会文化和谐发展。

（三）适宜规模，特色布局

"医养小镇"回归特色小镇本质，体现在"小"和"特"的完美结合。"小"凸显的是一种空间限制，借鉴国际经验，医养小镇规划面积宜控制在 3 平方公里以内，聚集人口 1 万至 3 万。产业集聚，用地集约，小镇总体布局因地制宜，山水拥城、城景共融，宜延续传统聚落弹性自由的组团形式，带动全域人居环境与旅游发展。"特色"产业与功能落实为"医疗 + 养老 + 旅游 + 社区"的四重功能板块；"特色"的小镇空间风貌应具有强烈的可识别性，社区空间则打破传统中心型"医养"模式，让医养服务层层分解至各生活圈，提高服务效率与质量；养老社区宜采用院落式布局，营造具有养生氛围、归属感的完美医养生活方式，亦满足社交需求。

（四）科学选址，健全配套

便捷的交通是医养小镇吸引客源的必要前提。小镇选址宜方便联系城市，既背靠优越的生态环境，又能吸引来自大城市的客源，分担城市医疗压力。如蓝城农业养老型小镇基于数据模型支撑提出梯队选址策略，距一线城市中心直线距离50—120 公里，1—2 小时车程；距新一线城市中心直线距离 30—50 公里，30—

60 分钟车程；距二线城市中心直线距离 5—20 公里，10—20 分钟车程；考虑现有或规划的高铁站、地铁站，距最近的高速出口车程 10 分钟内最佳。发达健全的旅游配套设施和城市配套设施是支撑医养小镇发展的基础，尤其促进医养机构与城市大型医养合作，完善医养信息化、智能化基础设施。

（摘编自《小城镇建设》2017 年第 12 期）

出版说明

为深入学习贯彻习近平新时代中国特色社会主义思想和党的十九大精神，促进广大党政干部对高质量发展、乡村振兴、精准扶贫、防范化解重大风险、美丽中国、健康中国、自由贸易区建设、"一带一路"建设、长江经济带建设等新时代发展方略的理解和落实，我们编辑出版了《新时代发展方略党政干部参考读本》丛书。书中选用了一些中央和地方知名媒体的相关文章，在本丛书出版之际，我们谨向有关媒体和作者表示衷心感谢！由于各种原因，我们没能与部分作者取得联系，敬请谅解。请这些作者速与我们联系，以便奉上稿酬、赠送样书。

本书编辑组

2019 年 12 月